中华眼科史

Chinese Ophthalmological History

主　编　吴乐正　胡诞宁

主　审　葛　坚　王宁利　余杨桂

科学出版社

北京

内 容 简 介

本书为我国眼科学史料性专著，包括中华眼科古代史、近代史和现代史，论述了不同历史时期我国眼科医疗和学术进展，眼科现代史发展历程，相应眼科学术组织、团体等的活动，眼科期刊的发展等，并以举办眼科学术大会、建立学会专业学组、繁荣眼科学期刊等反映我国眼科学的光辉历程，尤其是在防盲等方面的成就，生动翔实地记载了我国一代代眼科工作者对眼科学发展所做的贡献，为读者提供了全面了解我国眼科发展历程的窗口。

本书可供眼科学专业、医史文献专业及对眼科史感兴趣的读者阅读。

图书在版编目（CIP）数据

中华眼科史 / 吴乐正，胡诞宁主编 . —北京：科学出版社，2024.3
ISBN 978-7-03-077251-0

Ⅰ . ①中… Ⅱ . ①吴… ②胡… Ⅲ . ①眼科学 – 医学史 – 中国
Ⅳ . ① R77-092

中国国家版本馆 CIP 数据核字（2023）第 247864 号

责任编辑：马晓伟 凌 玮 / 责任校对：张小霞
责任印制：肖 兴 / 封面设计：吴朝洪

科学出版社 出版
北京东黄城根北街 16 号
邮政编码：100717
http://www.sciencep.com
北京建宏印刷有限公司印刷
科学出版社发行 各地新华书店经销

*

2024 年 3 月第 一 版 开本：787×1092 1/16
2024 年 3 月第一次印刷 印张：17 1/2
字数：320 000
定价：138.00 元
（如有印装质量问题，我社负责调换）

编者名单

主　　编　吴乐正　胡诞宁

编　　者　（按姓氏笔画排序）

亢泽峰　中国中医科学院眼科医院

史伟云　山东省眼科医院

邢　凯　北京市昌平区中医医院

刘　彤　山东省眼科医院

刘雪立　河南省科技期刊研究中心

许纹铭　台北医科大学

杨　钧　北京大学人民医院

吴乐正　中山大学中山眼科中心

吴雨璇　中山大学中山眼科中心

汪心海　山东省眼科医院

张丽霞　中国中医科学院眼科医院

陈又昭　中山大学中山眼科中心

陈塑宇　云南中医药大学基础医学院

林子晴　中山大学中山眼科中心

罗冰玉　盈安医疗中心（中国澳门）

和中浚　成都中医药大学

胡秀文　国际眼科杂志社

胡诞宁　纽约眼耳鼻喉科医院（美国）

顾宏卫　南通大学附属医院

高　华　山东省眼科医院

黄厚斌　解放军总医院海南医院

曾骏文　中山大学中山眼科中心

谢立信　山东省眼科医院

赖旭佑　2010 眼专科　白内障中心（中国香港）

管怀进　南通大学附属医院

编辑助理　黄晓曼　林子晴　吴雨璇　刘焕弟

（中山大学中山眼科中心）

主编简介

吴乐正　生于 1935 年，汉族，浙江绍兴人。教授、博士生导师。1957 年毕业于中山医学院医疗系本科，1962 年同校眼科研究生毕业。现任亚非眼科学会主席，《国际眼科杂志》《眼科学报》等名誉主编。曾任中山医科大学中山眼科中心副主任，眼科研究所所长，眼科教研室主任，首届卫生部眼科学重点实验室主任；美国斯坦福大学、约翰斯·霍普金斯大学及美国国立眼科研究所访问学者及研究科学家等；德国慕尼黑马克西梅兰大学眼科医院宾客教授；国际临床视觉电生理学会委员兼亚澳部部长；第 28 届国际临床视觉电生理学术会议主席，第 12、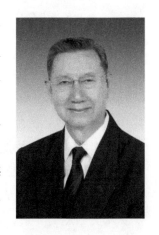
14 届亚非眼科大会主席、共同主席；《中华眼科杂志》副总编辑、《眼科学报》总编辑。

组织创建我国临床视觉生理实验室（1959 年）及中华医学会眼科学分会视觉生理学组（1987 年），创议建立"中山眼科中心"（我国第一家眼科中心、世界 20 家大眼科中心之一）（1983 年），参加筹划奥比斯（ORBIS）眼科飞机医院首程访华（1982 年）、我国首届国际眼科会议（1985 年）及全球华人眼科学术大会（1998 年），首建中山眼科中心黄斑病专科（1986 年），创议建立我国眼科博物馆（1994 年）。

已发表学术论文 280 篇。编著《人工视觉》、《视网膜电图学》、《临床视觉电生理学》、《临床多焦视觉电生理学》、《眼病微量元素临床及实验研究》、《眼部症状的鉴别诊断》、《临床眼黄斑病学》、《中华眼科学》（原名《眼科全书》）第一卷（第 1、2、3 版）、《WH 色觉检查图》、《儿童色觉检查图》、《光明使者》、*Advances in Ophthalmology* 及 *Clinical Visual Electrophysiology* 等。

曾获国家级教学成果优秀奖（1989 年），卫生部、国家教委科技进步奖（1987 ～ 1990 年，1992 年）；获卫生部优秀回国留学人员（1990 年），卫生部有突出贡献中青年专家（1992 年）等荣誉称号。1991 年开始享受国务院政府特殊津贴。入选第二届中山大学"感动杏林"十大人物之一（2017 年）。

获美国防盲研究会奖（1981 年）、世界眼科基金会杰出服务奖（1982 年）、亚洲 - 太平洋眼科学会杰出贡献奖（1991 年）、美国视光学学会及神经视光学康复学会贡献奖（2000 年）及神经视光学康复学会奖（2006 年）、亚非眼科学会奖（2018 年），入选美国、英国、比利时、印度等出版人物志或名人录（1994 ～ 2002 年）。

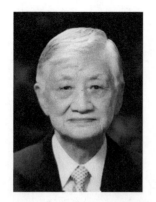

　　胡诞宁　生于 1936 年，汉族，上海人。现任纽约医学院及西奈山艾康医学院眼科教授，美国纽约眼耳鼻喉科医院组织培养中心主任。

　　1952 ～ 1955 年就读于上海第一医学院医疗系眼耳鼻喉科专修班，1995 年毕业后在中华医学会上海分会、上海市闸北眼病防治所等处工作。1981 年赴美开展科研合作，回国后任上海市闸北眼科医院院长，上海铁道医学院教授、眼科及医学遗传学教研组主任，中国遗传医学中心（上海）副院长、遗传咨询与优生部主任。曾任复旦大学等九所大学眼科名誉教授、客座教授，以及卫生部视光学研究中心近视研究所所长等职。担任辉瑞（Pfizer）等五家医药公司科研顾问。

　　创建了葡萄膜和结膜黑色素细胞、虹膜色素上皮细胞的分离培养及研究方法，发现此类细胞的作用，建立了国际上最大的眼细胞库；解决了长期争论的眼黑色素瘤与阳光的关系问题；对近视、年龄相关性黄斑变性之病因、发病机制、遗传与表观遗传规律进行研究；开展口服维甲酸治疗增殖性玻璃体视网膜病、虹膜色素上皮细胞移植治疗视网膜病的研究。

　　发表论文 300 余篇，其中 147 篇发表于《Am J Human Genet》等 SCI 期刊。著有《眼科遗传学》及《近视眼学》，参与《中国医学百科全书》、《中华眼科学》（原名《眼科全书》）及《医学遗传学》等有关章节的撰写。

　　曾获多项科研基金项目及科研成果奖，其中"单纯性近视防治的临床研究及应用"获 2009 年度国家科技进步奖二等奖（第二获奖人），获中华医学会眼科学分会海外华人眼科及视觉科学杰出成就奖。

　　组织创建中国遗传学会眼遗传学组，任组长（1979 ～ 1989 年）；参与创建中华医学会眼科学分会眼屈光学组，任副组长。曾任国际眼遗传病学会常务理事、国际眼色素细胞研究学会主席、中华医学遗传学会共同创建人与常务委员、中华眼科学会全国委员、海外华人眼及视觉科学研究协会终身名誉主席等。

　　担任多份学术期刊，如《Pigment Cell Research》等总编和编委。

主审简介

葛　坚　眼科教授，博士生导师。曾任中山大学中山眼科中心主任，眼科学国家重点实验室主任，美国休斯敦大学客座教授，香港理工大学荣誉教授。任国家重点基础研究发展计划首席科学家，中华医学会眼科学分会名誉主任委员、青光眼学组前任组长，中国医师协会眼科医师分会副会长，广东省医师协会眼科医师分会主任委员，世界青光眼协会常务理事；《中华眼科杂志》及《中华实验眼科杂志》副总编辑，以及 *Clinical and Experimental Optometry*、*Journal of Glaucoma* 编委。

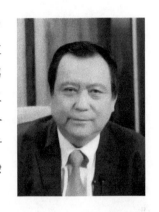

　　在青光眼诊断、白内障超声乳化与眼内镜激光治疗疑难青光眼、干细胞研究、近视眼防治等方面有较高的造诣。整合图像处理技术的应用，提高了青光眼早期诊断和干预的效率，有效降低了青光眼致盲率。率先开展新型前房 Express 引流钉植入术、内路 / 外路睫状体光凝术等。先后 3 次组织制订中国原发性青光眼诊疗共识，推进青光眼的"综合个体化"诊疗模式，以第一完成人获 2010 年国家科学技术进步奖二等奖。

王宁利　国际眼科学院院士，中国医学科学院学部委员，首都医科大学眼科学院院长、教授、博士生导师、主任医师；曾任北京同仁医院院长、眼科中心主任，北京市眼科研究所所长。全国防盲技术指导组组长。

　　长期致力青光眼诊治技术的研究，首创眼颅压力差学说；开展微创青光眼内引流手术设备和技术研究。

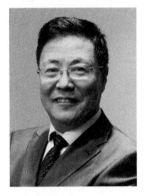

　　曾获国家科学技术进步奖二等奖 2 项，省部级一等奖 5 项，获何梁何利科技奖、光华工程科技奖等。发表 SCI 论文 340 篇，中文论文 338 篇，其中在 *Nature*、*JAMA*、*Lancet* 主刊 / 子刊发表论文 31 篇。多次入选"全球最具影响力百名眼科医生"，连续九年入选爱思唯尔"中国高被引学者"榜单。

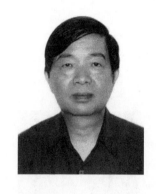

余杨桂　广州中医药大学眼科教授、主任医师，博士生导师。曾任广东省视光学会副理事长，中国中西医结合学会眼科专业委员会副主委，中国中西医结合学会糖尿病专业委员会常委。兼任《中华眼底病杂志》《中国中医眼科杂志》《广州中医药大学学报》编委。从事中医、中西医结合眼科及眼底病临床、教学与科研工作50年。对糖尿病视网膜病变、老年黄斑变性、眼底出血性疾病的诊治有专长。《中医常见眼病防治》《中医眼科学题集》主编，《中医眼科学》《传统中医眼科学》《中西医结合眼科学》副主编。

序　一

作为中华眼科工作者，在努力开展眼科医疗技术和理论研究之余，对中华眼科的发展历史也应有一定程度的了解。

从我国最早的甲骨文记载"眼病"资料到现在，中华眼科经历了几千年的历史。随着我国医疗卫生事业的发展，眼科诊疗和研究也在不断进步，特别是近代中国医药学与世界医学的交流，更加促进了中华眼科的快速发展。

我国古代眼科学的起始一直与传统医学息息相关。宋朝太医局设立了眼科专科，开始了专门教学。我国在屈光和义眼等方面均早有建树。近现代中国眼科学学者借助先进的医学技术、仪器设备及药物等，为我国人民防盲治盲，为保护人民的视觉做出了贡献。

《中华眼科史》一书由我国眼科工作者、眼科发展史研究学者协作撰写，该书回顾了我国眼科学发展的宝贵历程，记述了我国眼科学界所做贡献，希望该书对中华眼科的未来发展有所裨益。

祝贺《中华眼科史》一书顺利出版。

张士元

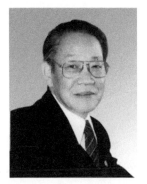

张士元　1953年毕业于山东医学院医疗系，1983～1984年赴英国伦敦大学眼科研究所进修，1987～1994年任北京眼科研究所所长、北京同仁医院副院长。

张士元教授一直从事眼底病的诊治。20世纪60至70年代开展专题，观察研究眼内非磁性异物取出及异体玻璃体置换治疗玻璃体积血手术。1988～2000年，连任3届中华医学会眼科学分会主任委员。20世纪80年代负责制订全国残疾人视力残疾标准。1995年和1998年分别主持了我国第二届国际眼科学术大会及第一届全球华人眼科学术大会。获"亚太眼科学会突出服务贡献奖"（1991年）、"亚太眼科学会APIIA奖"（1999年）、"中华眼科杰出成就奖"（2002年）。曾任WHO专家咨询委员、北京市科学技术委员会技术顾问、中国医师协会眼科医师分会顾问。

序 二

热烈祝贺《中华眼科史》一书出版！

吴乐正教授师从我国现代眼科学奠基人之一——陈耀真教授，作为我国临床视觉电生理的重要开拓者之一，吴教授见证了现代眼科在我国的逐渐发展壮大，对我国眼科发展历程有着深刻感悟。吴教授等主编的《中华眼科史》为我们打开了全面了解我国眼科发展历程的窗口，从古代眼科到现代眼科，重点阐述了中医眼科史、眼科专业团体和行业团体，以及眼科期刊的发展、重大历史事件、现代著名眼科医师和眼科国际交流史等，生动翔实地记载了我国一代代眼科工作者对眼科学发展所做的贡献。

读史明智，《中华眼科史》一书给习惯于在时代洪流中匆匆赶路的我们一个慢下脚步的机会——回望历史并汲取前人的智慧。西方现代医学认为，眼睛的独特之处在于既相对独立，又与其他系统密切相关。我国古代的五轮八廓学说认为眼睛与五脏六腑、气血津液、脉络息息相关。此外，我国古代的《眼科龙木论》归纳了小儿眼病，《原机启微》创建了眼病的病因分类，近代沙眼衣原体的发现更是世界防盲史上的里程碑。前人的智慧固然令人拍案叫绝，但这些理念因何提出、如何形成，又如何被取代的过程和规律，可为我们解决当下的眼科难题提供宝贵借鉴。

读史鉴今，《中华眼科史》一书可帮助我们反思并明晰自己肩负的责任。回想在科技和资讯落后、物资匮乏的艰苦年代，许多眼科学前辈克服困难，在极其有限的条件下推动着眼科学的发展。他们迎难而上的精神鼓舞我们要不负时代、踔厉奋发，开展高水平研究和转化，努力解决"卡脖子"问题，实现科技自立自强，为世界眼科做出中国眼科人应有的贡献。

再次感谢吴乐正教授及编者们的辛勤付出。《中华眼科史》一书将无形的记忆化为有形的文字载体，为后人提供宝贵的启迪，这又何尝不算一项有意义的"回顾性研究"。特借此序，向眼科前辈们致敬！

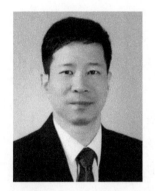

　　刘奕志　曾任中山大学中山眼科中心主任、眼科医院院长，国家重点基础研究发展计划首席科学家。担任亚太眼科学会（APAO）常务理事、中华医学会眼科学分会常务委员、中华医学会眼科学分会白内障与人工晶状体学组副组长、广东省医学会副会长、广东省医学会眼科学分会主任委员。担任 *Mol Vision* 共同主编、*Current Molecular Medicine* 副主编。

　　从事眼科学医疗、教学、科研及防盲工作 30 余年，是我国微创白内障手术的开拓者和倡导者之一。围绕碎核、切口制作和人工晶状体固定等关键技术进行了系列创新，创立了适合我国国情的高效安全的微创白内障超声乳化手术技术体系；全球首创高效超声乳化"扭动"碎核模式，在 180 个国家广泛应用，引领全球微创白内障手术的发展方向，改变了我国白内障手术技术落后的面貌，为解决白内障盲这一我国乃至全球重大公共卫生问题发挥了重要作用。

前　言

我国传统医学历史悠久，几千年来人们在与疾病的斗争中积累了很多独特的经验，眼科学也是其重要组成部分。早在甲骨文中就有对眼病的记载，隋朝就已有关于眼病的描述。800多年前我国眼科已独立分科，700多年前已实施白内障手术等。近代随着西医眼科的传入，尤其是随着我国改革开放和社会经济的迅速发展，我国眼科学亦有了很大的发展。

人们常说"历史是最好的教科书"。历史研究不仅是记录真实的历史，还可以探求历史现象背后的因果关系。从历史事件中可以找出其发展的规律，作为认识现实问题的向导。通过对专业历史问题的研究，提高专业素养，能更好地推动学科的发展。

眼科史属于自然科学史中医学史的一部分，如能将我国眼科史料集中记载，形成史册，当可见证历史，发扬光大。本书便是以历史的研究方法来探索、发现、考证和记述中华眼科学的发展历史。

20世纪30年代开始，我国眼科前辈就已开始关注、记载中华眼科的历史，如毕华德教授于1930年发表《我国西医眼科之起源及现状》，周诚浒教授于1950年发表《我国眼科史略》，陈耀真教授曾长期从史书等资料中发掘祖国医学眼病诊治的记述，并整理成文，先后在《中华医学杂志》《中华眼科杂志》等期刊发表。

整理我国眼科发展史资料的工作一直在断断续续地进行，这需要阅读大量文献，特别是古代著作，需要一定的人力，因此过去一直处于片段、分散的状态，而一些资料在相当长的岁月里，因人因时有的已遗失。

眼科历史研究的迫切性。近代西医眼科学于晚清时期传入中国，早期传入者主要是国外传教士。20世纪20至30年代，我国出现了接受过正规眼科学教育的眼科学者，他们成为我国眼科学发展的中坚力量，如高文翰、毕华德、周诚浒、林文秉、陈耀真、郭秉宽等，通常将他们称为中国现代眼科第一代。从抗日战争开始到中华人民共和国成立这段时间出现的眼科学者被称为第二代，1949年至改革开放期间出现的眼科学者则是第三代。编写本书时，第一代眼科学者均已逝世，第二代眼科学者也大多逝世，而第三代在世的眼科学者不少也已年近古稀，有的甚至已是耄耋之年。史料主要源于文字记述与口头流传。由于我国以前没有眼科学史专书与专刊，关于早期眼科发展的文字记述十分有限，因此抢救史料任务十分紧迫。本书编写者有幸曾在周诚浒、陈耀真、郭秉宽等教授身边工作，聆听过第一代眼科前辈亲口讲述的眼科史实，这在一定程度上弥补了我国眼科史料的空白。

编写史料必须重视真实性。历史工作者必须尊重事实、客观严谨，力求史料的真实可靠。在历史事件研究过程中必须系统、详细、周密地收集资料，去伪存真、由此及彼、由表及里地加以分析研究，得出正确的结论；要避免在尚未收集全部史料、掌握充分论据时便做出轻率不实的结论。在应用史料时应尽可能选用第一手、时间最接近，以及具有历史素养的人员记述的史料。亲历者的资料通常比较可靠，而第二手资料经过辗转传递，易发生错误或存在主观选择性取舍的偏差。

编写史料必须规范化，力防史料的疏漏、遗误。本书编写时对于每项主题（如眼科学者、团体、期刊等），均先确定了该主题基本内容，如眼科学者的生卒年份、学历、专业资历、专长、主要贡献、担任学术团体和刊物的职务及简要评价；眼科团体（如学组）的名称、历史沿革、创建日期、创建者及后续演变过程、学术活动内容等；眼科刊物的历史沿革、创刊日期、创刊者、刊期、已出版刊期、内容方向、可引用及检索工具等指标。编写时根据规范化的项目逐项填入，遇有缺失的项目则尽力查证，咨询后填入，以期内容的完整可靠。

本书的编写得到各位编者的大力支持，在编写过程中，虽遇到新型冠状病毒感染疫情，使得史料整理、交流等工作都受到一定影响，阻碍了工作的推进，但编者们仍在条件允许的情况下尽量抓紧时间完稿。

编写一般眼科学或次级专科书籍时，通常都有国内外同类专著和专业文献可资参考，而眼科史却未有专书专刊，书面资料也残缺不全，因此编写本书时大部分资料均需从头搜寻，进行研究分析后方能执笔成文，还有一些需从亲历者回忆中发掘。例如，1949年之前主要眼科刊物是《中华医学杂志》中英文版的"眼科专号",但其发表的年份、刊期、内容均不详,江苏南通与山东济南的眼科博物馆分别只收藏了第二期与第四期,编写人员只能逐期搜寻1930～1948年《中华医学杂志》中英文版刊物300余册,最后共找出12期专刊,并记录下其内容,形成了早年眼科发展史料,并帮助编者明确了1949年之前我国眼科学术团体的建立与更迭过程。

本书承各方的帮助与支持。首先感谢中山大学及中山眼科中心给予研究课题立项和出版资助,感谢张士元教授和刘奕志教授为本书作序并提供重要史料,感谢葛坚教授、王宁利教授和余杨桂教授对书稿的审校,并提出的宝贵意见。张士元教授、赵家良教授和赵红梅编审等撰写的关于中华医学会眼科学分会和《中华眼科杂志》发展史的著文,陈之昭教授在国际刊物上发表的有关中国近代眼科史著文,董方田教授、陈有信教授撰写的有关北京协和医院眼科史料,以及与何守志教授、朱志忠教授、陆鸣冈主任等的交流,都为本书的编写提供了重要参考。在编写一些条目和出版刊物史时,也得到年过百岁的张效房前辈,以及惠延年、胡秀文、王勤美、俞阿勇、高华、尹卫靖等教授的审阅和补充修改,傅丽芳院长协助采访,顾宏卫、周萍、高华、蔡丽枫、王亚星和徐捷等提供资料或书籍。感谢中山大学中山眼科中心刘奕志教授、曾骏文教授、林浩添教授的全程关心和支持,以及黄晓曼、林子晴、吴雨璇和刘焕弟等协助编辑工作,吴晓漪绘制古代著名眼科医师插图。最后还要感谢科学出版社的大力支持,使本书得以顺利出版。

因编者水平有限,书中难免有疏漏之处。此外,原计划的某些章节,由于内容欠缺较多,此次未放入书中,只能待再版时补入。凡此种种,盼望读者不吝指正。

胡诞宁　吴乐正

2023 年 6 月 6 日　全国爱眼日

目　　录

第一章　中华眼科古代史

（先秦两汉至清朝前中期）

眼为五官之一，具有"视万物，别白黑，审短长"的重要视觉功能，其精致灵巧，在人类生活中具有独特作用，历来为古人所重视。中医眼科学也是祖国医学中一颗璀璨的明珠，在中华文化史上留有不少精彩的历史篇章。远至殷商时期，特别是从汉朝至今，与眼有关的史料不仅在《史记》《南北朝史》等史书中有所记载，在唐朝杜甫、刘禹锡、白居易，宋朝苏轼等多位诗人的作品中亦多次出现，最终经古代众多名医参与研究而日趋丰富，而且自北宋开始的国家医政制度逐渐将眼科从耳目口齿科中独立出来，列为专科。明清以后涌现不少眼科名家和专科著作。中医眼科对于眼的视觉生理功能和结构，以及眼科病症及其治疗，如针拨白内障手术等，都有不少重要的记载。

第一节　先秦两汉时期有关眼病的治疗及记载

一、先秦眼科史料

有关我国古代眼科史料最早的记录，可追溯至殷商时期。河南安阳殷墟出土的甲骨文载有当时王室对祖先的祷辞或卜辞，内容涉及殷人的疾病及治疗（图1-1），针对它的研究自民国年间胡厚宣肇始，他较系统地利用甲骨文资料研究了商朝的疾病状况。近年李宗焜对此有一些新的重要补充，他认为与疾病有关的卜辞几乎都出现在甲骨文分期断代的第一期（盘庚、小辛、小乙、武丁），特别是在文字的释义和考证辨误上有不少创见，如对"目眢"的解释，在比较分析了多种观点以后他认为当从蔡哲茂的认识，"眢"（yuān）属"痊愈"；认为"𤸷"读为"咎"（jiù），表示疾病有咎，即加重之意，而非以往认为的是"瘳"的假借字，表示病愈。宋镇豪补充集成，系统论述与目疾有关的甲骨文，提出有关眼疾的甲骨文共11条，如"殷，贞子渔疾目"

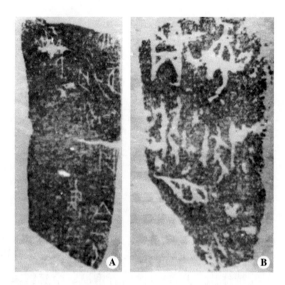

图1-1　关于眼病的殷墟甲骨文记载（公元前14世纪）
A. 贞国亡疾目；B. 贞疾目不希

（《合集》13619），"有疾目其延"、"贞不隹（zhuī）目忧"（《合集》13622），"贞有疾目不其眚"（《合集》13623正），"壬子卜，贞雍目有慧"（《合集》13422），"其丧明"（《合集》21037）等，认为"目疾""目忧"均指眼疾。"疾目其延"谓眼疾迁延不愈……"目眚""目慧""目㝋"（liào）盖属意于眼疾是否能痊愈。与眼有关的其他甲骨文资料中，"瞽"（gǔ）和"矇"（mēng）两字比较重要，李振峰对此进行了深入研究，他不仅分析了相关的甲骨文内容，还对"瞽"和"矇"的身份职能进行了考证，提出"殷商时代的瞽参与占卜，兼诗、乐、舞三技于一身，负有史官、乐官、天官、教官等众多职能，是殷商时代具有极高文化修养的盲人知识分子"。这说明殷商时期人们便对盲人所从事的职业及其身份地位给予充分关注。以上观点不仅注意到这两个与视力有关联的汉字本身及其与眼的关系，而且充分揭示了盲人在远古时期的社会身份和作用。通过这些古文字可以看出，尽管那时人们对眼病的认识还很笼统，但对视力丧失而致盲的感受是明确的。

先秦时期的其他古籍对眼病的症状和治疗药物也有散在记载。儒家经典《周易》、《尚书》、《诗经》及《周礼》中记载了"眇""矇""瞽""瞍"（sǒu）等与眼病有关的字词，赵鸿君对此进行了专门的研究，认为"眇"在当时有"目偏小不盲"和"小、微"两个含义。如《易·履》和《易·归妹》中有"眇能视"，孔颖达疏曰"眇目之人，视虽不正，不废能视耳"，即眇为目偏小但能视物之意。而《尚书·周书·顾命》载有"眇眇予末小子"，孔安国注曰"眇眇，言微微"，此处眇为"小、微"之意，是从"小目"引申而来。关于"矇""瞍"两字，《诗经》中有"鼍（tuó）鼓逢逢（péng），矇瞍奏公"。《毛传》曰"有眸子而不见曰矇"及"无眸子曰瞍"。据赵鸿君统计，"瞽"在《五经》中出现24次，3次单纯指盲人，其余皆指由盲人担任的乐官。"瞍"在《五经》中出现3次，为无眸子之盲。"瞽瞍""矇瞍"皆为乐官名。"矇""瞽""瞍"三字虽皆为盲，其内涵各异。可见当时经典著作对于眼的外形和失明关注较多，并对失明的几种不同情况进行了一定的分辨。当时乐师主要由盲人担任，称为瞽人，历史上音乐名家师旷，生而无目，故自称盲臣。

《山海经》中载有较多早期病症名词和治疗药物，与眼科有关的为"瀺"（jiào）与"瞢"（méng）。如《北山经》曰："有鸟焉，其状如乌而白文……食之不瀺。"郭注："不瞧目也。或作瞲。音醮。"笺疏："瞧，音樵。欲以偷视为瞧，非也。瀺，音醮，《玉篇》云：'目冥也'。"骆瑞鹤认为瀺指"昏花近视之病"。《中山经》曰："葵本而杏叶，黄华而荚实，名曰箨（tuò），可以已瞢。"郭注："（瞢）音盲。"笺疏："《说文》云：'瞢，不明也'。"骆瑞鹤认为"是瞢之言瞙，眼花而蒙漠无所见之病。瞢或伴有眩晕，与瀺不同。"于博雅注意到《西山经》记载"当扈食之不眴目"，袁珂注："眴目，即瞬目，音舜。"如此，不同的眼病及与之相对应的治疗药物首次联系起来，较此前文献中主要记载失明类眼病尚未言及治疗有了根本性进步。

有关瞳孔异常的重瞳症，古人将之作为代表天禀异常的神奇现象进行认识和记载。《荀子》记载舜帝有重瞳症，《史记》记载项羽有重瞳症。另外，《史记·扁鹊仓公列传》中记载："扁鹊名闻天下……闻周人爱老人，即为耳目痹医。"此处"耳目痹医"的提法说明扁鹊（图1-2）时代已经出现了专治耳、目疾病的医生，类似现在的五官科医生。

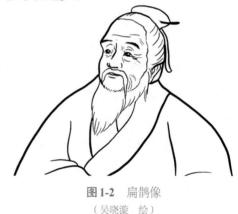

图1-2　扁鹊像
（吴晓漩　绘）

二、秦汉眼科史料

出土的先秦两汉时期的简帛文献中也涉及一些眼科病症，尽管这些文献的成书年代上可至战国，甚至春秋时期，难以按先秦或秦汉来划分，但其下限可确定为西汉时期，因此姑且据其下限安排。《马王堆医书》中《足臂十一脉灸经》、《阴阳十一脉灸经》和《五十二病方》涉及一些眼科症状和眼部结构名称及灸治疗法，前者如"目痛""目眊"，后者如"目外眦""目内眦""目锐眦""目外廉""目内廉""目系"等。

张家山《脉书》中记载了60余种疾病名称，其中有数种与眼科有关的内容，如

"在目，泣出为潸（浸）；脉蔽童（瞳）子为脉潸（浸）。在目际，靡（糜）为赧"。这不仅记载了"潸""脉潸""赧"三个眼科病名，并有明确的病位和症状表现，将人们对眼科病症的认识从此前的失明、眼目大小等最直观的认识向更具体准确且具有眼科特征的病名发展，而且较早论及眼部结构中的"童"（实为黑睛，而非瞳仁）、"目际"（眼弦）。袁开慧在回顾现有研究成果的基础上，对张家山《脉书》中的"潸"（浸）、"脉潸"（浸）和"赧"三个病名详加考辨，从训诂学和中医眼科学角度进行论述，提出现有释义以"潸"（浸）同"脉潸"（浸），对白内障之类疾病的认识有误；言"目际"为眼眶更为不妥，应为眼弦；主张潸（浸）为目泪出，为目生肤翳导致；脉潸（浸）是翼状胬肉一类的黑睛外障病症；"赧"原表赤色，从病位和症状分析应为眼弦赤烂。

成都老官山汉墓出土医简920余支，其中《六十病方》目录中列有病症篇题60个，第25为"治目多泣"，其记载用羖羊角和细辛等量打成粉末，放于酒中饮服，并用鲤鱼胆阴干后敷眼，或炙巾熨目。该治疗方法可被认为是早期文献中最具眼科学术价值的标志性史料，其中药复方的应用、兼用外治的治疗方法较《山海经》中单味药的记载发生了根本性变化，是具有重要意义的早期医学文献，使人们对眼科的病症和治疗开始由过去一些文人的感性认识向医家的专业认识和临床治疗发展。

汉朝的《黄帝内经》《伤寒杂病论》等中医经典著作开始论及眼科理论及病症。党思捷统计《黄帝内经》中有关眼科的论述达238条，其中《黄帝内经·素问》116条，《黄帝内经·灵枢》122条。《黄帝内经》对眼与脏腑经络的密切关系、眼的主要结构名称、眼的生理功能、察目色等方面首次进行了较为系统的分析。金福鑫统计《黄帝内经》中记载了16种眼的结构名称（除去重复，实为12种），30多种眼科病症，分为局部病症，如目痛、目风、目瘛（chì）瘲（zòng），与全身病症有关的目黄、目窠上微肿，临终前出现的戴眼、目匡陷，以及误治造成的漏、盲，其数量之所以多，是因为包含一些症状而不完全是疾病，特别是一些自觉症状，如目转、目眩、目不明等。朱鹏举认为眼病类的病名只有"瞑目"（视力下降）、"盲"、"目痛"及"目浸"（翼状胬肉），或有遗漏，如"眦疡"（漏睛疮）、"见风泣下"（迎风流泪）、"视歧"（视一为二）及"漏"（漏睛）等。《黄帝内经》对眼的功能已有非常清晰的认识，已发现眼具有准确观察、判断物体的明暗（光觉）、大小（形觉）、颜色（色觉）的功能，如《素问·脉要精微论》云："夫精明者，所以视万物，别白黑，审短长。"《灵枢·脉度》云："目能辨五色矣。"同时已注意到物体成像远近和眼与物体距离的关系有关，如《素问·气交变大论》云："是以象之见也，高而远则小，下而近则大。"其中，《灵枢·大惑论》关于眼与五脏六腑精气关系的论述尤为著名，即"五脏六腑之精气，皆上注于目而为之精，精之窠为眼，骨之精为瞳子，筋之精为黑眼，血之精为络，其窠气之精为白眼，肌肉之精为约束，裹撷筋骨血气之精而与脉并为系，上属于脑，后出于项中"。说明当时对眼的主要结构与脏腑关系及其功能已有深刻认识，指出眼由黑眼（角膜）、白眼（结膜、巩膜）、络（两眦）、瞳子（瞳孔）、约束（眼睑、眼筋膜、眼肌）、目系（视神经）等不同部位构成，目系上联于脑，成为历代眼科理论尤其是眼与全身关系最重要的论述，以及眼科五轮学说的理论基础。此外，《黄帝内经》中有多处论及观目诊病的内容，如《灵枢·论疾诊尺》望色法中有察目五色而别五脏的记载，"目赤色者病在心，白在肺，青在肝，黄在脾，黑在肾"。《素问·三部九候论》谓"目内陷者死"。

有学者统计《神农本草经》中记载眼科病症16种，包括与视力损害有关的青盲、夜视精明、目无所见，有以自觉症状为主的目疼、目欲脱、目热赤痛，有与体征表现有关的目青翳、目肿、目泪出、眦伤泪出、目淫肤赤白膜、目赤、目浮肿、目瞑、目闭。用药达78种，主要是明目药，多同时具有开九窍和补益作用，如"蒺藜，明目轻身"，"决明子，主治青盲，目淫肤赤白膜，眼赤痛泪出"及"黄连，主治热气，目痛眦伤泣出，明目"等的认识，这些中药迄今仍为临床常用。《神农本草经》是我国最早记载翼状胬肉的文献，但忽略了《脉书》中记载的"脉溍"（浸）与翼状胬肉的关系，可见汉朝以前古人已从不同角度认识到翼状胬肉这一眼科特有病症。

《伤寒论》涉及眼部病症的条文有20余条，焦胜敏认为涉及眼部病症40余种，其中与眼形态有关者，有目肿、喎（wāi）僻等；与目部颜色异常有关者，有目赤、目青、目黑、目黄等；与眼目自觉症状有关者，如目眩、眼中生花等。《金匮要略》首次将眼部病变与咽喉、二阴的腐蚀溃疡和全身症状结合起来，命名为狐惑病，与现代医学的"眼-口-生殖器综合征"（白塞病）类似，书中关于此病的症状表现、病机认识及治疗方法一直为后世沿袭，这是早期眼科临床病症的又一重大成果。

此外，《吕氏春秋·尽数》有关病因的论述中也谈及目："郁处头则为肿为风……处目则为膜为盲。"

虽然这一历史时期的文献中尚未针对眼科形成相对独立的篇章，主要是在史籍和经典著作涉及人体及疾病时兼及与眼有关的文字叙述，多数情况下内容较为零散，认识笼统，仅《黄帝内经》中的理论内容稍具规模，医学价值突出；《脉书》中"溍"（浸）、"脉溍"（浸）及"疻"病名价值突出；《六十病方》中的"治目多泣"涉及复方治疗，意义重大；《伤寒论》中狐惑等少数眼科病症的专科特征较为明显。战国和西汉时期史料日渐丰富，对眼的结构和专科的多个病症已有明确认识，并从医学的角度进行治疗，有不少亮点，其不断丰富发展的势头非常明显。

第二节　魏晋隋唐时期眼科发展

魏晋南北朝至隋唐时期的近700年间，是中医眼科发展史上的重要发展阶段，这一时期系统总结了秦汉时期的眼科学成就，综合性医书和方书中出现了眼科独立篇/卷，以及眼科专著，如《龙树眼论》等。尤其是进入隋唐以后，国家统一强盛，随着社会经济与文化的繁荣发展、中外医学的交流，以及唐朝太医署"耳目口齿科"的设立等，中医眼科进入快速成长时期。

中医学发展至魏晋南北朝时期，随着医学理论的日趋丰富、成熟，以及临床实践经验的不断积累，开始涌现大量专科论著，标志着中医进入分科逐渐细化的时代。就眼科而言，《晋书·景帝纪》载"初，帝目有瘤疾，使医割之"。《梁书·鄱阳王恢传》和《北史·张元传》都记载了金针拨障术。《隋书·经籍志》记载梁代有《陶氏疗目方》5卷、甘濬之（又作甘浚之，甘睿之）的《疗耳眼方》14卷及《痈疽耳眼本草要钞》9卷等，其中《陶氏疗目方》是我国史料中记载的第一部眼科专著。虽然上述医书皆已亡佚，但综合这些史料可以得知眼科在这一时期日益完备，开始逐渐向专科独立发展。隋唐时期充分继承了魏晋及以前的眼科成果，在眼论、病症、治法等方面都有了更为系统、深入的认识和发展。《诸病源候论》《备急千金要方》及《外台秘要》等大型综合性医书均列有专门的目病篇/卷。其中《备急千金要方》载有目病医论、病症、处方、内外治法、专病用药及眼保健等，内容较为详备，已经初显专科特征。辑录于《外台秘要》中的《天竺经论眼》为唐朝谢道人的一本眼科专著，其引入印度眼病理论和技术，推动了中医眼科的发展。成书于隋唐时期的《龙树眼论》是目前学界较为公认的我国第一部眼科专著，书中首提五轮之名，并系统论述眼科病名、病因病机、治法和方药，专科特征明显，对宋元时期诸多眼科著作的出现有一定影响，尤其为《眼科龙木论》（又称《秘传眼科龙木论》）的成书奠定了重要基础。晚唐时期的《刘皓眼论准的歌》可能是最早提出内外障七十二症学说的眼科专著，并按歌括体例编排，对后世眼科病症的分类产生了深远影响。

一、理论的传承与发展

隋唐时期的文献中对眼科理论有了相对集中和系统的论述，对眼部生理病理、解剖结构、病因病机等方面的认识在继承前代的基础上更为深入和具体。隋朝巢元方著《诸病源候论》中卷二十八为目病专篇，系统总结了隋朝以前的中医眼科学成就，对常见眼病的病因、病理、证候有较为全面的叙述，是最早系统论述眼科疾病病因病理的专篇文献。对于眼部生理，书中多以《黄帝内经》理论为据，认为"五脏六腑阴阳精气皆上注于目""目为脏腑之精华"，指出目受脏腑精气所注的生理特点，其中尤为重视目与肝之间的密切关系，强调"肝气通于目"、"目者肝之窍"、"目为肝之外候"及"魂通于目"等。对于眼部解剖结构的认识，首次使用睑、眉、睫毛、缘等名称。在病因病机上，首次着重指出肝脏失和与风热邪气致病，《诸病源候论·目病诸候》共列眼科病症38候，其中22候与肝脏病机有关，23候与风邪有关，12候与热邪有关。如肝气有热、风邪伤目、风热乘之、血不养目、肝虚不荣等，大多数目症皆主于此。

孙思邈（图1-3）著《备急千金要方·目病》由两部分组成，前为医论，后收录医方治法。医论部分详细探讨了眼部生理病理、眼科病因病机、辨证方法等，其所论述内容主要是对《黄帝内经》相关理论的继承与整理。文中引《黄帝内经》经文来阐述五脏六腑、营卫气血与目的关系，进一步为后世五轮学说的创立奠定了基础，如"五脏六腑之精气，皆上注于目而为之精……裹撷筋骨血气之精而与脉并为系，上属于脑，后出于项中"及"目者，五脏六腑之精也，营卫魂魄之所营也，神气之所生

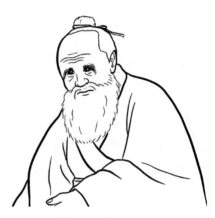

图1-3　孙思邈画像
（吴晓漩　绘）

也，故神劳则魂魄散、志意乱，是故瞳子黑眼法于阴，白眼赤脉法于阳，故阴阳合撮而精明矣"。孙思邈还对眼科病因做了系统总结，归纳为16个，包括生食五辛、接热饮食、热餐面食、饮酒不已、房室无节、极目远视、数看日月、夜视星火、夜读细书、月下看书、抄写多年、雕镂细作、博弈不休、久处烟火、泣泪过多、刺头出血过多，并以此作为预防眼病的方法，为后世医家认可和引用。关于眼病辨证方法，孙思邈同样上稽经旨，强调查目色辨脏腑病位法，如"目赤色者，病在心；白色者，病在肺；青色者，病在肝；黄色者，病在脾；黑色者，病在肾；黄色不可名者，病在胸中"；辨赤脉走向分经法，如"诊目痛，赤脉从上下者，太阳病；从下上者，阳明病；从外走内者，少阳病"等。

王焘编著的《外台秘要》在眼科理论上多有发挥，其卷二十一为目病专辑，卷首引载《天竺经·论眼》，谓眼为六神之主，身乃四大（地、水，火、风）所成。论述眼的生理结构时指出，眼珠为轻膜裹水而成，分白睛与黑睛，其中白睛有3层膜，黑睛仅1层膜。同时，首先提出"肝管"这一组织结构，并明确指出它与眼功能的关系，如"黑白分明，肝管无滞，外托三光，内因神识，故有所见"。现代据书中关于"内肝管

缺少，眼孔不通所致"可导致绿翳青盲（青光眼）的记载，分析"肝管"组织与西医中的巩膜静脉窦等排出房水的循环系统相似。此外，还观察到"雪山巨晴视日"是失明的原因之一。对于眼病治法，反对皆从肝论，认为五脏六腑都与之相关联，强调辨证施术，如《五行》云："肝者，眼家之根本，此乃一家之同类而言无实，五脏六腑，悉皆相连，故欲疗眼，而审其虚实，察其由起，既识病源……事事分明，既服诸药。"

《龙树眼论》是目前公认的我国第一部中医眼科专著，《崇文总录》及郑樵所著《通志》中有关于该书的论述。白居易诗中有"案上谩铺龙树论，盒中虚捻决明丸"的描述，元稹诗中有"复有比丘溢，早传龙树方"的记载，表明该书在当时广为流传。因公元752年的《外台秘要》并未收录该书，推测其成书时间或在后。原书已亡佚，丹波元胤认为《医方类聚》所辑《龙树菩萨眼论》即是该书，现有丹波元坚家族所藏日本江户学训堂活字排印本残本三卷存世。不少学者主张，现存《眼科龙木论》有可能是宋元医家在《龙树眼论》基础上增补编纂而成，因避宋英宗讳而改称"龙木"。杨鸿考证两者之间存在密切的学术传承关系。《龙树眼论》的成书为五轮学说的建立奠定了重要基础。在现存《医方类聚·龙树菩萨眼论》中就有关于五轮之"血轮"及"水轮"的明确论述，例如，"若年月过深，侵瞳人，霞入水轮，即难去之""如瞳人胀起，水轮胀也""若针损血轮，血随针出，不得止"。黄攸立引用宋代吴曾在《能改斋漫录》中的笔记"按《龙树王菩萨眼论》有'五轮，血，风，气，水，肉，'五轮，应五脏也"，用以佐证原书当俱含"五轮"，是最早提及"五轮"之名的文献。此后，五轮之说经宋元医家的补充发挥，成为中医眼论的重要组成部分。

晚唐时期的《刘皓眼论准的歌》，又名《刘皓眼论审的歌》，是继《龙树眼论》之后又一部眼科专书，宋朝初期的《太平圣惠方》、郑樵所著《通志》和《宋史》均有记载。原书已佚失，其内容大部分保存于《眼科龙木论》中。书中载有"五轮歌"，首次将眼的五个生理结构部位与五脏相配属，即分别以水轮、风轮、血轮、气轮和肉轮来命名瞳仁、黑睛、血络、白眼、约束（眼睑），并和肾、肝、心、肺、脾相联系；同时创立眼病内外障七十二症，有学者认为眼病内外障七十二症学说是隋唐眼科文献的综合和发展。《刘皓眼论准的歌》把内外障七十二症编成歌诀，从而使中医眼科真正走向独立发展的道路。

二、病症的早期总结整理

《诸病源候论》卷二十八记载了38种常见眼科病症，除此之外，其他卷还有"虚劳目暗候""解散目无所见目疼候""伤寒毒攻眼候""时气毒攻眼候""热病毒攻眼候""温病毒攻眼候"，以及妇人"眼赤候""产后目瞑候"，小儿"目赤痛候""眼障翳候""目盲候""雀目候""缘目生疮候"等，共计51候。据毕华德考证，在专论目病的38候中，其中属于眼睑病者9候：睑缘炎（目风赤、目赤烂眦、目数十年赤、睊赤、缘目生疮），睑脓肿（目风肿、针眼），眼睑水肿（目封塞），上睑下垂（睢目）；属于泪器病者4候：泪溢（目风泪出、目泪出不止），目涩，慢性泪囊炎（目䀮䀮）；属于结膜病者8候：结膜炎（目赤痛、目珠管、目肥、目息肉淫肤），脓漏眼（目胎赤、目脓漏），翼状胬肉（目肤翳、目肤翳复瞳子）；属于角膜病者4候：角膜斑翳（目息肉）、角膜浸润（目内有丁）、角膜结膜炎（眼障翳）和角膜溃疡（目疱疮）；属于视网膜或视神经病者：青盲、瞳孔闭锁（目青盲有翳），夜盲（雀目），白内障和妊娠中毒视网膜炎（产后目瞑）等；属于屈光方面者5候：近视（目不能远视）、散光（目茫茫）、复视（目视一物为两）、斜视（目偏视）和弱视（目睛不明），此外尚有目眩、目晕、目黑和眼球突出等。书中部分病症在眼科史上属首次提及，如"雀目候"中记载"人有昼而睛明，至暝则不见物"，此种关于入暮则视物不清的夜盲症的描述，在欧洲晚至17世纪才见记载。又如"目蜡候"谓"蜡目者是蝇蛆目眦成疮，故谓之蜡目"，这是对眼部寄生虫病的较早记载。

《诸病源候论·目病诸候》对所载眼病症状、病因病理的叙述简明扼要，往往一语中的。如"针眼候"："人有眼内眦头忽结成疱，三五日间便生脓汁，世呼为偷针。"分析其病机，为"热气客在眦间，热搏于津液所成"等。这些内容常被《千金方》、《外台秘要》、《太平圣惠方》及《医心方》等后世著作引用，其中《太平圣惠方》中就有15条病候名称与《诸病源候论·目病诸候》高度相似。

《千金方》首次记载了老视现象，"凡人年四十五以后，渐觉眼暗，至六十以后还渐自明"，并于其后论述治疗与预防方法。书中载有烂眦、目眦痛、目眦赤、目痒、目痛、目肿、目赤肿痛、泪出不止、目生赤白膜、目生障翳、目生珠管、眼不明、目失明、雀盲、青盲、目中眯不出、稻麦芒、砂石草木等异物入目，以及撞击伤目等数十种眼病，不过大多仅列病名或主要症状，症多于病，详于治法方药，疏于病因病理分析，这些与《诸病源候论》恰好相反。

《外台秘要》收录眼病19种，主要来源于唐及唐以前的医书，包括《天竺经论眼》、《诸病源候论》、《广济方》、《深师方》、《集验方》、《删繁方》、《千金方》、《千金翼方》、《张文仲方》、《崔氏方》、《必效方》、《救急方》、《肘后方》、《范汪方》、《小品方》、《陶氏方》、《传效方》、《近效方》及《延年方》等。其中大部分已佚失，经王焘辑录整理，方使后人得以窥见唐及唐以前的眼科发展概貌。《天竺经论眼》对青光眼一病进行了较为详细的论述，据周敬林考证，书中第一次形象描述了该病瞳孔呈绿色改变的现象，

"如瞳子翳绿色者，名曰绿翳青盲"，还首次记载了与青光眼相近的乌风、绿风内障，并与其他内眼疾病进行鉴别。此外，该医书对白内障也有较为专业的记载，详细叙述了本病的发展与转归，如"未患时忽觉眼前时见飞蝇黑子，逐眼上下来去"，继则"不痛不痒，渐渐不明，久历年岁，遂致失明。令观容状，眼形不异，唯正当眼中央小珠子里，乃有其障，作青白色，虽不辨物，犹知明暗三光，知昼知夜，如此之者，名作脑流青盲眼"。这些内容相较前人的笼统而论，显示了较高的专科认识水平。

《龙树菩萨眼论》记载眼病30种，杨鸿指出其中27种被《眼科龙木论》所引用。书中对于病症的命名突破了隋唐方书中以主要症状命名的方式，病名对病因病理、症状特点、病变部位的概括都显得更为成熟，如"内障"、"劳眼"、"乌风"、"青盲"、"天行赤眼"及"眼因撞刺生翳"等。其中"眼不痛不痒，端然渐渐不明，遂至失明，眼形不异，唯瞳人（仁）里有隐隐青白色，虽不辨人物，犹见三光者，名曰内障"，明确提出内障病名，示其病位在眼内瞳仁，为后世内外障眼病的划分奠定重要基础。《龙树菩萨眼论》虽对内障进行了定义，但并未明言外障，肖国士认为晚唐时期的《刘皓眼论准的歌》可能是最早论述内外障具体内容的医书。宋朝以后该书被称作《刘皓眼论审的歌》，原书已无留存，从收录于《眼科龙木论》"审的歌"中的内容可以得知，书中共有眼病72种，其中内障病23症，外障病49症，通过歌括形式归纳了每一病症的症状、病因、病机、治法及汤头等。《刘皓眼论准的歌》中的内外障七十二症说随着宋元时期眼科名著《眼科龙木论》的成书而流行于世，此后与五轮八廓学说一起成为中医眼科的重要内容，对后世影响深远。

三、内外兼治的形成和早期手术的开展

魏晋隋唐时期，眼科方药随着方书盛行而大量涌现，既有内服方，也有外治方，剂型制备和给药途径也十分丰富，为后世积累了宝贵经验。手术治疗方面的成果亦较为突出，金针拨障术、割治疗法、烧灼法等手术方法的出现，在很大程度上丰富了眼病治疗的专科技术手段。此外，唐朝还出现了我国最早的义眼安置手术，如《太平御览》记载"唐崔碣失一目，以珠代之"。又《吴越备史》载："唐立武选，以击球较其能否，置铁钩于球杖以相击。周宝尝与此选，为铁钩摘一目，睛失，宝取睛吞之，复击球，获头筹，遂授泾原，敕赐木睛以代之。一日晨起漱，木睛堕水，弃之。"

晋朝皇甫谧所著《针灸甲乙经》记载了21条目病针灸处方。葛洪所著《肘后救卒方》载有10余种眼病治疗方药，以外治法为主，擅用鸡、雀的血、屎、胆，以及人乳等入药。另外，龚庆宣整理的《刘涓子鬼遗方》、陶弘景的《肘后百一方》等均收录有治眼病方。

《诸病源候论》对治疗的论述较为简略，没有涉及具体方药。在《诸病源候论·目病源候》中，于"目风泪出候"、"目暗不明候"及"目茫茫候"三个病症下，载有具体的导引功法，反映了巢元方对目病预防调摄的重视。吴晓云指出，这些导引功法有目的地针对相应病症的病因病机，具有辨证施功的特点。在"割目后除痛止血候"中，记载了息肉淫肤（翼状胬肉）行割治术后伤及血脉，疼痛及流血不止的病症，指出需用方药治疗。虽然书中没有提及具体的手术方法及术后并发症的治疗方药，但也足以反映当时对此类病症的手术治疗已经较为成熟。

《千金方》系统总结了唐及唐以前的眼科治疗经验，所载眼病治法可谓异彩纷呈、包罗万象，既有内服、外用药方，又有手术、针灸等外治疗法。《千金翼方》卷一为"药录纂要"，篇中专门列有明目药55味、止泪药15味、目赤痛药15味，是较早的专科用药记录，为后世眼科组方用药留下宝贵经验。秦裕辉注意到，孙思邈治疗目病擅用动物药、种仁药及矿石药，其中用动物肝脏"以肝补肝"治疗雀目为孙氏首创，机制亦被现代科研所证实；矿石药多外用以治疗外障眼病，除能发挥药物作用外，还有轻微机械摩擦作用，帮助消除翳障。这些经验对后世影响深远，一直沿用至今。

《备急千金要方》与《千金翼方》共载眼病方100首，其中内服方36首，外治方64首。内服方的配伍注重滋补肝肾、清热明目、辛香通窍等。孙思邈对眼病的治疗内外兼顾，但又有所侧重，内障病重内治以调整机体内部功能，外障病重外治以使药物直接作用于病灶。值得注意的是，针对青盲、眼暗等后世归为内障一类的眼病，孙氏亦配有丰富的外治疗法，如塞眼法、熏眼法、洗眼法、敷眼法、点眼法、揉拭法等。书中关于方药剂型的制备同样十分丰富，内服方有丸剂、散剂、汤剂、酒剂等，外用方有蜜剂、水剂、乳剂、胆剂、油剂、醋剂、膏脂剂、粉末剂、果汁剂等。

在外科治疗法上，《备急千金要方》记载了白膜漫睛或胬肉的手术割治疗法，如"以鸡翎截之，近黑睛及当白睛嗍之膜自聚，钩针钩挽之，割去即见物，以绵当眼上著血断，三日差"。此外，尚有针灸及药物按摩疗法的记载。

《外台秘要》共收录眼病方173首，来自近20种唐及唐以前的医书。所载之方具含内服、外用之法，剂型与给药途径较为多样化。书中对于眼病手术治疗的记载尤为引人注目。王小玲等指出，《外台秘要》共提及针拨法、拔除法、烧灼法及钩割法4种眼科手术，其中针拨法即金篦决，是关于白内障手术治疗的最早记载，可惜并未叙述具体操作方法。秦裕辉注意到用烧灼法防治胬肉复发属首次提出，如"取针烧令赤烁著肤上，不过三烁缩也，有令人割之，三复生，不如烁之良"。此外，拔除法用于治疗倒睫，"取平晨日未出之际，令一眼明人把镊子拔之，去倒睫毛，勿使毛断，连根去之"，此法简便易行，至今仍有应用价值。

《龙树菩萨眼论》有"疗眼汤丸散煎膏方"一篇，载方30余首，以内服方为主，兼有少量洗眼等外治法。此外，书中列有"开内障眼用针法第五"和"钩割及针镰法第六"，系统介绍了针拨术、外用针镰及钩割法。

唐朝诗人杜牧在《樊川文集·上宰相求湖州第二启》中对白内障之针拨操作方法、适应证、禁忌证等的叙述较详细，如"是状也，脑积毒热，脂融流下，盖塞瞳子，名曰内障。法以针旁入白睛穴上，斜拨去之，如蜡塞管，蜡去管明"及"嗟乎，眼有赤脉，凡内障脂凝，有赤脉缀之者，针拨不能去其赤脉，赤脉不除，针不可施，除赤脉必有良药"。杜牧的记载既反映了唐朝金针拨障术的水平，同时也是对当时医书中金针拨障术记载过于简略的补充。

第三节　宋金元时期眼科发展

宋金元时期是中医眼科发展史上具有里程碑意义的重要时期。宋朝太医局作为当时国家最高医学教育机构，首次将眼科从耳目口齿科单独划分出来，标志着眼科真正走上专科独立发展的道路。虽然这一时期的眼科文献仍主要收录于各类综合性著作与方书中，如《太平圣惠方》《圣济总录》及《世医得效方》等，但其篇幅较隋唐时期大为增加，内容上除了对前代眼科成就的再一次系统总结整理外，多有发展与创新。尽管这一时期眼科专著不多，不过以《眼科龙木论》为首的著作却得到了很好的保存，并一直流传至今，对后世眼科发展产生了十分深远的影响。五轮八廓学说也在这一时期被明确提出，并逐渐丰富完善，奠定了此后中医眼科的基础理论框架，为明清时期眼科的迅猛发展夯实了基础。此外，金元时期名医辈出，百家争鸣，以刘完素、张子和、李杲、朱震亨为代表的金元四大家开医学流派之先河，他们各自富有特色的医学理论和经验被后世眼科所吸收，推动了眼科的蓬勃发展。

一、五轮八廓学说的形成

五轮学说是在《黄帝内经》以五脏为中心的生命模式启发下，结合眼科临床实际，由历代医家所发展起来的中医眼科基础理论，其创新性地将五行、藏象等学说与眼部解剖结构相联系，用于指导眼病的辨识与分证。目前学界广为公认的是，其理论起源于《灵枢·大惑论》，原文载："五脏六腑之精气，皆上注于目而为之精。精之窠为眼，骨之精为瞳子，筋之精为黑眼，血之精为络，其窠气之精为白眼，肌肉之精为约束，裹撷筋骨血气之精而与脉并为系，上属于脑，后出于项中。"文中明确提出瞳子、黑眼、络、白眼、约束等眼部解剖结构，并分别与骨、筋、血、气、肌肉相对应，进而归属于五脏。这一思想对后世五轮学说的建立产生了深远影响，如明朝楼英著《医学纲目》"五脏六腑之精气，皆上注于目而为之精……后世以内外眦属心、上下两睑属脾、白睛属肺、黑睛属肝、瞳子属肾，论之五轮，盖本诸此也"。五轮之说的首次提出，陈明举认为当属晚唐时期的《刘皓眼论准的歌》，而黄攸立考证认为当推《龙树眼论》，这一点虽有争议，但就现有资料分析，五轮之说发轫于隋唐时期是明确的。可惜上述两书的原始资料均已佚失，就现存文献来看，首次记录并论述"五轮"者，为成书于宋淳化三年（公元992年）的《太平圣惠方》，书中引用前人论述"又曰：眼有五轮、风轮、血轮、气轮、水轮、肉轮。五轮应于五脏，随气之主也"。该书首次借助五脏、五行、五方、五色、五味、十干等来说明五轮与机体的内在关系，如以风轮为例，曰"肝者在脏为肝，其色青，其味酸，属东方甲乙木也，王于春，肝气通于目，左目属甲为阳，右目属乙为阴，肝生风，眼有风轮也"。此外，书中还按五轮来归纳眼病的证治要点，如"肝脏病者应于风轮，风轮病即望风泪出，睹物烟生，夜退昼增，碜痛畏日，或如青衣拂拂，时似飞蝇联联，此是肝脏之疾，宜治肝也"。这在很大程度上丰富了五轮学说的内容并提升了其临床实用价值（图1-4）。

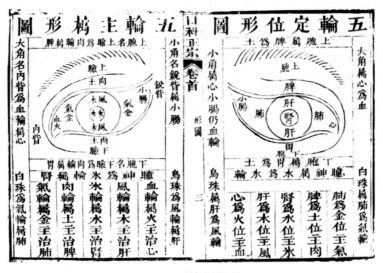

图1-4 五轮学说图解

（出自《目科正宗》，中国中医科学院图书馆藏书）

值得注意的是，《太平圣惠方》中关于五轮的定位与后世流行的定位，即风轮为黑睛、血轮为目内外眦、气轮为白睛、水轮为瞳仁、肉轮为上下眼睑的定位有很大区别。如书中载"风轮……虽有其名，而形状难晓，与水轮相辅之也""血轮与肉轮相连，赤黑色是也""肉轮在外，郁郁黄白色，今俗为白睛也""气轮在肉轮之下，隐而不见也"，以及"水轮在四轮之内，为四轮之母，能射光明，能视万物，今呼为瞳人也"。除水轮配属瞳仁以外，其余四轮的配属均与后世不同，且对风轮、气轮的定位不甚清晰，使得临床操作有所不便，且后世鲜有遵从者。其后，南宋严用和在《济生方》中对五轮定位亦有论述，曰"夫眼者，内则属乎五脏，外则应乎五轮。瞳人黑水，肾之主也；血轮如环，心之主也；络裹者，脾之主也；白睛属肺，总管于肝。眼带虽系于肝，明孔遍通五脏，五脏皆有神"，进一步明确了水轮与瞳仁配属、络裹（眼睑）与肉轮配属、白睛与气轮配属的定位关系，与现行版本已经较为相近。肖国士认为后世广泛沿用的五轮定位配属始载于南宋末期杨士瀛的《仁斋直指方》，书中记载："眼者，五脏六腑之精华，如日月丽天，著明而不可掩者也。其首尾赤眦属心，其满眼白睛属肺，其乌睛圆大属肝，其上下肉胞属脾，而中间黑瞳一点如漆者，肾实主之。"这一定位方法一直流传至今。肖氏的观点获得大多数学者的认可。朱鹏举等却认为，《仁斋直指方》仅论述了眼与五脏的关系，并未明言五轮。最早将五轮、脏腑与眼部解剖结构进行明确定位并得到广泛接受的，当推元代危亦林所著《世医得效方》，谓："白属肺，气之精，气轮；黑属肝，筋之精，风轮；上下睑属脾胃，肉之精，肉轮；大小眦属心，血之精，血轮；瞳仁属肾，骨之精，水轮。"此后，明清医家论述五轮大多与此相合。危亦林除了明确五轮定位以外，还对五轮病变的病因病机、症状特征及治疗要点进行了论述，如"风轮病，因喜怒不常，作劳用心，昼凝视远物，夜勤读细书，眼力既劳，风轮内损。其候眦头尤涩，睛内偏疼，视物不明，胞眩紧急，宜去风药"，由此显示了五轮学说的临床指导意义。此外，成书于宋元时期的《眼科龙木论》是现存第一部中医眼科专著，书中节录了《刘皓眼论准的歌》内容，载有"五轮歌"，谓"眼中赤翳血轮心，黑睛属肾水轮深，白睛属肺气轮应，肝应风轮位亦沉，总管肉轮脾脏应，两睑脾应病亦侵"，反映了晚唐时期的五轮定位情况，其表述与《太平圣惠方》及后世其他版本均有所差异。

纵观五轮定位之说，虽首载于《太平圣惠方》，但朱鹏举等认为宋金元时期不同版本的五轮定位方式并非以此为基础，而是经众多医家逐步发展完善得来，隋唐以后便流传着多种不同版本的五轮定位说，后经医家的实践与验证逐渐淘汰了其余版本，最终趋于形成现行版本的共识，此说值得借鉴。

八廓学说与五轮学说一样，是中医眼科所独有的基础理论，其通过借用八卦将外眼的不同部位与脏腑进行关联，用于指导眼病的病因病机分析和辨证分型。"八廓"之名首见于南宋陈无择《三因极一病证方论》，书中云"故方论有五轮八廓，内外障"，但书中并无八廓具体内容的论述。其后《严氏济生方》和《活人事证方后集》虽进行了转述，但未进一步说明。辑录于《眼科龙木论》中的《葆光道人眼科龙木集》载有"八廓歌"，首次叙述"八廓"的具体内容，歌诀中按功能属性对八廓进行命名并配属相应脏腑，如关泉廓配小肠、养化廓配三焦、抱阳廓配命门、传道廓配肺、水谷廓配脾胃、津液廓配肾与膀胱、清净廓配肝、会阴廓配肾，同时还归纳了八廓病变的病因病机及证候要点，但并无八廓具体定位的论述。元朝危亦林著《世医得效方》对八廓的命名在《眼科龙木论》的基础上，首先冠以天、地、水、火、风、雷、山、泽的八卦象名，并对脏腑配属进行了部分调整，如"天廓传道肺、大肠，地廓水谷脾、胃，火廓抱阳心、命门，水廓会阴肾，风廓养化肝，雷廓关泉小肠，山廓清净胆，泽廓津液膀胱"。同时附有八廓图，首次明确了八廓在外眼部的定位，杨光等指出，以两眦为"火"、瞳神为"山""水"、黑睛为"风"、白睛为"天""雷"、胞睑为"泽""地"的定位方式并未脱离五轮学说的影响，仍是以眼部解剖部位来分廓，只不过将五轮换作八卦进行命名。危亦林完善了八廓的命名、脏腑配属及定位，同时还补充了八廓病的病因、病机及主要证候特征，使得八廓学说的雏形得以初步建立（图1-5）。

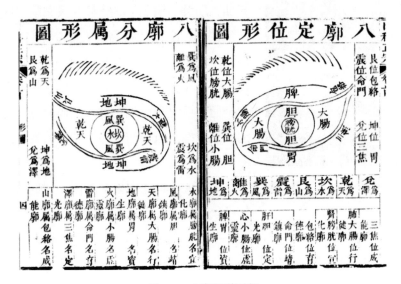

图1-5　八廓学说图解
（出自《目科正宗》，中国中医科学院图书馆藏书）

有别于五轮学说的是，明清以后，八廓的脏腑配属、定位形式、指导辨证的方法等并未在业界达成共识，反而各种不同的认识层出不穷，百家争鸣，如八廓部位有按五轮归属排列的，有按八卦顺序排列的，有按八卦方位排列的，还有其他排列法，种种不一，诸多论述并行，产生了不可调和的矛盾，致使后世医家对八廓学说争议分歧较多，以至于对其存废的讨论一直延续至今。杨光等认为，八廓学说虽然反映了中医的整体观，但并无特殊临床价值，仅具有文献价值。肖国士却认为八方配位法是八廓的最佳定位方法，并列举古今医案佐证其具有较高的临床指导性，值得进一步研究推广。黄攸立通过文献研究也提出了与肖国士相近的观点。谷峰等则指出，判断中医理论是否可取，主要看其是否能够有效地指导临床实践；从近代医家的临床实践看，八廓学说包括五轮学说仍不失其独特的理论价值；对于古代医家对八廓学说的批评，应客观、辩证地看待，一方面，八廓并非"徒资惑乱，不足凭也"，另一方面，仅依靠八廓理论而忽视中医系统的眼科理论体系，则确实"不足凭也"。此说法可供参考。

二、《眼科龙木论》的问世

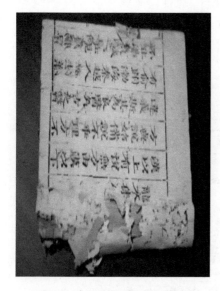

图1-6　《眼科龙木论》明刻本
（山东眼科博物馆藏）

《眼科龙木论》是现存文献中早期中医眼科专著之一（图1-6），在中医眼科发展历程中发挥着承前启后的重要作用。杨氏研究发现，《眼科龙木论》除了与唐朝、宋朝多本医籍有学术渊源外，还与元朝、明朝、清朝100余本中医文献之间存在学术传承关系，足见其较高的文献学价值。该书集理、法、方、药于一体，对眼科疾病的病因、病机、病症、治法和方药等各个方面的阐述均较前人所论更为全面、系统和深入，对中医眼科理论体系和治法的形成发挥了重要作用，推动眼科发展迈向更为专业化的新阶段。

关于《眼科龙木论》的成书时间及作者历来有较多争议，至今仍难有定论。目前较为学者公认的是该书成于宋元时期，非出自一人一时之手。如杨鸿综合现有研究成果后提出，《眼科龙木论》是宋元时期多位医家在总结前人经验的基础上，可能进一步结合了自己的临床经验逐步完成的，故而没有署真正的作者和具体成书时间。之所以有这样的观点，是因为该书内容出处较为复杂，辑录了唐宋不同时期的多种眼科文献，现多遵李熊飞考证：认为卷之首为龙木总论12条，其中"审的歌发挥"出自唐朝《刘皓眼论准的歌》首章；"眼叙论"和"三因证治"节录于宋朝陈无择的《三因极一病证方论》；"五轮歌"、"内障眼法根源歌"、"针内障眼后法歌"及"小儿歌"等亦节录于《刘皓眼论准的歌》；"合药秒式"、"煎药诀"、"服药须知"和"点眼药诀"等查无出处，可能为后人加入。卷1至卷6为"七十二症方论"，录自《龙树眼论》原书，每症后均有七言或五言小诗，为《刘皓眼论准的歌》内容；卷7为"诸家秘要名方"，内容来源于《诸病源候论》的针眼候一条，来源于《三因方》、《本事方》、《百一选方》和《和剂局方》等书中的方剂共计38首；卷8针灸经辑录自《圣济总录·针灸门》；卷9、卷10为"诸方辩论药性"，绝大部分来源于《千金翼方》，小部分来自《唐本草》《本草拾遗》《大明本草》《开宝本草》等书。书末附葆光道人《秘传眼科龙木集》，其前面部分的"眼论"、"论"及"钩割针镰法"抄自《太平圣惠方》，"五轮歌""八廓歌""论眼捷法""论眼昏花捷要"等内容出处待考，其后"七十二问"抄录于《黄帝七十二证眼论》之内容，可见证于《永乐大典》。

其中，卷1至卷6的"七十二症方论"为本书主体部分，因其内容出自《龙树眼论》，故有学者认为，《眼科龙木论》是在《龙树眼论》的基础上，经宋元时期医家补充增录而成，为避宋英宗讳，方改"树"为"木"。关于《龙树眼论》的作者，早期有学者主张是印度龙树菩萨，谓该书"是印度眼科约九世纪年代传译于我国，是印度眼科的全面的系统的介绍""龙树本为公元四世纪时印度名医，印度眼科理论亦在此时传入我国"。此后，更多的学者从书中内容着手研究，认为该书是我国唐朝时期的作品，非源自印度，如和中浚指出，书中所论"从证识病，病证合一"是祖国医学对病证认识的传统方法。而杨鸿等将其与龙树菩萨修订的古印度医学著作《妙闻集》中眼科相关内容进行比较，发现"尽管《龙树眼论》托印度龙树之名而作，而且书中还可见到由印度传入的金针拨内障术等外治法，但书中绝大部分内容与印度眼科学没有明显的联系，既不属于印度医学的传译，更不是印度医学本身的内容，应属于原原本本的中医学内容"。从《龙树眼论》到《眼科龙木论》的内容发展历程来看，也充分体现了这一特点，它始终是在传统中医理论的指导下，经历代医家的实践创新，并不断吸纳、总结其他中医文献综合而成，为神其说，故托名"龙树"。需要注意的是，尽管《眼科龙木论》与《龙树眼论》有着密切的学术传承关系，但两者不可等同视之。

《眼科龙木论》具有较高的学术价值，其一，它是我国唐宋时期眼科成就集大成者，书中保存了已佚的《龙树眼论》及《刘皓眼论准的歌》内容，为后人研究唐朝中医眼科面貌留下宝贵资料。其二，在眼科理论方面，较早阐述五轮八廓学说，推动了这一独具特色理论体系的形成。该书首创眼病内外障分类大纲，根据发病部位不同，将主要发生于瞳神的病症归为内障，发生于胞睑、两眦、白睛、黑睛的病症归为外障，这一方法执简驭繁，对后世影响深远。如《世医得效方》《医宗金鉴》的眼科部分，《一草亭目科全书》《秘传眼科七十二症全书》《眼科金镜》等眼科专著，在编写体例上均沿用《眼科龙木论》一书以内外障为纲、病症为目的方法。其三，建立七十二症辨证论治体系。所列七十二症分内障二十三症、外障四十九症，较为全面地概括了宋朝以前所认识的眼病，且每论一症，先冠以病症名称，次叙述症状表现及演变，后阐述病因病机、治法禁忌，并附歌括总结，末尾列出方药，条理层次清晰，理法方药俱全。

其四，开白内障分类法之先河。书中将白内障分为五大类、16种，即一为老年性白内障（其中又详分为12种），二为先天性白内障，三为外伤性白内障，四为五风变内障，五为雷头风内障，并以此指导不同性质和形态的白内障手术流程及器具的选用。首创白内障术前视功能检查法：一是白内障基本成熟；二是光功能检查，能辨别日、月、火三光；三是瞳神的形态和功能正常，并以此作为手术适应证的标准，比阿拉伯医学早200余年，至今仍有临床指导意义。其五，治疗内外并重，组方用药突显规律性。和中浚注意到《眼科龙木论》所列方剂药物组成开始呈现规律，如注重药物与脏腑病机之间的联系，强调从调理脏腑功能着手组方，这与《千金方》《外台秘要方》等方书广泛收集单方、验方、秘方，缺乏配伍规律总结的做法有所不同，完善了眼科辨证论治体系的最后一环。如余杨桂等指出书中论治外障病以"风火"外攻为主，同时也注意到脏腑失调、内外合邪的情况，多予以疏风清热、宣导气血、清热解毒、通腑泄热之法治疗，常选用羌活、防风、细辛、白芷配伍黄芪、知母、玄参、大黄等药，体现"火郁发之"的思想。这昭示了后人组方用药的法度，推动了从经验用药为主的模式走向辨证用药的阶段，便于后人对方剂的临床应用与推广。此外，书中对外治法的应用也更为丰富，病症选择趋于合理，大多数病症采用内外合治的方法。其六，眼科手术治疗体系趋于完备，广泛应用于临床实践。张凤梅等统计发现，书中内、外障手术病症共有41个，占72种病症的56.94%。在手术方法上，内障病中白内障主要以金针拨障为主，外障眼病有铍镰、镰洗、钩割、熨烙等方治，其中熨烙法用于防止翼状胬肉钩割术后的复发。此外，书中还对多种病症的手术适应证、禁忌证、手术前及手术后，以及围术期的治疗等诸多方面进行详细论述，尤其针对白内障一病，既有术前检查作为手术指征，又明确提出手术禁忌证，以及不同情况下手术器械和方法技巧的选用及手术注意事项等，充分反映了当时我国白内障手术的水平。全书关于眼科手术的记载综合性、系统性较强，专科特色突出，故而张凤梅等视其为我国第一部眼科手术著作，比阿拉伯名医Ali Ibn Isa（940～1010年）所著的眼科教科书三卷至少要早200年。

三、眼科名医倪维德与《原机启微》

倪维德，字仲贤，别号敕山老人，江苏省吴县（今苏州市吴中区）人，生于元大德七年（1303年），卒于明洪武十年（1377年），终年75岁。倪维德是元末明初著名医家，尤其对眼科一门有突出贡献，其所著《原机启微》是一部具有较高学术价值的早期眼科专著。书中开创十八病因类症方法，一举改变眼科繁杂分症的面貌，突破前人对眼病偏于局部病症为主的较狭隘认识，对病因病机的论述颇为深透，为后世树立眼科整体辨证论治典范，中医特色十分鲜明。同时，对内障眼病的手术治疗也别有会心。该书从明清以降至今，一直被视作中医眼科必读经典之一。

据任旭考证，倪维德生于三代行医的书香门第，其曾祖倪昌嗣为河南大梁（今河南开封）人，曾任宋和州防御史。南宋末年，祖父倪秀文以医为业，游历至长江以南，最后在苏州吴县定居。其父倪鼎亨继承家学，以医闻名于时。倪维德幼承庭训，天资聪颖，并拜碧山汤公为师学习儒学。青年时放弃仕途，立志习医，精研《黄帝内经》，渐悟医道。时人学医喜从《和剂局方》入手，倪维德发现，照搬局方、轻视辨证的风气已成为一种时弊，且古方今病多不相合，他于元泰定年间得刘完素、张子和、李杲三家之书，认真研读后认为三家之书与《黄帝内经》意旨相符，以此治病多有神效。通过多年的学习和实践，倪维德形成了以《黄帝内经》为宗，对各种思想兼容并蓄、融会贯通的学术风格。在各家之论中，他首推李杲，认为"刘张二氏多主攻，李氏唯调护中气主补益，随时推移，不得不然"，并因此校订了由罗天益于元世祖忽必烈至元三年（1266年）编录的《东垣试效方》9卷，刊行传世。倪维德晚年时，农民起义风起云涌，元朝已风雨飘摇。倪维德为了避世，遂隐居于苏州郊外的敕山（今苏州吴中区木渎镇境内），除治病出诊外，与外界少有联系，但他在医学方面的盛誉逐渐流传开来。

明洪武三年（1370年），倪维德68岁，他集一生研究《灵枢》《素问》《运气》及《本草》理论的心得，博及古今眼科医书，参考李杲《东垣试效方》中的眼科内容，系统总结了中医眼科临床经验，并根据道家著作《阴符经》"心生于物，死于物，机在目"的论述，著成眼科著作，取名《原机启微》。

《原机启微》原刊本（倪著《原机启微》）久已失传，现所见版本为明朝医家薛己（1487～1559年）根据嘉靖壬辰南京礼部祠祭司主事王庭所藏抄本校正增补而成，现代再刊的《原机启微》即为薛己的校补本。原书共两卷，薛氏校订时又增补了自己的经验及先哲治验并应用方剂，汇为附录一卷。

该书上卷载"眼科十八病"，论疾病之原；下卷载眼科四十七方及"君臣佐使"等制方原则。所论"十八病"在病因病机学上有很高的学术价值。"原机十八病"以病因病机为病名，将传统的眼科杂症概括为十八症，包括"淫热反克之病""风热不制之病"及"阴弱不能配阳之病"等，实际上是归纳的眼科10多种证候，书中分析病因病机的内容极其透彻，实为眼科病症的辨证纲领。同时，书中方药对后世影响也很大，如著名的"羌活胜风汤""石斛夜光丸"等均出自该书。

祁宝玉认为，《原机启微》的学术渊源主要来自李杲，体现了重视调补脾胃、升阳益气的论治理念。上卷18种眼病中，有"风热不制之病"、"七情五贼劳役饥饱之病"、"血为邪盛凝而不行之病"、"气为怒伤散而不聚之病"、"阳衰不能抗阴之病"、"伤寒愈后之病"、"斑疹余毒之病"及"深疮为害之病"共8种病的病因与脾胃有关或直接引用李杲的论点进行论证。另有5种病的病因虽未直接论述与脾胃有关，但主方的君药非入脾胃即主升发阳气，如①淫热反克之病（芍药清肝散的白术、甘草为君；通气利中丸的白术为君。）；②血气不分混而遂结之病（防风散结汤的防风、羌活升发阳气为君）；③阴弱不能配阳之病（冲和养胃汤、益气聪明汤、东垣泻热黄连汤皆出自东垣之手）；④心火乘金水衰反制之病（还阴救苦汤以升麻、苍术、甘草为君）；⑤内急外弛之病（黄芪防风饮子，以蔓荆子、细辛为君；无比蔓荆子汤以黄芪、人参为君）。余下5种病，无论是论述机制还是主治方剂，也无不涉及脾胃。任旭发现，下卷共收录方剂47首，其中有12首源自东垣。

此外，倪维德在"血气不分混而遂结之病""阴弱不能配阳之病"等四论下，记载了4种手术方法，尤其在"阴弱不能配阳之病"中，对金针拨障术的冷麻醉、切口选择和手术过程描述细致入微，如"先令病者，以冷水洗眼如冰……用左手大指次指按定眼珠，不令转动，次用右手持鸭舌针，去黑睛如米许，针之令入，白睛甚厚，欲入甚难，必要手准力完，重针则破。然后斜回针首，以针刀刮之，障落则明"。同时，倪维德对手术的预后判断也有相关论述。

《原机启微》问世以来，对后世影响十分深远，明朝王肯堂著《证治准绳·七窍门》眼科内容中几乎将《原机启微》全部论述及方剂，分别列入有关的眼病中。明代医家薛己认为，"此书予求之久矣……请梓焉以广其传"，故校补该书使之刊行于世。此后清朝傅仁宇的《审视瑶函》、黄庭镜的《目经大成》、顾养吾的《银海指南》等眼科名著都受到《原机启微》的影响。现代出版的很多中医眼科书籍，如1979年版、1986年版高等医药院校教材《中医眼科学》、《眼科临证录》、《眼科证治经验》、《柏仲英眼科医案》、《中医眼科临床经验》及《韦文贵眼科临床经验选》等也不同程度地吸纳了《原机启微》的理论或方剂。

四、综合性著作及其他文献中的眼科篇章

《太平圣惠方》成书于淳化三年（992年），是由宋太宗下诏，王怀隐、王祐等历时12年编撰而成的我国第一部官修大型方书。该书卷三十二、卷三十三专论目病，总结了宋朝以前的眼科成就，并有所发展。在眼科理论方面，《太平圣惠方》丰富了五轮学说，使其与脏腑、病机及治法等有机联系，从而促进临床的推广应用；对病因、证候的叙述主要来自《诸病源候论》与《备急千金要方》，但有所删减增补，李涛等发现其所增病候如"睑生风粟"（沙眼病）所论与现存《眼科龙木论》雷同，推测可

能来自《龙树眼论》；手术方面在"眼钩刺针镰法""开内障眼论"中对翼状胬肉和白内障的手术治疗有详细记载。尤其针对后者，从术前准备工作、适应证到手术具体操作方法、技巧及术中并发症的处理、术后调护等均有详尽论述。另外，董泽洪注意到，书中收载治疗内障病的方剂中小方占比较高，组方以六七味居多，体现了"力专效宏"的特色。

北宋神宗元丰年间（1078～1085年）刊行的《太平惠民和剂局方》是我国历史上第一部由政府颁布的成药药典，至南宋淳祐年间（1241～1252年），200多年来该书经多次修订、增补刊刻，传播极广。宋朝以后，《太平惠民和剂局方》成为医家临证的必备参考用书。现传本最完整者全书共10卷，14门，载方788首。其中卷七设"治眼目疾"，共收录眼科方剂24首，如驻景丸、密蒙花散、菊睛丸、菩萨散、蝉花散、菊花散、明睛地黄丸、草龙胆散等，至今临床仍有应用。24首方中用药侧重寒凉，擅用风药，药物归经以入肝经为主，剂型以煎煮、携带简单方便的散剂居多。

此后，北宋政和年间（1111～1118年）由御医院整理汇编而成的又一大型官修方书《圣济总录》问世，书中"眼目门"达12卷之多，收录眼科病症58种，载方800余首，遵照《太平惠民和剂局方》体例编排，不过所载方剂多为大方，一方药物组成可达20余味，这是有别于《太平惠民和剂局方》之处。书中眼论多引自《黄帝内经》，未提及五轮之说，手术方法载有治疗外障病的钩割针镰及熨烙法等，针对内障眼病仅详列针后用药而略于施术方法。

元朝医学家危亦林著《世医得效方》，成书于后至元三年（1337年），全书共计20卷，列分13科编次，其中卷十六为眼科，内容分总论、各论及附编三部分。总论后单列"五轮八廓"一则，明确五轮配位关系，其按《黄帝内经》眼部解剖理论，将眼部不同结构部位与五轮、五脏进行配属，并用以联系病因病机，指导识证立法，形成了沿用至今的五轮学说；首先以八卦象名命名八廓，并配有八廓图分属眼位，充实了八廓学说内容。各论主体为七十二症方，各症描述以《刘皓眼论准的歌》为基础，但在治法用药上有所发展，补充《眼科龙木论》之不足，如论"圆翳内障"提出"视物不明"为"肝肾俱虚"，选用补肾元以滋补肝肾，弥补了《眼科龙木论》认为本病由"脑脂流下，肝风上冲"而成，只言实、不言虚的缺陷。危亦林重视脏腑病机，处方用药擅长以调理脏腑为原则，进一步完善了眼科辨证体系。遗憾的是，书中并未论及手术等其他外治方法。

此外，金元时期的名医刘完素、张子和、李杲、朱震亨等在他们的著述中对于眼的生理病理，眼病的病因、病机及治疗用药等都提出了独具特色的见解，丰富和促进了眼科理论的发展。

高健生等认为，刘完素在《黄帝内经》运气学说的基础上创立玄府气液等升降出入、形神合一的理论，对中医眼科学内障眼病理论的创立和发展具有重要意义，直至今日，系统探索"玄微府"的功能，仍有益于临床和基础研究。

江花等指出，张子和的《儒门事亲》从"六气皆从火化"认识眼病，力主目病因火；辨证重视气血七情，强调目病的发生与脏腑经络的状态有着密切联系；诊断上主张面目色形合参，以判断眼病的预后和转归；对眼病治疗思路开阔，方法灵活多样，尤其汗、吐、下三法在目病中的理解应用，对后学有醍醐灌顶之效果。

李东垣基于"脾胃是眼目之本"的观点提出脾胃升降功能失常，清窍为之闭塞不通是导致眼病发生的重要原因，治疗首重脾胃，用药擅长调理脾胃、升清阳与泻阴火，这些思想对后世的《银海精微》《原机启微》等均产生了较大的影响。王明杰总结李东垣眼科学术特点为"立足脾胃，着眼整体，诊循经络，治用升补"。王明杰认为，元代以来，经过易水学派诸家及倪维德、傅仁宇等眼科名家的进一步发扬，东垣学说在眼科的影响日益扩大，对眼科学术的丰富、完善与发展做出了重要贡献，至今在临床颇有指导价值。王明杰还指出东垣学说于眼科的局限性，如论病因注重内伤而忽视外邪，言病源详于脾胃而略于肝肾，辨证悉本经络而弃置五轮，用药偏于辛燥发散等。

汪剑研究发现，朱震亨首次从病理角度系统阐发了相火学说，此后他的肝肾相火学说被广泛用于探讨各种阴虚证候及内火证候，自《原机启微》开始，这一极具中医特色的理论被吸收应用于指导眼科的辨证论治，并在《银海精微》、《证治准绳》及《审视瑶函》等中均有体现。

第四节　明代眼科发展

中医眼科学自先秦肇始，经历2000余年的学术积累和发展之后，随着中医学的不断发展丰富，至明代开始迈向高峰，进入历史上最为繁荣和辉煌的时期，也是其基本理论和临床治疗走向成熟的重要时期。

明朝眼科承上启下，一举打破唐宋以来专著《眼科龙木论》一枝独秀及偏重眼科方剂数量积累而理论薄弱的状况，使过去眼科论述主要依附于综合性著作的状态宣告结束。《原机启微》、《银海精微》(图1-7)、《明目方》及《异授眼科》等著名眼科专著相继问世，《医学纲目》、《证治准绳》及《普济方》等综合性著作和方书中的眼科篇章异彩纷呈，其趋势至万历年间前后达到高峰，其中《证治准绳》中的眼科内容尤其突出。《眼科龙木论》现存多种早期版本先后刊印，《明目神验方》、《明目至宝》及《(新锲)鳌头复明眼方外科神验全书》等随之诞生，尤其是《证治准绳·杂病·七窍门》中的眼科内容，使眼科学理论的内容趋于丰富和逐渐完善，对眼结构和功能的认识更加全面和深入，病名更多地是根据临床主症结合病位命名，对眼病症状的描述更加准确，对病症的鉴别诊断及预后转归也有更深入的认识，特别是对黑睛疾病（角膜病）、瞳神（眼底病）、眼外伤等病症的认识较前代有很大提高。眼科专科名方的数量明显增加，通用方与眼科专方在眼科临床并驾齐驱，得到广泛运用。

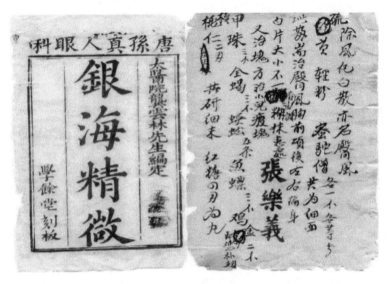

图 1-7 《银海精微》
（山东眼科博物馆藏）

一、眼论的积累和丰富

中医眼科理论一直以《黄帝内经》中与眼有关的内容为基础，以五轮八廓为主。明朝初期《医学纲目》对从《黄帝内经》到明早期，特别是宋金元诸名家有关眼科的认识和经验有较系统回顾，明朝中后期《医方类聚》对明万历年间以前眼科理论和方剂资料进行系统汇集。王肯堂所著《证治准绳·杂病·七窍门》在此基础上对眼科理论赋予更多新的认识，特别是对五轮八廓学说在总结前代理论的基础上，突破了既往主要局限于名称和定位的讨论，对五轮八廓的功能、特点，以及眼内部结构与功能提出了不少新的见解，从既往主要着眼于脏腑与眼的部位分属及症状，扩展深化眼的深层次结构名称和功能性质，并进行了较前代更为系统深入的论述，如论述眼的结构为"大概目圆而长，外有坚壳数重，中有清脆，内包黑稠神膏一函，膏外则白稠神水"及"白珠独坚于四轮"，明确提出"神膏"（玻璃体）、"神水"（房水）、"神光"（视功能）、"真血"、"真气"及"真精"等一些新的眼珠结构名称和作用，"五轮之中，四轮不鉴，唯瞳神乃照物者……血养水，水养膏，膏护瞳神，气为运用，神则维持"，对瞳神和视功能有了更全面、深入的认识。王肯堂《证治准绳·杂病·七窍门》认为廓如城廓，"各有行路往来，而匡廓卫御"，创"验廓辨证"，从而成为古代眼科理论的高峰之作，呈现《医学纲目》《证治准绳》《审视瑶函》《张氏医通》之间的连续传承关系。

明朝眼科文献皆从不同角度论述五轮八廓学说，将之作为最具眼科特色的眼科基本理论，居于全书篇首。《银海精微》首列"五轮八廓总论"，内容与《医方大成论·眼目》相同，"五轮之图"歌诀出自《眼科龙木论》。书中3种五轮学说并存，一是《仁斋直指方》中的五轮配属，二是在"五轮图"中沿用了《刘皓眼论准的歌》，三是书中"唐真人孙思邈进眼药表"中的五轮学说。八廓学说是对五轮学说的进一步补充。《银海精微》列"八廓图式"和"八廓之图"，前者将八廓按《世医得效方》的八象（天、地、火、水、风、雷、山、泽）和脏腑配位，后者为八廓配属了各自的功能名称，如肝为养化之廓，胆为清净之廓，膀胱为津液之廓，胃为水谷之廓，命门为抱阳之廓，大肠为传送之廓，小肠为关泉之廓，肾属会阴之廓。在论述八十一症时，处处体现五脏病机和轮脏相关理论，同时将八廓学说与五轮学说初步结合在一起运用于眼科临床治疗。

《明目神验方》记载了较《眼科龙木论》内容更为丰富的五轮八廓学说，列"论五轮主病根因"、"论五轮病症"、"论八廓病症"、"论五脏所属轮廓贯通"、"五轮虚实用药法"、"五轮所属主病之图"及"八廓所属主病之图"共7节，在早期眼科专著中是有关五轮八廓学说论述内容最多和最为广泛者，它将五脏五轮与八廓的理论及病症的辨证治疗熔于一炉。该书论述脏腑轮廓病因，突出以五脏为核心的眼科理论，为五轮八廓病症和辨证治疗提供了新的理论思路，形成了较为系统的眼科五轮八廓辨证治疗理论体系。

《明目至宝》（1593年）不著撰者，由明朝杨希洛、夏惟勤整理。杨希洛，山西太原人，明朝医官，著有《本草经解考证》。夏惟勤，河北冀州人，明朝太学生，精于医术，有"国手"之称，曾校订《仁术便览》。《明目至宝》卷一可分为三部分，其一为"论目为血脉之宗"、"明目论"、"眼科论"、"孙真人眼论"、"论五轮受病之因"及"论八廓受实热病之因"等10余篇眼论，内容较为驳杂，大都源于前人。其二为"五轮所属"、"五轮证治"及"八廓之图"，其中五轮内容主要源于《明目神验方》，八廓之图将眼与八卦、八廓及脏腑分属绘于一图之中。其三为"明堂问答眼科七十二证之因"，此与《葆光道人秘传眼科》中"七十二问"基本相同。

《景岳全书·杂证谟·眼目》有较多理论内容，于卷首引录《黄帝内经》有关眼目经文31条，题为经义，引述前贤7条论述，题为述古。张景岳从理论上对眼科风热和远视、近视的病机予以阐述，就远视、近视提出了与前人不同，甚至与李东垣截然相反的认识。

二、病症集大成

自《眼科龙木论》列"七十二症"后，"七十二症"影响很大，一度成为眼科病症的主流模式，在明清眼科病症中为很多医家遵循，如目前所知最早刊刻的眼科专著《明目神验方》的七十二症中与《眼科龙木论》相同和基本相同的病症占52.8%，徐春甫编辑的《古今医统大全》将眼科列为全书一百卷之一，集前代多种著作而成，分列病机、脉候、治法、药方等几部分论述眼病，其所列七十二症眼病中约六十四症直接采用《眼科龙木论》中的病名，有明显的内外障之分，并且对各症临床表现和病因病机、治法等内容的论述和《眼科龙木论》大同小异，根据这些眼症病名编写了"七十二症歌"，如歌诀"圆冰滑涩散浮沉，白翳黄心横翳新。枣花黑偃兼风变，惊振雷头雀目生"包含了圆翳、冰翳、滑翳、涩翳、散翳、浮翳、沉翳、黄心翳、横翳、枣花翳、黑水凝翳、偃月翳、五风变、惊振、雷头风变、高风雀目等16种眼病，各症之间排序和《眼科龙木论》所列七十二症的排列相差不大。

《银海精微》列病症八十一症，上卷六十四症，其病名、病机、主证及方药多数内容与《眼科龙木论》有关，下卷十七症的内容较上卷简约。曾明葵曾指出《银海精微》有四十六症病名出自《眼科龙木论》。范玉兰通过详细比较，发现两书病症名称完全相同的有暴风客热、痛如针刺、血灌瞳仁等二十症，另外二十二症病名稍有差异。其中，胬肉攀睛、赤脉传睛、暴风客热、天行赤眼等重要眼病名称已成为后世广泛沿用和现代规范的眼科病症名称，其他一些新增病名多是根据疾病的临床主症命名，如胞肿如桃、蝇翅黑花、睑停瘀血、垂帘翳、睑生偷针等，非常生动形象，至今仍为中医眼科临床所常用。《银海精微》详细记述了看眼法、察翳法。和中浚指出该书不仅提出了检查眼部的步骤顺序和各部检查要点，而且注意到检查时姿势应端正，医者手法宜轻柔。察翳法中，涉及翳之久近、预后等，对翳膜易退不易退有较详细的讨论，认为翳浮、色红、有泪者易散，这对于帮助判断黑睛翳的预后和治疗效果都有积极作用。

由于检查方法的进步，《银海精微》论述病症时注重眼病的鉴别诊断，从比较中进行鉴别成为其重要特色之一，故该书对眼科病症的认识较《眼科龙木论》更加全面准确。例如，提出冷泪、热泪、眵泪的认识等，书中八十一症主要为外障眼病，对于内障眼病则略而不载，乃鉴于"内障一书，乃心授之法，故不形于纸笔"。

《明目神验方》眼病部分简单介绍了与《眼科龙木轮》有关的七十二症眼病的病因症候、诊治法则、方药及镰割、金针拨障术等内容，其中对眼科病因进行脏腑辨证的内容较有特色。如"目疾证候总论"叙述眼疾证候66种，揭示病因病机13种，是一篇重要的眼科早期脏腑虚实辨证专篇文献，对其后的《审视瑶函》"识病辨症详明金玉赋"有明显影响。

《明目至宝》不少内容亦源于《眼科龙木论》，如卷一五轮八廓的内容与《眼科龙木论》较为接近，"明堂问答眼科七十二症之因"篇的内容和《眼科龙木论》中的《葆光道人龙木集》的七十二问类似，统计有五十多问源于《眼科龙木论》。所设眼科七十二症，其中内障二十三症，外障四十九症，较为全面地继承了《眼科龙木论》中72种眼病的病名和症状，七十二症眼病病症之间和七十二问各问之间排列次序与《眼科龙木论》也几乎相同。仅个别眼症有所缺失和病症名称稍有变化，如缺少"黑花内障"，将《眼科龙木论》中的"暴风客热"改为"暴赤生风"，"蟹睛疼痛"改为"蟹眼疼痛"等。卷二为"眼科七十二症受疾之因"，内容以鹧鸪天、西江月词牌写成，简短地论述了各种眼病的症状、预后特点，各症的病机，诗歌之后随附辨证及用方。

《证治准绳·杂病·七窍门》眼科列眼症一百七十八症，一举打破了眼科病症列七十二症的固有格局，成为古代眼科病症数量之冠，其中新补充数十种重要眼病，如鱼子石榴、椒疮、粟疮、睑赤烂、赤痛如邪、白眼痛、目肿胀、目珠俱青、火疳、金疳、聚星障、凝脂翳、视瞻有色等，特别是椒疮、粟疮、火疳、金疳、聚星障、凝脂翳等都是迄今临床最常见的眼科病症，几乎将古代所能观察到的眼病囊括无余。此后的古代中医文献，从总体上未能再有超越其上者。《证治准绳·杂病·七窍门》中尤以对黑睛、内障和眼外伤等病症的认识水平较高，对预后也深得要领，如"凝脂翳"（角膜溃疡）、"蟹睛"（虹膜脱出）、"云雾移睛"、"视瞻昏渺"及"黄油证"（睑裂斑）等，首载"视赤如白"症等，在古代缺乏科学仪器检查的情况下，主要通过患者的自觉症状来反映眼底病变。对青光眼的发病过程和表现也有一定认识，如"青风内障"中谓"视瞳神内有气色昏蒙，如晴（青）山笼淡烟也，然自视尚见，但比平时光华则昏矇日进，急宜治之，免变绿色，变绿色则病甚而光没矣"；"绿风内障"中谓"瞳神气色浊而不清，其色如黄云之笼翠岫，似蓝靛之合藤黄，乃青风变重之证，久则变为黄风……此病初患则头旋，两额角相牵，瞳仁连鼻隔皆痛，或时红白花起，或先左而后右，或先右而后左，或两眼同发，或吐逆"；"黄风内障"中谓"瞳神已大而色昏浊为黄也，病至此，十无一人可救者"，病情不断发展，视力不断下降以至失明，成为青光眼不同类型、不同阶段的重要认识。

需要特别指出的是，《证治准绳》中的眼科内容似乎不大可能由王肯堂所著，或有人代笔，或另有所本。作者应是一位多年从事眼科临床，同时又有较高中医理论修养的专科医家，像王肯堂这样兼通各科、亦官亦医的人物很难对眼科专科内容有如此全面深入的认识，以及如此丰富的临床心得体会。对于书中很多内容，如果作者没有长期的眼科专科临床经历是几乎不可能得以认识和领悟的，尤其是对凝脂翳等众多病症病变过程准确无误的观察等。同时，该书的篇幅和结构等多个方面都与眼科专著的特点相符，不能完全将其归入综合性医书，可视作眼科专著。此后，《眼科全书》《审视瑶函》《张氏医通》等不少眼科著作的内容均起源于此。

《（新锲）鳌头复明眼方外科神验全书》（1591年）从卷二起也有不少其他文献中少见的病症名称，如眼内风痒障、目吹出睑障、绳头蟹眼障、痛而体热外障、小圆翳内障等。

张景岳反对针对眼科习称"风热"的外散治疗，他认为需要分辨是外风还是内风，眼科内障虚实皆有，需要加以详辨。特别是他反对五轮八廓学说和七十二症，重八纲辨证，尤其重虚实二纲，于眼科提出"凡病目者非火有余则阴不足耳，但辨以虚实二字可尽矣"，同时对内障亦注重从虚实二纲辨证，认为不尽属虚。

三、内外兼治和专方的成熟

明朝时期的眼科治疗中，内外兼治成为临床的主流倾向。虽然相关古籍中病症后所附治疗内容仍以内服方药为主，但是随着眼科专著和专科医家的不断增加，外用眼药的使用及制作经验越来越丰富，外治手法越来越熟练，内外兼治逐渐成为当时治疗的主流倾向。同时，鉴于《原机启微》《银海精微》中眼科专方的药物组方越来越成熟，影响不断扩大，眼科专方开始被更多的医家认可、使用和不断传承，其学术地位日渐突出。

范玉兰考证《银海精微》方剂出自《眼科龙木论》者在书中卷之上有14首，卷之下有10首。该书在眼病的治疗方面内外兼顾，尤以内服为主。在八十一症的治疗上，选方用药实用有效。有不少自制方，如泻脾除热饮、驻景丸、明目固本丸等，和中浚注意到其用药品种明显较之前增多，方剂组成变得灵活，少则三四味，多则二十余味，并且对于活血药（如破血红花散）、退翳药（如拨云退翳散）、利水药（如猪苓散）的运用都有创新。该书中的方剂在后世《审视瑶函》、《异授眼科》、《眼科纂要》及《医宗金鉴》等著作中多有引用，尤以《眼科纂要》和《医宗金鉴》最为明显。

《银海精微》虽然在治疗上以内服为主，但同时亦不废外治之法。该书卷下比较详细地记载了针拨内障、夹法、烙法和外用眼药的制作等，特别是关于夹法和烙法的内容实属较早的珍贵资料。"开金针法"中对施术时术者及患者应取的姿势、进针部位、针法、术后护理、效果观察等都有比较详尽的说明，是继《太平圣惠方》以后有关针拨方法最为完整的记载。夹法是古代中医治疗倒睫的一种传统方法，《银海精微》是较早介绍其实际应用的著作，并对注意事项有具体说明。书中点药、敷贴、熏洗、钩割、镰烙无不述及。胬肉攀睛"若经久翳厚施实乌睛者，宜钩剪。剪讫，次日用退翳卷云散调津液点之……若筋肿厚大者，宜剪。剪毕头处用火烙之，使其再不复生"。此外，书中详细记载了胬肉的手术方法及适应证，并且还指出胬肉易复发，应采取相应的措施，这一认识在古代是相当不易的。熨烙法虽在《圣济总录》中有记载，但本书对烙法的应用病症和使用方法有新的补充。

范玉兰认为东垣的学术思想和内容不但是《银海精微》学术思想的起源之一，也是《银海精微》内容的重要组成部分，该书引用了不少东垣眼科方。在书卷之上六十四症中，有六症的主治采用了东垣5首眼科方剂，且有的方剂被用于多种病症的治疗，这些方剂均是东垣眼科代表方。在卷之下十七症及"眼科诸方"中更是大量摘录了东垣先生方、方论及学术观点。共计11首方。这些方剂体现了东垣先生治疗眼病重视脾胃，用药注重升发清阳、益气补中的学术思想。

汪剑认为《银海精微》中含有丹溪"相火论"思想，并用以指导治疗眼科诸疾，书中喜用滋阴降火方药，对知母、黄柏两味药物的使用频率颇高，为丹溪风格。卷下"眼科诸方"几乎全文录用了宋许叔微《普济本事方》（约1132年）卷五中有关眼科诸方，可见《银海精微》受宋金元时期医家的影响颇深，尤其是受金元四大家学术思想的影响更深。

《银海精微》中"眼科用药次第法"列眼科常用药物135种，述其归经及功效等，由验方61首纂成，"金针眼科经验方诗括"（实载59首）。此部分遵循五脏病机，在"五脏要论"一节按照五脏火热和虚损情况对常用药物进行归纳，使药物的功效和五脏病机紧密结合起来，为临床用药指明了方向。

《明目神验方》博采历代眼科方药资料，将其分为六类编排，其中"明目诸经丸散类"载方143首，主要为内服方；"明目洗眼药类"载方21首，"明目敷贴药类"载方10首，"明目搐鼻药类"载方5首，"明目点药"载方12首，这4类主要为外用方，共计眼方191首。《续修四库全书总目提要·医家类》认为，"其中尽有罕见之方""可备治目疾者采用也"。所载诸方皆平实效宏而易得，适用范围广，如以青金散、四物汤、糖煎散所治的眼病据载共14种，美玉散为17种，退血散则多达22种。"分论药性品目"列"泻肝、宣肺、凉心、助脾、平肾、补肺、定痛、消赤肿、退翳障"等治疗作用的药物23类，载药共计415味。作者治眼方法有用药、针刺、镰洗、割除、金针拨障等。其中，用药又分内服汤、散、膏、丹、丸和外用洗眼、点眼、敷贴、搐鼻；针刺则有刺攒竹、刺眦头、刺迎香，以及金针拨障的横拨、急针、忌针、候时而针等内容。

《古今医统大全》的病症内容主要源于《眼科龙木论》，但所用的方药源于该书的较少，只有治疗肝风目暗内障的补肝散、青风内障的羚羊角汤、绿风内障的羚羊角饮等3首方剂和《眼科龙木论》相同。

《(新锲)鳌头复明眼方外科神验全书》(1591年)共六卷。全书眼科与外科方按上下并行编排，书中不少内容与《眼科龙木论》类似，如血灌瞳人障症状及其附方没药散、坠血明目丸，眼膜入血轮外障亦如此，但两者亦有不同之处。从卷二起，各卷前标"眼科良方"标题，各证不再叙及症状，主要交代病因病机，但不少病症方剂与《眼科龙木论》仍有关联，如治疗涩翳内障的还精丸药物组成两书相同，治疗滑翳内障的决明散即《眼科龙木论》中的石决明丸。全书以内服方为主，同时也记载了不少外用眼药，如诸丹神效下从一、二、三宝丹一直列到十二宝丹；诸科眼药下亦有数十种外用眼药方。

《明目至宝》卷三、卷四为眼科方药，其中不少与卷一、卷二病症的用方有关，另有"治眼五脏补泻用药"，治眼法按"退赤"、"除昏"、"去热"及"磨翳"等共40法排列方药，其卷三、卷四"治眼方"中共近200首眼科用方，但多集自前人，其中较多方药源于《眼科龙木论》，其排列较有规律，并论灸眼法。卷三篇末有多首贴眼药方。

第五节　清朝眼科发展

清朝眼科名家辈出，如傅仁宇、傅维藩、黄庭镜、施世德、顾锡、陈国笃等，眼科文献特别是眼科方书的数量较明朝大幅增加，眼科专著形成以五轮、八廓、眼论为主，各论以病名为纲统率症状、辨证治疗及方药等内容为主，间附医案的专科内容结构，从《审视瑶函》开始逐渐定型，文献的风格和个性进一步突出。或内容全面，理论与临床并重，如《审视瑶函》承袭《证治准绳》中眼科的基础，博采精辑，承先启后，总结创新，成为明清最具影响的眼科著作之一。《目经大成》内容丰富，内外治并重，传承前代刘完素、李东垣、张景岳、李中梓等名家学术于眼科。或强调从全身论治眼病，高度重视眼与全身的联系，运用"诸论内科之方以治目疾"，如《银海指南》和《目科捷径》。或别开生面，采取吹冲法及熏法，如《眼科阐微》和《孙真人眼科秘诀》。或因简明而风行，如《异授眼科》和《一草亭目科》，在清朝眼科诸书中，《异授眼科》以其简明实用的特点，受到医家的欢迎，不仅以多种版本流传和以多种不同书名刊刻，更有多达数十种不同名目的抄本存世，存在数十种同书异名的复杂情况。或反"目不因火则不病"之说，从温阳论治目病，如《目科捷径》和《目经大成》。医案的记载在眼科专著中进一步得到重视，如《目经大成》记载正误及针拨内障病案10余例，《银海指南》、《眼科纂要》、《眼科开光易简秘本》及《眼科易秘》等皆有病案，其中《银海指南》记载的病案更多达近200例，只是失之简略，而《眼科开光易简秘本》记载的病案既多且详。不过除10余种主流文献外，专著质量已大不如前，多数是一些总结汇编、辑编、改编类的普及类著作及方书，其中作者托名叶天士的《眼科良方》及与此类似的异名同书文献多达数十种，其中不少内容都可以在明代文献中发现其渊源。

一、眼论发展和专著结构定型

眼论是眼科文献的理论部分，在清朝初期刊刻的《审视瑶函》中有着突出地位。傅仁宇，字允科，明朝秣陵（江苏南京）人，约生活在明万历至崇祯年间，以家传眼科鸣世，享誉南京等地；长子傅维藩（国栋），号复慧子。傅氏父子前后历时相继30余年，在《证治准绳·七窍门》眼科的基础上写成《审视瑶函》（初稿完成于1644年，成书于1652年，刊刻于1667年）。其后的10余种眼科专著，如《眼科全书》、《眼科启蒙》、《眼科指掌》、《金匮启钥》（眼科）、《眼科菁华录》、《眼科金镜》及《眼科指南》等的主要内容都与其有关。其眼论由《证治准绳》的"五轮"、"八廓"、"开导说"、"点服药说"及"钩割针烙说"5论增加到17论，其中11篇为傅氏新撰，可将其大体分为两类，其一为有关眼科理论和辨证内容，共7论，分别为"五轮所属论"、"八廓所属论"、"五轮不可忽论"、"勿以八廓为无用论"、"目为至宝论"、"目不专重脉诊说"及"内障二障论"；其二为治疗和用药的内容，包括"开导之后宜补论"、"眼不医不瞎辩论"及"点服之药各有不同问答论"等共10论，诸论在《证治准绳》眼论的基础上，对五轮含义、轮脏的标本关系等眼科理论、辨证方法和用药心得等皆有阐发，如"八廓所属论"中提出"盖验廓之病，与轮不同，轮以通部形色为证，而廓惟以轮上血脉丝络为凭"。前所未有地指出八廓的具体临床检查运用方法。在"开导之后宜补论"提出使用针灸"开导"诸穴以开郁泻瘀的治法。对内外障的概念和特点有新的认识和总结。其内容多切中时弊，对当时庸医治目和世俗偏见及社会上的不实传言进行了尖锐批评，对于种种异端邪说进行了批判，表达了盼望患者以正确心态就医的立场，同时也阐述了傅氏的家传经验。每篇多在500字左右，但亦有数篇长达2000字者，如"目为至宝论"、"识病辨症详明金玉赋"及"内外二障论"等。对眼科理论和辨证方法及用药心得等有重要阐述。其中"识病辨症详明金玉赋"以简洁流畅的语言精辟地概括了眼科辨证的要领，是有关眼科识病辨证文字最多且最为精彩的专论。文中涉及病症达100余种，虽部分内容主要局限于虚实寒热对比描述，但整体给人留下深刻印象，已成为眼科文献中歌赋体裁脍炙人口的名篇，被《眼科切要》、《眼科纂要》及《眼科金镜》等引用。

马化龙，字云从，青州（今属山东）人。少年时曾数次患目疾，几近失明，后遇江左王覆万授以《孙真人眼科秘诀》，按症用方，目疾立愈，遂潜心钻研眼科，搜及专方，著《眼科阐微》（1700年）及《眼科入门》。《眼科阐微》共四卷，卷一为讨论眼病辨治内容的眼论32则，主要论述辨眼病虚实理论和退翳膜等症的辨证论治及补养用药等多方面的内容；作者在总论中提出眼科病源皆起于肝肺，在辨眼症虚实论、辨眼疼有虚实论等近10论中反复强调辨眼症虚实的重要性。其《眼科入门》载入门微言，以及"五轮定位图"、"五轮图说"、"八廓图说"、"轮廓贯通歌"、"总要歌"、"十二经络脏腑阴阳表里所属"、"五轮受病治法大略"、"八廓受病治法大略"及"验目大略"等篇，简论眼科理论及其诊治方法，配有眼图及歌诀，为眼科入门书籍。

黄庭镜擅长眼科，魏定国称其"籍眼医活二十余口"，自序曰："乃广购方书，凡涉眼症者，考特力自治、治人，功效倍于老宿。"自述曾拜以眼科闻名的培风山人为师。黄庭镜所著《目经大成》（1741年）卷一、卷二列眼论40余篇，对五轮八廓、阴阳水火、脏腑气血、诊脉验纹、品药制方、诊脉等有关眼病的医理详加探究，将瞳孔命名为金井，特别是对晶状体给予中医学的最早命名，认为其"状类水晶棋子"，故称为"黄精"。在"运气正误""水火说赞""血气体用说"等篇中，对"太极"进行了较为深入的阐述，根据八廓与对应脏腑的生理和卦象特点，进行了重新命名，如行健廓、宣化廓等，对于八廓的连属、功能有较前代眼科医著更加详细的论述。将眼科病因归纳为因风、因寒、因暑、因湿、因厥郁、因毒、因疟、因胎产、因痘疹、因疳积、因他、无因而因12种。其中除了一些常见眼科病因之外，更特别注意到因疟、因胎产、因痘疹、因疳积、因他等全身疾病累及目和因先天因素导致的眼疾。

御医施世德在雍正年间曾任太医院吏目，乾隆年间任《医宗金鉴》纂修官，他读《原机启微》后感到"其言率先主议论，由议论而出病因，由因以溯病，由病而列证，由证而征脏腑经络以立治……其论条既有浅深次第、对待奇偶，其方制复具逆攻顺从、反异正宜"，给予《原机启微》很高的评价，故在《原机启微》原书十八病的各条后加按语近7000字，其目的是"泄其蕴蓄，彰其幽阒"。同时"复命儿子广编纂病因证治方药歌括共一百首殿书后，欲令初学易于上口"。同时收录的除王庭序外，还有宋濂《故倪府君墓碣铭》并序。施氏将《原机启微》改名为《眼科正宗》的原因是他认为《原机启微》是眼科正宗之学，后学亦应以此为宗勿偏。这种在原书内容上加按的形式仅见于眼科专著。作者对《原机启微》十八病的病因病机、症状和治法方药一一解说，论述抽丝剥茧，说理丝丝入扣，内容层层深入，文字画龙点睛。对于揭示原文的难点要点，帮助更好地学习掌握《原机启微》的内容有重要价值。但按语中对前面约十病论述较详，对偏后的七、八个病论述较简，尤其是最后三病只有寥寥数语，似有虎头蛇尾之感，美中不足。

清朝刘松岩所著《目科捷径》共三卷，其中卷一目形诸图附说、目科诸辨，论述眼之生理及与脏腑经络关系，眼病病因、病机及基本治则和特殊疗法；卷二目科诸论、分症诸论，以《易经》为经，以《内经》为纬，从理论上详述八卦阴阳与脏腑、眼目的对应关系。该书共计20余篇眼论，从基础理论到辨证治疗有较多讨论，强调从整体辨治目病，推崇温补扶阳。如"八极至要辨"，即气血阴阳寒热虚实之辨，强调气血盛衰的重要性，反对滥用寒凉的流弊；列"五轮辨"，据《易经》的"离为目"和八卦认识眼目，批评拘执五轮学说；列"水火同源论"，强调瞳神视物，全凭目中真火等。

胡霖在《眼科六要》中谓作者陈国笃"于眼科一证，更有独得之奇"。书中首列八论，除主要引录前人有关五轮、眼与经络、"目病多属于肝"、"目无火不病"及"眼病易治难治"外，较有特点的当属"眼病当分虚实"、"眼病多郁"及"眼病治法"三论。其中，眼病当分虚实的主张在其后四十症的证治中多有体现。

二、病症转趋精练

眼科文献历来以病症为核心，辨证和方药主要围绕病症展开，清朝眼科病症在《证治准绳》眼科的基础上逐渐趋于精简，如《审视瑶函》病症源于《证治准绳》，但从一百七十八症减到一百零八症（实为一百一十六症），《目经大成》列一百零一症。《眼科六要》以症统病，仅列四十症。即《眼科六要》序中所言"近世眼科诸书，列症浩繁，或为七十二症，或为八十一症，或为一百六十余症"，指的是《眼科龙木论》（七十二症）、《银海精微》（八十一症）及《证治准绳》眼科（一百七十八症）。这种方法以病症为纲，分别论述各种不同病症，便于掌握和区别病症特点，但对初学者而言，特别是对其他学科希望掌握一定眼科知识的人而言，则不免烦琐，难以入门。陈国笃所著《眼科六要》列四十症，内容简明，其六要为风、火、血、水虚、火败、神劳，即眼病的六种病因，认为诸书中"如目肿一症，则存覆杯、蚌合、悬毯等名；目赤一症，则有长虹、火天、彩云等号。言愈多而意愈乱，非探本求源之意也。是编列症标名惟取简易"。从人们最常见的目赤、目肿、流泪入手，由症及病，以症统病，由浅入深，则更为方便。

《审视瑶函》病症内容以《证治准绳·杂病·七窍门》中的眼科部分为基础，将病症按主症共分为"目痛""目赤""肿胀""外障""内障"等共25类，每一类下先总论病源，再列症详细讨论。删去的六十二症，部分为临床少见或命名不科学的病症，如目泪的迎东证、迎西证，漏睛的正漏、偏漏、外漏等，较《证治准绳》更为合理。另外书中小儿疳眼症、目睛瞤动、目劄3症为新增，与《证治准绳》中未特别强调小儿病症有关，《审视瑶函》将小儿眼病专门分为目病2类十症。但书中删去了一些《证治准绳》中原有的常见眼病，如轮上一颗如赤豆症（束状角膜炎）、风弦赤烂（溃疡性睑缘炎）、视直如曲等，这些内容迄今仍有着较大的临床意义，应属作者的失误。

马化龙所著《眼科阐微》卷一在辨眼症虚实论、辨眼疼有虚实论等近10论中反复强调辨眼症虚实的重要性，以及主要症状表现及其病机，认为"虚者眼目昏花，肾经真阴不足；实者暴赤肿疼，肝经风热有余"。卷二为"老年眼症"，介绍老人、青年同患目疾时治疗应"因人制宜"，强调老人年衰气血虚弱，治疗不宜再耗伤气血，宜滋补肝肾，可先用开窍引。卷三列述了时行赤眼等21种病症的症状、治则及用药。卷四论述了小儿目病特点，认为以胎毒、血热为主。

《目经大成》卷二考症，按病因分12类，按病症分八十九症。每症之下，或诗，或词，或赋，详列症候，阐述病机，指明治法，或附案例，症因脉治，纲目井然。改眼科传统病名"黄膜上冲"为"黄液上冲"，将《证治准绳》中的"能近怯远"改为近视，将"能远怯近"改为远视，使命名更为简明准确，并一直沿用至今。将"胬肉攀睛"分为齐头和尖头两种，认为"齐头浮于风轮，易割而平复，全好迹象都无，尖头深深蚀入神珠，大难下手"，明确认识到两种胬肉的不同性质（静止性或进行性）和不同的治疗效果。新创"流金凌木"等一些新病名，但较多新病名，如火天夺日、冰壶秋月、剑横秋水等，有故意标新立异之嫌，实则意义不大。

《医宗金鉴·眼科心法要诀》列内障二十五症，外障四十八症，另补遗十症，共八十三症。内容简明扼要，主要是传承自《眼科龙木论》的病名和内外障分类及方药，外障中新增"睥生痰核"，一些病症名称有所变化，如将"坐起生花"易为"干涩昏花"，"瞳人干缺"易为"瞳人缩小"。将眼胞菌毒、眼丹、针眼、眼胞痰核、椒疮、粟疮、皮翻证、漏睛疮和目中胬肉9病纳入"外科心法要诀"之中，与通常归属眼科有异。

张起鳞赞顾锡说："桐乡养吾顾先生，以眼科名于时，人之患目者，远近争趋之。窃疑先生医目如是之神……然以眼科名，亦见先生之全力，尽在于眼科矣。"《银海指南》卷二先述脏腑主病及伤寒、瘟疫、中风等16种全身病兼目疾的病因病机、临床表现及治疗大法，后列辨脉、辨舌、用方法、用药法。一反前人多从眼部病症着手的常法，着重从病因病机和脏腑认识眼病，将眼部病症纳入整体的变化之中，详细叙述了六淫、七情的眼部表现，以及气血痰食郁和脏腑在眼病中的重要地位，对十二经主病和各种杂病及临床各科常见病在眼部的表现用较大篇幅进行讨论，如肾经主病、肝经主病、气血痰郁致病、伤寒兼目疾论、痰湿兼目疾论等35篇，对六淫致病的眼科特点予以高度概括，为六淫辨证及审证求因提供了思路。

晚清刘松岩著《目科捷径》以《易经》为经，以《黄帝内经》为纬，从整体认识和辨证眼病，以温阳补气为特色，在眼科专著中别开生面。刘氏认为眼科理论不应该与其他各科割裂，眼病治法方药亦应从内科入手，重视人的气血虚实、阴阳寒热辨证，运用"诸论内科之方以治目疾"，其见解独到，特色鲜明。书中卷二分论眼科病症39种，其中卧湿失明、头顶发际生疮目起旋螺、目腿上下互疼等9种均属于全身病变或他科疾病引起的目病。该书反映了作者作为全科医生的宝贵经验，值得珍视。书中还有不少从全身表现进行目病辨证的论述。

《眼科六要》从证着眼，以证统病，主张风、火、血、水虚、火败、神劳六者为纲的学术思想，病症分类注重虚实，如翳膜等强调眼病论治贵得其因，"愚谓凡病贵得其因，若以症而论则千变万化，不可终穷；若以病之所因而论则不过风、热、火、血数者"，但病症论治中，实际上并未受此束缚，如目痛"其因有四：一因肝脏积热……一因肝气虚衰……一因阴虚水亏……一因劳伤心神"，四者之中属六要者三，肝气虚衰则并不完全受其限制。又如烂弦风的湿热、睑废的脾气虚衰等皆如此。只不过以此六者为纲，作为病因中的要点而已。书中常以证名统率相关病症诸名，如翳膜下述及"眼科诸家皆以翳之部位、形状呼名，纷纷列症，如偃月、聚星、枣花、浮萍、顺逆垂帘等名目，何止数十百种，然而模糊疑似，分辨綦难，徒乱人意"。对眼科病症中主要据不同形状滥列病症名称的批评一针见血；对诸书详列多种内障名称的现象，如"眼科诸书有圆翳、冰翳、滑翳、涩翳、浮翳、沉翳、破散翳、横开翳、枣花翳、偃月翳等种种名目，然总之其为内障，不必细为分别也"。此种认识可谓振聋发聩，且已被现代临床所证实，其敢于反对传统旧说的精神和认清病症要害的见识都令人钦佩。《眼科六要》全书特点在于简易，其不足亦在此，造成多数病症论述主要是总结概括前人的认识，仅寥寥二三百字，未能进一步深入论述，给人过于简略的感觉。

三、重视整体辨证，治法多元化

清朝眼科传承了明朝眼科的治疗经验，创新了一些新的眼科名方，如《证治准绳》中很多重要眼病（如凝脂翳、青盲、木疳等）仅述症候、病机，而未给出治疗方药，不便于临床运用；《审视瑶函》共354方，其中一百一十六症均有治有方，补充了原《证治准绳》三十六症缺乏的方剂约100首，占总数的1/3。所增方剂中，一部分出自《眼科龙木论》、《银海精微》及《济生方》等著作。其中傅氏新订的方剂亦不少，如正容汤、退赤散、退热散、四顺清凉饮子、归芍红花散、除风清脾饮等，虽然其中有些方名与前人的相同，如明目地黄丸、石决明散、还睛丸、苍术汤、细辛汤、羚羊角饮子、天麻汤等，但方剂的药物组成却有不同。另外一些自创方如坠血明目饮、驱风散热饮子、柴胡参术散、散热消毒饮子、四顺清凉饮子、除风清脾饮、将军定痛丸、正容汤、防风散结汤等因切中病机，配伍精当，疗效肯定，迄今仍为眼科临床名方。这些不同的方剂散在于各症，但主要集中在卷三、四、五、六。书中针拨内障法及术前洗眼、术后封眼、睑内翻夹眼法、胬肉攀睛切烙法及针灸等外治法的主要内容为傅氏新增，其中有关治疗倒睫拳毛的竹管"夹眼法"是该法的早期记载，对所夹部位、用力大小等都给予特别注意。对外用眼药用丹头大要、黄连炉甘石散及制硇砂法等有详细的介绍。卷四、卷五记载了眼科外障所用针、烙、钩、割等5种手术器械图式，以及胬肉挑治图、金针拨内障式图。卷六绘有毫针图，并介绍了30个腧穴的部位、取穴方法、针刺深浅及艾炷壮数等。书中"用水法"涉及术前准备工作，实为一种用冷水使患者局部麻木的方法。

马化龙所著《眼科阐微》提出"凡系实症，当除风散热，用孙真人吹冲之法；凡系虚症，当养血安神，用杞实粥补益诸方"的基本治法。这一方法源于河间"在腑为表，当除风散热，在脏为里，当养血安神"的提法。该书补充了具体治法方药，并作为全书治法的纲要，反对不加辨证率投凉药或滥用补肾。吹冲之法是马氏的独特疗法，在《孙真人眼科秘诀》中有十大将军冲翳散，用时将药煎滚，口含苇筒深吹，令药气吹冲头目，使患者出汗，毛孔开而风火出，又称"十大将军吹冲法"或"秘诀吹冲法"。眼论中1/3涉及论治目翳，反对世俗仅知寒凉退翳以伤胃气，主张在辨明虚实的基础上"活血养血，发散清火"，对年久生翳者先补气养血。卷二专门讨论了老年性眼疾，认为老年眼症是"通明孔窍闭塞"所致，而孔窍闭塞是由"邪热、痰涎、瘀滞于肝、肺二经"引起，应"先通窍而后补"，治疗采取先内服主方开窍引，开窍之后则气血流行，再补肝滋肾。或再用熏洗汤，最后服杞实粥。内容俱体现了本书独到的辨证治疗思路和方法。卷三为时行病症及妇儿常见眼病共21种病症的症状，重在论述辨证治疗及其用药，其中时行赤眼症最为详尽，认为有热胜、风胜、风热俱胜之不同，分别叙述其症状，并按辨证结果选方，或同一病因病机者再按病程列方，较通常专书更加详尽得当。如此一症每有多方，甚至数十余方者，其方既有自制方，也有眼科通用方，以后者为主。病症每内服药与外点药并用，个别病症用吹冲法。卷四述"小儿眼症"，提出小儿目病与成人的不同表现和特点，认为"至于小儿目病，不过胎毒、血热之故，症既有不同，治法亦异。盖小儿秉受天真不足，气血嫩弱，间有云翳障膜，极难治疗。若发散过则精气散，寒凉多则脾胃伤，误针则光明立失，点重则易于伤瞳，须认症真切。内服之药，要极和平，外点之药，勿涉猛烈"，均极具卓见。列治小儿眼方22首，列小儿痘后目症论及眼方23方，列小儿疳伤眼症论及7方。末附眼科外用药方及制法。在秘传开瞽复明仙方中明确反对使用刀割针挑。

据《眼科阐微》篇末于康熙四十二年（1703年）题跋的张玮谓马氏"中年得孙真人神方"，《孙真人眼科秘诀》当成书于清康熙初中期。卷首原题孙思邈著，王万化传，马化龙授。载孙真人眼科总理七十二症秘诀。篇首总论眼与天地自然、五脏六腑的关系，反对"世上专门眼科，动辄将药点之，屡医不效。丸散用补肾之药"。叙其书之由来。随后列方，首方为发表冲和汤，后有外用方2首及治眼昏蒙开明方，随之为全书主方十大将军冲翳散、揭障丹及其多种适应证和加减用法。再后列有外用眼方十二将军二圣散、扫雾丹等。卷一共收载内服、外用方剂15首。卷二内容系注释《孙真人眼科秘诀》，题王万化著，马化龙校。列方6首，以及对卷一部分方解。篇首强调"专治少年中年时发时歇红丝云翳遮蔽瞳人等症"。首方为"若年久生云红丝翳者，开手先用之"之羌活胜风汤，再重点介绍吹冲法及熏法。列不宜吹的外障49种，内障23种（实际远少于此数）。最后介绍熏法。此书以其独特的吹冲法及熏法与相应的诸外用方为特色，与其他眼科诸书治法有一定差异。其学术主张明确，如认为眼病暴赤当表之，调胃气用杞实粥方。反对内障未除即服地黄明目等药，认为可能助火邪上升，云翳增加，不可轻率用补，"服寒凉清火之剂，又伤脾胃气血，泄之不可也""开发神光之本，宜先调胃气"，皆具卓识。

《异授眼科》中的"眼病歌诀"、"冷眼歌诀"及"热眼歌诀"的特点是据病因病机与脏腑冷热及病症进行相应分类。其特色主要在于眼科辨证经验的总结，由于多从脏腑寒热虚实分类讨论，故较易认识和掌握，很受基层医家欢迎，与此相关的抄本很多，流传甚广，应主要因喜其简易。次为药性，辨证用药，外用眼药方的组成、制备和使用，共23节，重点是外用眼药的介绍，如"药性光明赋"、"五经虚"、"泻五经火"及"点药药性"。三者主要讨论药性及辨证用药："眼目虚实冷热论"及"虚实寒热歌"主要从虚实寒热的角度总结辨证规律；"看眼法"从五色、病之久远等介绍诊断辨证经验，较为简略；"演药法"据翳之厚薄大小用药；"点药法"、"制药法"、"研药法"及"合药法"介绍外用眼药的制备和使用方法；"用药法"、"服药法"及"禁忌"分别论及用药、服药和预防的一些基本原则。"主药方"、"辅药方"、"加减法"、"仙传神效点药方"及"神效水眼药方"均介绍的是外用眼药的组成、制备。第三部分主要为内治诸方，共2节，"按五轮治疗捷法"分五脏用药列方，以治肝为主，有泻肝、镇肝、补肝诸方，其余为泻心、肺、肾、脾四脏方，末为消风丹；

"四季加减煎药方"是对一无名方分四季或贪酒、受寒、受热、恼怒等不同情况的加减用药方法。

《眼科秘书》卷上载方97首,每症一方,并附有随症加减之法。卷下为《千金不传眼科方》,简述了心、肝、脾、肺、肾各经之虚实,以及内伤外感所致眼疾的治法,载方67首。书中用药注重量人虚实老少,分清轻重缓急以遣方论治为其特色。

《目经大成》卷三类方,仿张景岳"八阵"之例,分阵以统目疾方剂,设补、和、攻、散、寒、热、固、因八阵,每阵各列眼科常用方数十首,共计228首,于组成、主治之外,阐明方义,细论加减化载,"尤其重视补、热两阵,将补阵列于卷三上部之首,将热证列于卷三下部之首,补阵之方在八阵中方剂数量最多、篇幅最长,足见黄庭镜对眼科温补类方剂的重视程度"。所收录的20首眼科外用方,配伍精巧复杂,融多种治法于一炉,"炮制方法上也颇为繁复精细……包括了研、杵、碾、捣、筛、洗、浸、煎、蒸、煅、淬、炙、晒、滤汁、水飞、升炼、制霜等"。概括眼病之点、洗、擦、涂、熏诸外治法,俱实用而效著者,从药物组成配伍、主治、制作工艺上都皆远超前代,集前代眼科外用方之大成。同时对金针拨障术的进针部位、操作步骤、金针制作、手术适应证的选择等有较多阐述。

岳望撰所著《眼科要方》(1783年),从书名就可见其中眼科方居于重要地位。篇首五言方药诗在诗中每一字下简要标明该方治法,随后列出药物组成,并有用量、煎服法等内容,共计40方,篇后附方共174方;按使用剂型分类,有汤方56首、丸方34首、末药方32首、点药方26首、膏饮方12首、洗药方10方、敷药方4方。

《目科捷径》注重人体阳气的作用和重要性,反对目病治火的偏见,推崇温补之法,提倡用附子、吴茱萸、肉桂等温热之品。诸论大肆批驳苦寒伤目之说,强调"目疾总以虚寒者多,实热者少",主张"故用药宜辛凉,不宜苦寒",多选用自订的温热之剂,不少病症强调大温大补,在治目诸家中独树一帜。卷三列目科点眼诸药、服药诸方、炮制点药诸法、目科应用点服药本草;载方74首,大多为刘氏制剂。其中内服方59首,属温热者35首,多引自易水学派、温补学派诸家内科通治方而予以加减,亦有自制之方。尤其首列加味回阳补中益气汤、加味回阳逍遥散二方,在常用名方补中益气汤与逍遥散中加入附子、吴茱萸等品,认为"若一切虚寒,皆宜服之""以上二方,乃目科最当令者,故名为左辅右弼"。

《银海指南》卷三"汤丸备要"中共收录内服方176首,包括自拟新方8首,其中眼科专方比例极小;另有点药方5首、眼癣方6首、鼻方1首、观音灸1首,合计189方。顾氏行医数十年,积案盈千累万,恐其多而失散,录其眼病医案177则,作为卷四"治验存参",涉及眼科病症有翳、障、盲、目昏、失光、瞳神散大或缩小、胬肉、蟹睛、砚肉、旋螺、拳毛倒睫、胞生痰核、眼沿湿烂、露睛、外伤等。内治则强调必求于本，反映了《黄帝内经》整体观在眼科中的应用，成为眼与全身病的代表作。顾氏以"用方则宗景岳，用药则守之才"（《银海指南·跋》）反对"今世之业是科者，每以发散攻伐为用"，遣方用药注重补益肝肾，选方多为内科通治方，而少眼科专方，新订处方少，但治有章法、用药灵活是其特点，在所附验案中有充分反映。只是该书过分偏重内治，对针烙钩割、拨障等外治手术排斥不用，持有偏见。

第六节　金针拨障术

一、唐朝由印度传入

金针拨障术是古代中医眼科的一种重要手术方法，始于唐朝，可能与印度医学的传入有关。首先，因为当时中外文化交流活跃，提供了基本的社会条件；其次，唐朝诗人刘禹锡所写《赠眼医婆罗门》诗中，有"师有金篦术，如何为开蒙"，说明当时印度眼医在中国开展的金篦术为诗人肯定；最后，首次记载这一手术方法的唐朝医学文献《外台秘要》有关眼科的卷二十一开篇即《天竺经论眼》序，其注云：龙（陇）上道人撰，俗姓谢，住齐州，于西国胡僧处授，其后五节均标谢道人曰，内容颇具印度医学特色，如四大学说等。其中对白内障的症状特点"不痛不痒，渐渐不明。经历年岁，遂致失明"的认识描述准确，进一步检查发现"谓正当眼中央小珠子里，乃有其障，作青白色，虽不辨物，犹知明暗三光"，明确了其发病部位和视力状况。治疗采用"此宜用金篦决，一针之后，豁若开云，而见白日"，成为记载针拨内障术神奇疗效的早期医学文献。

唐朝杜甫诗中有"金篦空刮眼，镜像未离铨"，李商隐诗句"约眉怜翠羽，刮目想金篦"也提及此术。白居易"眼病二首"对其眼病病情和希望得到针拨内障治疗的心理有生动的描述，如"散乱空中千片雪，蒙笼物上一重纱，纵逢晴景如看雾，不是春天亦见花（也可能不是白内障，所以感觉眼前雪花飞舞）……案上谩铺龙树论，盒中虚捻决明丸，人间方药应无益，争得金篦试刮看"。另在其《病中看经赠诸道侣》中提及金篦术治疗未能获效的无奈，"右眼昏花左足风，金篦石水用无功"，可见当时金篦术在唐朝社会的巨大影响。

唐朝杜牧《樊川文集·上宰相求湖州第二启》中记有石公集和周师达两位眼医，言人"亲见石生针之，不一刻而愈"。石某自称"某世攻此疾，自祖及父，某愈者不下二百人"，惜杜牧之弟系并发性白内障，手术未能取得成功。

北魏时期翻译的《大般涅槃经》卷八记载"是时良医即以金錍决其眼膜"。《梁书》卷二十二《鄱阳忠烈王恢传》载"后又有目疾，久废视瞻，有北渡道人慧龙得治眼术……及慧龙下针，豁然开朗，咸谓精诚所致"，说的就是医僧慧龙使用金针拨障术，为萧恢的生母费太妃治疗白内障的故事。

二、宋朝的金针拨障术

《太平圣惠方》第三十三卷"开内障眼论"专节论述金针拨内障，对进针位置和方向的选择，针拨步骤，基本手法（用针轻重快慢缓急的要求、方向、是否"入膜"等），出现出血、疼痛并发症，用针反应（紧张、恶心呕吐），术后护理，效果观察等都有叙述，但对关键的进针路径和如何将障拨下的具体手法介绍还比较模糊。

北宋著名文学家苏东坡（《苏东坡全集·卷二十五》）有一首长达240字的"赠眼医王彦若"长诗，是专题描绘金针拨障术的代表作，诗中医家的自信和高超的技术跃然纸上，诗人采用夸张的手法（如"针头如麦芒、气出如车轴"的大小对比），以及比喻（"如行九轨道，并驱无击毂"）、典故（如"笑谈纷自若"出《三国志·吴书·甘宁传》），描述了当时的眼科医生王彦若出神入化的拨障技术，显示出这一医疗技术在当时人们心目中极其神奇和崇高的地位。

元朝郭翼《雪履斋笔记》记载宋朝显仁皇后韦氏双目失明募医，疗者莫能奏效，有道士应募，用金针拨障术"使左翳脱然复明"，这位道士就是四川夹江道医皇甫坦。

三、明清的金针拨障术

明末清初《审视瑶函》中"金针式"不但绘有金针图形，还用文字具体描绘了金针的形质、尺寸、制作、收储等。其中"用水法"论述了术前准备，采用井水频频淋洗的冷冻方法保障手术的成功率，"拨内障手法"是论述金针拨障术的专节。作者提及拨障八法的概念，同时对操作步骤和手术方法较前代有更为详尽的介绍，如准确地提出了进针的部位，"离黑珠与大眦（应为小眦）两处相平，分中"，此位置一直沿用至现代，成为该书对金针拨障术的重要贡献之一。作者对术中操作的关键手法描绘较为清晰，"慢慢将针插下，然后斜回针首，至患处将脑脂拨下……然后将脑脂送至大眦近开穴处，护睛水内尽处，方徐徐出针，不可早出，恐脑脂复回原位"，这是对古代金针拨障术操作手法中最为关键的进针、拨障和压障方法最清楚的描述，从中可以感受到作者操作有素的临床经验和手术感受。后世《目经大成》虽用更多的文字对拨障术进行描绘，对八法步骤逐一解说，但其中"探骊""扰海"等关键步骤语义隐晦，反不如该书交代得明白。其"封眼法"论及术后用芙蓉叶敷眼等多种处理方法和护理静养措施，同时述及头痛、呕吐、瞳神大小等多种并发症的处理。

清朝初期综合性医书《张氏医通》（1695年）在传承《证治准绳》的眼科病症成就基础上，列有"金针开内障论"专节，对针拨内障的金针种类（开锋针、鸭舌针、毫针）、拨障方法及注意事项等有不少新的重要见解。书中详细论述白内障（圆翳内障）的形成过程、各种症状，特别是针拨内障适应证的选择及具体操作手法。对患者瞳孔的大小、色泽，翳障的颜色、形状、老嫩、有无光感，以及目珠是否软塌等都给予了特别关注。并列"造金针法"一节，介绍金针的长短、粗细、形状、质地刚柔、慈竹针柄等内容。书中提到的"瞳神内夹道"是古代唯一明确指出的最关键的拨障进针要害路径。对术中出血的原因，已明确认识到是进针后触伤黄仁造成的，说明张氏对金针拨内障这一重要并发症的认识达到了相当高的水平。提出如从内眦进针，针须横过患者鼻架，称为"过梁针"。并附医案7则（10例），其中成功与失败的病例大致各半，失败病例多为神膏溢出（金针刺破囊膜后白内障皮质漏出），可见尽管张氏对金针拨障术很有经验，同时提出"凡初习针时，不得以人目轻试，宜针羊眼，久久成熟，方可治人"的认真负责态度和良好医德，但当时失败病例仍然较多。

《目经大成》在"内障五十七"中专门论及金针拨障术，对其形成过程和不同形状及症状有较前人更为清楚的认识，特别是将《眼科龙木论》中不同形状（枣花、半月、剑脊，圆、横、滑、涩、浮、沉等）翳障统一归于内障之下，很有见地。对金针的制作、形状亦有论述，其中"颖略钝，不可大利"的认识非常重要。其拨障八法是对操作步骤的重要论述，其中"审机"，术前观察准备；"点睛"，确定进针部位（风轮与锐眦相半）、方向和插入；"射覆"，进针后压向晶状体；"探骊"，用针划断晶状体悬韧带；"扰海"，将晶状体压向玻璃体下方固定；"卷帘"，如晶状体浮起，再一次将其固定在玻璃体下方；"圆镜"，检查瞳孔和视力是否正常；"完璧"，出针，结束手术。拨障八法是对手术步骤最完整的论述。

四、晚清及民国的金针拨障术

曾有学者认为，自《目经大成》之后，金针拨障术就已失传，但事实并非如此，直至晚清民国年间针拨内障术不仅一直在眼科医家中传承，而且在眼科文献中也有新的记载。如《眼科开光易简秘本》（1840年）一书中的"窍门"（进针部位）、"针法"（拨障手法）、"针仪式"（注意事项）、"下气散血方"、"针后照常论"（用针与服药）、"针后变幻论"（并发症）、"内障歌"（内障需针拨）、"五要捷径"（适应证选择）及"五忌捷径"（禁忌证）共9节全部围绕针拨内障术进行讨论，其中对拨障手法的描述尤为精彩，如"将金针眠倒，搁于小眦弦上，轻轻透着窝孔，顺顺竖起金针，从孔中缓缓透入，看金针尾透到大眦边金井弦为止，勿令大过，恐将黑皮一并拨落。但针尾宜稍大内边为妙……切勿松针，紧紧按住，按之又久，方可出针，细看翳不复起，稳保无虞矣"，足以证明其传承和临床运用。其后，清末民国初年的河北医家刘耀先不仅精通此术，而且在《眼科金镜》中记载了多例成功案例。

第七节　眼镜的传入和推广

一、我国早期眼镜的传入

我国早期所使用的眼镜是明朝宣德年间（1426～1435年）及其之后从国外传入的老花镜，也就是凸透镜。对眼镜传入的时间和途径，清朝学者赵翼研究认为"相传宣德间，来自番舶驾""或颁自内府，或购之贾胡"。张宁[景泰五年（1454年）进士，成化初年任汀州知府]著《方洲杂言》谓"所得宣庙赐物"和"良马易得于西域贾胡满剌"，与赵翼的说法相同，有可能是因为赵翼曾读过张宁所记载的内容。吴宽（1435～1504年，成化八年状元，官至礼部尚书）记载《谢屠公送西域眼镜》诗亦谓"闻之西域产"，这里应该是把来自西域说成产自西域，有小误。郎瑛（？～1567年）所著《七修续稿》中记载"甘肃番人贡至而得者"。数条线索结合起来分析，眼镜应该在明宣德之后传入，有从西域商贸传入和经海上从广州传入两种途径。故洪氏总结"眼镜是从外国由陆路经甘肃一带或由海路经广东一带输入的"，早期眼镜价格高昂，"非有力者不能得"，主要是老人读书的老花镜。

约明朝成化、弘治年间，眼镜已开始在我国使用，如吴宽《谢屠公送西域眼镜》诗，"眼镜从何来，异哉不可诘。圆与荚钱同，净与云母匹……闻之西域产，其名殊不一"。明朝张宁著《方洲杂言》中记载"尝于指挥胡龙寓所，见其父宗伯公所得宣庙赐物，如钱大者二，其形色绝似云母石，类世之硝子，而质甚薄，以金相轮廓，而衍之为柄，纽制其末，合则为一，歧则为二，如市肆中等子匣。老人目昏，不辨细字，张此物于双目，字明大加倍。近者，又于孙景章参政所再见一具，试之复然。景章云：以良马易得于西域贾胡满剌，似闻其名为叆叇。"后者中的眼镜已非常明确是老人的老花镜，双目镜片可折叠，且有柄可执，记述时间如从吴宽（1435～1504年）晚年的弘治年间，或从屠滽赠送其眼镜的1486年之后，或景泰五年（1454年）张宁中进士起算后延40～50年，最晚不过弘治十八年（1505年），相关资料都表明在明朝成化后期到弘治年间，眼镜已开始在我国上层社会使用，它可改善老人视力，深受当时学者欢迎。

随后明朝嘉靖年间（1522～1566年）郎瑛在《七修续稿》中云："少尝闻贵人有眼镜，老年观书，小字看大，出西海中，虏人得而制之，以遗中国，诚世宝也。"其后明朝万历年间田艺蘅在《留青日札·叆叇》中记载："每看文章，目力昏倦，不辨细书，以此掩目，精神不散，笔画倍明。中用绫绢联之，缚于脑后，人皆不识，举以问余。余曰：此叆叇也。"此处的"叆叇"就是眼镜的最初叫法。眼镜早期也被称为"空空格"，如张自烈在《正字通》中谓："空空格，眼镜也。"其记载已不仅是对改善老人读书作用的生动描述，而且涉及此时无镜腿眼镜的使用方法。

洪氏统计明朝较早的5副传世眼镜，分别为：①胡宗伯，老花镜，宣庙赐物，载于《方洲杂言》；②孙景章，老花镜，以良马易于西域贾胡，载于《方洲杂言》；③吴宽，近视镜，屠滽所赠，载于《匏翁家藏集》；④霍子麒，老花镜，甘肃番人贡至而得者，载于《七修内稿》；⑤林大春，品种不详，得之南海贾胡，载于《留青日札》。

其中吴宽所获得的眼镜是屠滽所赠。屠滽（1441～1512年），成化进士，曾任南京御史、吏部尚书、太子太傅等职，成化二十二年（1486年）其亲赴广东处理外事，洪氏认为屠滽此行有可能获得了眼镜，同时认为吴宽所获得的是近视眼镜，这一问题颇值得研究。洪氏的理由是吴宽自述"予生抱书淫，视短苦目疾""一朝忽得此，目疾觉顿失"，其中"视短"可能是主要原因，但其理由似乎不大充分，因为尽管他平生好学，又喜藏书、抄书，但诗中上面两句之前还写有"蝇头琐细字，明莹类椽笔"，明显是使用凸透镜（老花镜）将小字放大后的效果，而不是将字缩小以便于近视阅读的凹透镜作用。同时吴宽获屠滽赠送眼镜是在1486年之后，也就是至少在吴宽51岁以后，此时吴氏患老花的概率明显更大。

反映晚明南京社会生活的《南都繁会图》中有戴眼镜的老者。无独有偶，法国国家图书馆收藏的我国明末清初的《苏州市景商业图册》中，不仅有两位戴镜者，更有专门的眼镜店，门口挂有竖写的"益美斋精制水晶眼镜铺"，说明此时眼镜的生产和销售已商业化。康熙时期文人孔尚任《试眼镜》中写有"西洋白眼镜，市自香山嶴。制镜大如钱，秋水涵双窍。蔽目目转明，能察毫末妙。暗窗细读书，犹如在年少"。清朝赵翼的《陔余丛考》等对此均有较为详细的记载，不胜枚举。

学者研究认为我国在宋朝最早发明眼镜的说法有误。眼镜发明于宋朝是聂崇侯先生（1903～1979年）最早提出的，理由主要有三：其一，宋朝赵希鹄撰《洞天清录》中有关"叆叇"的记载"老人不辨细书，以此掩目则明。"此处"叆叇"即指眼镜，是最早提及眼镜的文献，并且认为"叆叇"早期作"云盛貌"和"障"字解释，南宋开始用于眼镜命名，并非音译自外文。其二，宋朝刘跂的《暇日记》载有"史沆断狱，取水精十数种以入，初不喻，既而知案牍故暗者，以水精承目照之则见"，推断史沆可能是第一副眼镜的发明人，我国眼镜发明早于欧洲。其三，我国古代很早便掌握了一定的光学知识，并取得较大成就，战国时期墨子在其著作《墨经》中便对光学有较为完整和系统的论述，北宋的沈括（1032～1096年）在前人基础上对几何光学进行了更为深入的研究，认识到凹透镜和凸透镜的成像原理及光线传播的部分定律，为南宋时期眼镜的发明打下了基础。此说被部分学者引用。遗憾的是，聂崇侯对于引用文献真伪的考证缺乏信服力。聂崇侯查阅清朝乾隆时期的《洞天清禄集》发现并未提及"叆叇"，其以初版可能多出19条的传闻为由，引宋朝祝穆所撰《方舆胜览》有"满刺加出叆叇"一语，以及《暇日记》史沆以"水晶承目"的记载，佐证同时期的《洞天清录》中确有"叆叇"之说。

赵孟江对《洞天清录》南宋、元、明、清等不同时期10多种版本的演变历程和文字记载的变化等情况做了详细考证与分析推断，认为赵希鹄原著《洞天清禄集》中没有"叆叇辨"一门，更没有"叆叇，老人不辨细书，以此掩目则明"的记载。此外，洪震寰翻阅《方舆胜览》七十卷本（中华书局影宋刻本），并未发现"满刺加出叆叇"的记载，进一步考证得出"满刺加"之名见于中国古籍，不会早于元、明时期。对于《暇日记》中关于史沆的记载，洪氏在查阅北京大学图书馆善本部收藏的"宋人百家小说"本《说郛》、"宛委山堂"本《说郛》及商务印书馆本《说郛》等几种善本中所载《暇日记》，发现聂氏所引"承目照之"原文均为"承日照之"，如此便难以断定史沆所用水晶片是眼镜的初步发明。姑且不论古代光学成就如何，至少从现有资料来看，南宋时期的文献中并没有用于矫正视力的眼镜资料的记载。

二、清朝国产眼镜与孙云球的《镜史》

孙承晟认为眼镜的国产与孙云球（1650～1683年）所著《镜史》（1681年）有关，他认为，孙云球的《镜史》为国人撰写的第一部光学著作，其中很多内容来源于汤若望的《远镜说》。孙云球在汲取西方光学知识的基础上，以水晶为材料磨制成各种光学器具，对后来的民间制镜业产生重要影响。此外李渔的小说《十二楼》中关于各种光学器具的记载完全来自于《镜史》，对孙氏所制各种光学器具的推广起到不小的作用。其"量人年岁，目力广隘，随目配镜，不差毫厘"（《镜史》孙文玉眼镜法序，张若羲），

"能使目之昏者明，近者远"（《镜史》弁言，董德）足见其水平的高超，而且不同度数的近视、远视眼镜一应俱全，正如诸昇氏所言，"余亦阅历数子，得其形似者十有六七，会其神理者十无二三，拈花微笑，惟孙生一人"（《镜史》小引）。

康熙四十二年（1703年）传教士郭天宠（João Baptista，1654～1714年）、习圣学（Jean-Charles-Etienne Froissard de Broissia，1660～1704年）送康熙10副度数不同的眼镜，以备其不同年岁使用。据孙机、杨泓《文物丛谈》中"我国早期的眼镜"一文载，"雍正本人也经常戴眼镜，他的遗物中眼镜种类很多，有车上戴的……有近视镜，有40岁水晶眼镜，50岁水晶眼镜，60岁水晶眼镜等"，共35副眼镜，这些双片水晶装钩眼镜均为清宫造办处制造。清朝前期眼镜也主要限于达官贵人阶层使用。其后随着眼镜的国产化，价格直线下降，"顺治以后价渐贱，每副值银不过五六钱。近来苏杭人多制造之，遍地贩卖，人人可得，每副值银最贵者不过七八分，甚而四五分，直有二三分一副者，皆堪明目，一般用也"。乾隆以后，眼镜在社会上的使用范围逐渐扩大。赵翼说："后广东人仿其式，以水晶制成，乃更出其上也。"清朝诗人杨静亭（约嘉道时人）在《都门杂咏》中云："眼镜带来装近视，教人知是读书人。"可见晚清时眼镜在社会上已较为普及。

目前出土的眼镜中最早的为明朝时期的眼镜，如乐山明墓中出土的一对眼镜镜片、清朝著名学者毕沅墓中出土的绳挂式眼镜。

（和中浚　陈塑宇）

参考文献

葆光道人，1958.秘传眼科龙木论：十卷 [M].北京：人民卫生出版社，2，79，80.

陈国笃，1987.眼科六要 [M]//陆拯主编.近代中医珍本集.杭州：浙江科学技术出版社，序，165-173.

陈明举，1981.眼科文献初考 [J].山东中医学院学报，（4）：48-51.

陈明举，1982.五轮八廓学说的沿革与争议 [J].中西医结合眼科，（1）：49-53.

陈任，1957.关于祖国眼科历史研究的方法论及分期问题 [J].武汉医学院学报，（2）：260.

陈耀真，1986.中国眼科学发展史 [J].眼科学报，2（1）：3-8.

丹波元胤，1983.《中国医籍考》[M].北京：人民卫生出版社，918.

党思捷，2014.《银海指南》对《黄帝内经》眼科理论继承与发展的研究 [D].成都：成都中医药大学，22.

丁光迪，1992.诸病源候论校注 [M].北京：人民卫生出版社，790-800.

董诺，李程，吴护平，2013.中外医学对翼状胬肉的认识和治疗简史 [J].中华医史杂志，43（5）：278-280.

董泽洪，1993.《太平圣惠方》对内障眼病的贡献 [J].陕西中医学院学报，16（4）：30-32.

范玉兰，2007.《银海精微》的成书时间、学术渊源、学术成就研究 [D].成都：成都中医药大学.

范玉兰，和中浚，2006.《银海精微》与东垣学说的关系[J].浙江中医杂志，41（3）：132，133.

傅仁宇，傅维藩，2018.审视瑶函[M].和中浚，汪剑点评.北京：中国医药科技出版社，248.

傅仁宇，傅维藩．2018.审视瑶函[M].和中浚，汪剑点评.北京：中国医药科技出版社，48.

高大伦，1992.江陵张家山汉简《脉书》病名考释[J].四川大学学报（哲学社会科学版），（4）：91-101.

高大伦，1992.张家山汉简《脉书》校释[M].成都：成都出版社，2，3.

高健生，2006.导读《秘传眼科龙木论》[J].中国中医眼科杂志，16（4）：187-189.

高健生，接传红，张丽霞，等，2008.刘完素"玄府学说"及其对中医眼科学的指导意义[J].中医杂志，49（7）：584-587.

谷峰，王彩霞，陈士玉，等，2009.中医八廓学说考辨[J].国际中医中药杂志，31（2）：159-160，165.

顾锡，2017.银海指南[M].谭红兵，党思捷校注.北京：中国中医药出版社.

郭昂然，2014.郎瑛及其《七修类稿》研究[D].广州：暨南大学，摘要.

何怀远，贾歆，孙梦魁，2006.刘禹锡诗集[M]2版.呼和浩特：远方出版社，218.

和中浚，2005.《中国医籍大辞典》中眼科文献的漏误[J].中医杂志，46（11）：864-866.

和中浚，2008.银海精微[M]//中医必读百部名著：眼科卷.北京：华夏出版社，导读，90，100，147.

和中浚，王明杰．1988.试论《银海精微》的学术成就[J].中医药学报，（2）：17-18，24.

和中浚．1986.试论《眼科龙木论》的学术成就[J].陕西中医，（4）：182，183.

洪震寰，1994.眼镜在中国之发始考[J].中国科技史料，（1）：71-75.

胡厚宣，1944.殷人疾病考[M]//甲骨学商史论丛初集（第二册）.成都：齐鲁大学国学研究所.

黄顺喜，2018.中医古籍中目病的针灸治疗研究[D].广州：广州中医药大学，4.

黄庭镜，2015.目经大成[M].汪剑校注.北京：中国中医药出版社，自序，120，156.

黄攸立，1996.对眼科八廓学说两种分位配属法的探析[J].安徽中医学院学报，（4）：5，6.

黄攸立，1996.五轮名称起源考辨[J].中国医药学报，（4）：14-15，63.

江花，王明杰，和中浚，2009.《儒门事亲》中眼科证治思想[J].中国中医药现代远程教育，7（9）：91-92.

焦胜敏，2003.《伤寒杂病论》学术思想对中医眼科学贡献研究[D].石家庄：河北医科大学，22-24.

金福鑫，2015.《黄帝内经》眼科理论及其对后世的影响[D].沈阳：辽宁中医药大学，18，37-44.

金礼蒙，1981.医方类聚（校点本）（第四分册）[M].北京：人民卫生出版社，2-20.

来雅庭，赵经梅，1989.倪维德及其《原机启微》[J].浙江中医学院学报，（1）：36，37.

蓝灰，1993.桃花扇与眼镜诗[J].中国眼镜科技杂志，（2）：22.

李传课，1988.《诸病源候论》的眼科学术成就[J].中医杂志，（1）：51，52.

李经纬．1992.中国古代医史图录[M].北京：人民卫生出版社.

李璟，2017.战国秦汉简帛所见病症名研究[D].上海：复旦大学，150.

李涛，毕华德．1956.中国眼科学史大纲[J].中华眼科杂志，（5）：398-403.

李晓宇，祁宝玉，谢立科，等，2020.《原机启微》"附录"考[J].中国中医眼科杂志，30（2）：132-134.

李熊飞，李小春，1994.试论孙思邈防治眼病的贡献[J].江西中医药，25（S2）：14，15.

李振峰，2011.殷商瞽矇与卜辞的诗体结构[J].文艺评论，（2）：1-8.

李宗焜，2001.从甲骨文看商代的疾病与医疗[J]."中央研究院"历史语言研究所集刊（台湾），（2）：339-391.

连劭名，1989.江陵张家山汉简《脉书》初探[J].文物，（7）：75-81.

刘春语，张显成，2015.释张家山汉简《脉书》的"戒""弱""闭""马蛕"[J].古籍整理研究学刊，（2）：

22-27，51.

刘集福，2017. 眼科开光易简秘本 [M]. 夏琰，梁海涛校注. 北京：中国中医药出版社，5.

刘玲，2015. 试析《神农本草经》眼病用药特点 [J]. 山东中医药大学学报，39（3）：252-254.

刘明杰，1996. 白居易全集 [M]. 珠海：珠海出版社，441.

刘庆宇，2008. 简帛疾病名研究 [D]. 上海：上海中医药大学，21.

刘时觉，2015. 四库及续修四库医书总目 [M]. 北京：中国中医药出版社，484.

刘松岩，2020. 目科捷径 [M]. 王丽，和中浚点评. 北京：中国医药科技出版社，9，43，44，67，68.

刘完素，1959. 素问病机气宜保命集 [M]. 北京：人民卫生出版社，81.

楼英，2011. 医学纲目 [M]. 赵燕宜，于燕莉校注. 北京：中国医药科技出版社，224.

骆瑞鹤，2006.《山海经》病名考（下）[J]. 长江学术，（3）：137-144.

马化龙，1703. 眼科阐微·卷之一 [M]. 隋昆铁刻本：1.

马化龙，1987. 眼科阐微 [M]. 李鸿江注. 北京：铁道部北京铁路医院，12.

孟庆云，2004. 魏晋玄学与中医学 [J]. 江西中医学院学报，（1）：5-9.

牟洪林，1992. 金针拨障术史略 [J]. 天津中医学院学报，（2）：34-38.

聂崇侯，1958. 中国眼镜史考 [J]. 中华眼科杂志，8（4）：233-239.

祁宝玉，1983.《外台秘要》眼疾析要 [J]. 辽宁中医杂志，（7）：48，49.

祁宝玉，1992. 试论《原机启微》的学术思想渊源及影响 [J]. 中国中医眼科杂志，（3）：53-55.

秦裕辉，1989. 孙思邈眼科病用药经验 [J]. 陕西中医，（4）：190，191.

秦裕辉，1990. 孙思邈眼科证治经验及用药特色探讨 [J]. 浙江中医学院学报，（2）：40，41.

秦裕辉，李传课，1989.《外台秘要》的眼科学术成就 [J]. 浙江中医学院学报，（4）：34，35.

任旭，2011. 明代医家倪维德生平与著作 [J]. 中华医史杂志，41（4）：252，253.

沈福伟，1998. 中国与西亚非洲文化交流志 [M]. 上海：上海人民出版社，303.

施世德，2015. 眼科正宗原机启微 [M]. 王兴伊校注. 北京：中国中医药出版社，序.

史崧，2016. 灵枢经 [M]. 戴铭点校. 南宁：广西科学技术出版社，140.

宋白杨，2007.《诸病源候论》病候考源 [D]. 北京：中国中医科学院.

宋镇豪，2004. 商代的疾患医疗与卫生保健 [J]. 历史研究，（2）：3-26，189.

孙承晟，2007. 明清之际西方光学知识在中国的传播及其影响：孙云球《镜史》研究 [J]. 自然科学史研究，26（3）：363-376.

孙机，杨泓，1991.《文物丛谈》我国早期的眼镜 [M]. 北京：文物出版社，203-207.

孙思邈，1703. 眼科秘诀·卷之二 [M]. 王万化传，马化龙受. 隋昆铁刻本，1，4.

孙思邈，1703. 眼科秘诀·卷之一 [M]. 王万化传，马化龙受. 隋昆铁刻本，1.

孙思邈，1982. 备急千金要方·卷六 [M]. 北京：人民卫生出版社，103-106.

昙元谶，2001. 涅槃经（上）[M]. 林世田点校. 北京：宗教文化出版社，148.

汤明启，2020.《太平惠民和剂局方》中"治眼目疾"卷用药探析 [J]. 湖北中医杂志，42（1）：41，44.

唐由之，肖国士. 1996. 中医眼科全书 [M]. 北京：人民卫生出版社，34.

田代华. 2017. 黄帝内经素问 [M]. 北京：人民卫生出版社，30.

田芮凡，2019.《医心方》所引《葛氏方》文献研究 [D]. 北京：北京中医药大学，67，68.

田艺衡，1985. 留青日札·卷二十三 [M]. 北京：中华书局.

汪剑，2008. 相火学说学术源流及眼科相火证治规律研究 [D]. 成都：成都中医药大学.

汪剑，2013. 黄庭镜《目经大成》研究 [D]. 成都：成都中医药大学，66，67，90，91，108，120，125.

汪剑，和中浚，2007.《银海精微》丹溪学术思想探骊 [J]. 浙江中医杂志，42（9）：504-506.

汪剑，和中浚，2007.《原机启微》病因病机学说阐微 [J]. 中华中医药学刊，25（12）：2495-2497.

王道瑞，申好真，2006. 济生方 [M]// 严用和医学全书. 北京：中国中医药出版社，91.

王怀隐，1958. 太平圣惠方（上册）[M]. 北京：人民卫生出版社，898-900，946，947.

王肯堂，1959. 证治准绳杂病 [M]. 上海：上海科学技术出版社，446，447.

王明芳，谢学军，2004. 中医眼科学 [M]. 北京：中国中医药出版社，13.

王明杰，1982. 李东垣眼科学术思想探讨 [J]. 中医杂志，（11）：4-7.

王焘，1997. 外台秘要 [M]. 高文铸校注. 北京：华夏出版社，391.

王焘. 1993. 外台秘要方 [M]. 高文铸校注. 北京：华夏出版社，391，392，407.

王小玲，张利，聂亚飞，2005.《外台秘要方》在中医眼科发展中的贡献 [J]. 陕西中医学院学报，28（1）：7，8.

王兴伊，2014. 清代御医施世德整理校勘《原机启微》考 [J]. 中医文献杂志，32（1）：1，2.

危亦林，1996. 世医得效方 [M]. 王育学校注. 北京：中国中医药出版社，270，271.

魏淳，董正华，1991. 孙思邈对中医眼科学的贡献 [J]. 中国中医眼科杂志，1（1）：43-45.

吴晓云，刘天君，2012.《诸病源候论·目病诸候》之三候原文整理 [J]. 中国中医眼科杂志，22（5）：380-383.

肖国士，1985. 八廓学说探讨 [J]. 浙江中医学院学报，（6）：10，11.

肖国士，1987. 试论五轮学说的命名和渊源 [J]. 江西中医药，（4）：4，5.

肖国士，1991. 内外障学说简史 [J]. 云南中医学院学报，14（3）：10-12.

肖家翔，1991.《世医得效方》眼科学术成就举要 [J]. 黑龙江中医药，（3）：50，51.

杨光，孟超，2019. 八廓学说临床价值的思考 [J]. 中国中医眼科杂志，29（2）：85-87.

杨鸿，2010.《眼科龙木论》学术源流研究 [D]. 成都：成都中医药大学.

杨鸿，和中浚，2006. 论《龙树眼论》和印度医学的关系 [J]. 湖南中医杂志，22（6）：68-70.

杨鸿，和中浚，2012.《眼科龙木论》"七十二证"的由来和影响 [J]. 中医文献杂志，30（5）：19-21.

杨华森，2015. 中国古医籍整理丛书·明目神验方 [M]. 北京：中国中医药出版社，4-7，校注后记.

杨军，2002. 元稹集编年笺注 [M]. 西安：三秦出版社，537.

杨士瀛，2006. 仁斋直指方 [M]. 孙玉信，朱平生点校. 上海：第二军医大学出版社，465.

姚思廉，1995. 梁书 [M]. 长春：吉林人民出版社，206.

叶梦珠，1935. 阅世编·卷七 [M]. 上海：上海通社.

于博雅，2017.《山海经》中医药学知识的内容与传播 [J]. 中医文献杂志，35（6）：1-5.

余杨桂，王小川，2009.《秘传眼科龙木论》考 [J]. 广州中医药大学学报，26（4）：416-419.

袁开惠，和中浚，2020. 张家山汉代医简《脉书》目病病名释义考辨 [J]. 简帛，（1）：129-136.

曾明葵，1986.《银海精微》学术思想初探 [J]. 江西中医药，（6）：3，4.

张凤梅，高健生，张丽霞，2005. 论我国第一部眼科手术著作《秘传眼科龙木论》[J]. 中华医史杂志，（3）：179-182.

张家山二四七号汉墓竹简整理小组，2006. 张家山汉墓竹简：二四七号墓 [M]. 北京：文物出版社，115，116.

张璐，1995. 张氏医通 [M]. 李静芳校注. 北京：中国中医药出版社，182.

张宁，1985. 方洲杂言 [M]. 北京：中华书局，8.

张自烈，1996. 正字通 [M]. 北京：中国工人出版社.

赵鸿君，2010. "五经"中"眇"、"矇"、"瞀"、"瞍"、"跛"病症名词释义及其演变 [J]. 江西中医学院学报，22（4）：20，21.

赵孟江，2015. 中国眼镜历史再探讨：南宋是否有老人戴眼镜看书（下）[J]. 中国眼镜科技杂志，（21）：56，57.

赵敏菡，2017. 李东垣眼科学术思想及其对后世眼科影响的研究 [D]. 石家庄：河北医科大学.

赵翼，1957. 陔余丛考 [M]. 北京：商务印书馆，706.

中医研究院广安门医院眼科，1977. 中西医结合手术治疗白内障 [M]. 北京：人民卫生出版社.

周敬林，2010. 古今中医对青光眼的认识 [D]. 济南：山东中医药大学.

周祖亮，方懿林，2014. 简帛医药文献校释 [M]. 北京：学苑出版社，341.

朱晟，1983. 玻璃·眼镜考及其它 [J]. 中国科技史杂志，4（2）：79-86.

朱鹏举，2012.《黄帝内经》疾病总览及辨疑 [D]. 沈阳：辽宁中医药大学，61.

朱鹏举，王彩霞，谷峰，等，2009. 通行五轮学说理论渊源考辨 [J]. 国际中医中药杂志，31（3）：218-220.

朱仲玉，2001. 杨静亭《都门记略》评价 [J]. 北京文史，（2）：25-27.

作者简介

和中浚　成都中医药大学研究员、博士生导师。2016年获四川省首届"医疗卫生终身成就奖"。1970年毕业于成都中医学院医学系，早年在川东开展临床与教学工作，20世纪80年代在成都中医学院附属医院眼科工作10年，其后筹建学校医史博物馆，曾任副馆长、馆长。长期潜心学术，兼攻临床，发表论文180余篇，编撰中医著作和整理中医古籍30余种，其中主编《中华大典·医学分典·眼科总部》《中华医学文物图集》《图说中医学史》等，主持教育部人文社科课题"中医眼科古籍文献的目录学研究"，担任《中华医藏》眼科、咽喉口齿科医籍项目负责人等。获中华中医药学会学术著作一、二、三等奖各一项，对中医眼科及外科文献、中医药文化等有深入研究。

陈塑宇　主治医师，在读中医学博士。参加《中华医藏》眼科、咽喉口齿科医籍项目。发表学术论文5篇。参编《中医流派传承丛书——川派中医》等著作。

第二章　中医眼科的基础理论
——病因与发病机制

第一节　眼与脏腑经络的关系

眼通过经络和其他组织器官密切联系，共同构成人体这一有机整体。《灵枢·大惑论》中"五脏六腑之精气，皆上注于目而为之精"及《灵枢·邪气脏腑病形篇》中"十二经脉，三百六十五络，其血气皆上于面而走空窍，其精阳气上走于目而为睛"均说明了眼与脏腑经络的生理关系。脏腑经络的功能失调可以反映于眼部，引起眼病；而眼部疾病也可影响相应的脏腑，以致全身性反应。因此，在研究眼的生理、病理和临床诊治眼病时，需根据眼与脏腑经络的关系，全面观察与分析。

对于眼与脏腑的关系，《灵枢·大惑论》记载"精之窠为眼，骨之精为瞳子，筋之精为黑眼，血之精为络，其窠气之精为白眼，肌肉之精为约束，裹撷筋骨血气之精而与脉并为系。上属于脑，后出于项中"。《审视瑶函·内外二障论》云"眼乃五脏六腑之精华上注于目而为明"，说明眼的结构及其功能都与五脏六腑精气作用密切相关。《太平圣惠方·眼论》所述"明孔遍通五脏，脏气若乱。目患即生；诸脏既安，何辄有损"，则反映了脏腑与眼病发生的关系。

一、眼与五脏的关系

1. 眼与心的关系

（1）心主血脉，诸脉属目：《素问·五脏生成》曰"诸脉者，皆属于目"；《灵枢·口问》亦云"目者，宗脉之所聚也，上液之道也"。这些都指出全身经脉皆上聚于目，承送血液；血之于目，有重要的充养作用，是目视睛明的重要条件。如《审视瑶函·开导之后宜补论》曰"夫目之有血，为养目之源，充和则有生发长养之功，而目不病；少有亏滞，目病生矣"。而"心主身之血脉"（《素问·痿论》），"诸血者，皆属于心"(《素问·五脏生成》),即全身血脉皆连属于心,脉中之血受心气推动,循环全身,上输于目,而目受血养,方得以彰明。

(2)心主藏神,目为心使:《素问·宣明五气》曰"心藏神",《素问·灵兰秘典论》曰"心者,君主之官,神明出焉"。这里的神和神明,指人的精神、意识、思维乃至整个生命活动的外在表现,均由心主宰。《灵枢·本神》曰"所以任物者谓之心",更明确说明心具有接受外来事物或刺激并做出相应反应的功能,而视觉的产生即其功能之一。故《灵枢·大惑论》指出"目者,心之使也"。

此外,《素问·解精微论》曰"夫心者,五脏之专精也;目者,其窍也"。心主神明,为五脏六腑之大主,五脏六腑之精气皆为心所使,而目赖脏腑精气所养,视物又受心神支配。因此,人体脏腑精气的盛衰,以及精神活动状态均可反映于目,故目又为心之外窍。中医望诊中的望目察神亦由此而来。

2. 眼与肝的关系

(1)肝开窍于目,目为肝之外候:《素问·金匮真言论》曰"东方青色,入通于肝,开窍于目,藏精于肝",指出目为肝与外界相通的窍道。《灵枢·五阅五使》载"目者肝之官也",指出眼目是肝的官窍。因此,肝所受藏的精微物质能上输至目,维持其视觉功能。同时,若肝脏发生病理改变,则可从眼部表现出来。因此,《诸病源候论·目病诸候》曰"目,肝之外候也"。

(2)肝主藏血,目受血能视:肝主藏血,具有贮藏血液、调节血量的功能。虽然五脏六腑之精气皆上注于目,但由于肝为目之外窍,故肝血对视觉功能的影响最大,《素问·五脏生成》曰"肝受血而能视"。《审视瑶函·目为至宝论》曰"真血者,即肝中升运于目,轻清之血,乃滋目经络之血也",而"血养水,水养膏,膏护瞳神",从而维持眼的视觉功能。

(3)肝气通目,辨色视物:《灵枢·脉度》曰"肝气通于目,肝和则目能辨五色矣"。肝主疏泄,能调畅气机,推动血和津液运行;气能生血、生津,又能行气、行津。而目为肝窍,肝气直接通达于目,故肝气的调和与否会直接影响眼的视觉功能。肝气调和,则气机调畅,升降出入有序,有利于气血津液上输至目,目得所养而能辨色视物。反之,则影响视觉。

(4)肝主疏泄,调摄泪液:《素问·宣明五气》曰"五脏化液……为泪";《银海精微》亦云"泪乃肝之液"。泪液的分泌和排泄与肝的疏泄功能有关,若肝的功能失调,不能收制泪液,则会出现泪下如泣,故《灵枢·九针》曰"肝主泣"。而泪液有润泽和保护目珠的作用。

(5)肝脉上连目系,气血通达于目:《灵枢·经脉》曰"肝足厥阴之脉……连目系"。十二经脉之中，唯肝脉以本经直接上连目系，充分沟通表里，保证了眼与肝的气血运行，使两者联系更为紧密。

3. 眼与脾的关系

（1）脾输精气，上贯于目：一方面，脾主运化，为气血生化之源，后天之本。唯脾运健旺，方能气血充足，目有所养而目光敏锐；反之，则目失所养，视物不明。《素问·玉机真脏论》在论及脾的虚实时提出"其不及则令人九窍不通"，可见脾虚可致目窍不通。另一方面，脾主升清，主精微物质上输头目，目得之则能明视万物。李东垣《兰室秘藏·眼耳鼻门》述"夫五脏六腑之精气，皆禀受于脾，上贯于目……故脾虚则五脏六腑之精气皆失所司，不能归明于目矣"。视觉功能的正常有赖于脾之精气上输。

（2）脾主统血，血养目窍：脾主统血，《景岳全书·杂证谟》曰"盖脾统血，脾气虚则不能收摄"。因此，虽然脉为血府，目为宗脉之所聚，目得血而能视，但血液能在目络中运行有序而不外溢，还有赖于脾气的统摄。若脾气虚弱，血失统摄，则可发生眼部出血及目窍失养。

（3）脾主肌肉，眼动如常：《素问·痿论》曰"脾主身之肌肉"，即脾主运化，有生养肌肉之功。眼睑肌肉及眼带（眼外肌）有赖于脾之精气充养，方能眼睑开合自如，目珠转动灵活。

4. 眼与肺的关系

（1）肺为气主，气和目明：《素问·五脏生成》曰"诸气者，皆属于肺"。《素问·六节脏象论》亦云"肺者，气之本"。肺主气，司呼吸，影响着全身之气的生成，同时调畅气机，使气血流畅而敷布全身，温煦充养全身组织器官，而目得其养则明视万物；反之，目失所养则视物昏暗。正如《灵枢·决气》云"气脱者，目不明"。

（2）肺气宣降，目窍通利：肺气宣发，能布散气血津液至全身；肺气肃降，能通调水道，维持正常的水液代谢。肺之宣发与肃降，相互制约，互济协调，使眼络通畅，精微敷布，玄府开通，目窍通利。此外，肺主表，肺之宣降有序，使目得卫气与津液的温煦濡养，而卫外有权，目亦不病。

5. 眼与肾的关系

（1）肾主藏精，涵养瞳神：《素问·上古天真论》谓"肾者主水，受五脏六腑之精而藏之"，既藏先天之精，亦藏后天之精。《审视瑶函·目为至宝论》曰"肾之精腾，结而为水轮"，水轮即瞳神。《素问·脉要精微论》所言"夫精明者，所以视万物、别白黑、审短长；以长为短、以白为黑，如是则精衰矣"。眼的形成，有赖于精；眼之能视，凭借于精。正如《审视瑶函·目为至宝论》指出"真精者，乃先后二天元气所化之精汁，先起于肾……而后及乎瞳神也"。

（2）肾寓阴阳，目视精明：肾寓真阴真阳，化生五脏之阴阳，为全身阴阳之根本。《灵枢·大惑论》谓"阴阳合抟（tuán）而精明也"；《证治准绳·杂病·七窍门》则谓瞳神"乃先天之气所生，后天之气所成，阴阳之妙用"。说明阴阳乃目视精明之基础，因此肾所寓阴阳会直接影响眼的视觉功能。

（3）肾生脑髓，目系属脑：《素问·阴阳应象大论》曰"肾生骨髓"；《灵枢·海论》曰"脑为髓海"。肾主骨生髓，诸髓属脑。而目系"上属于脑，后出于项中"（《灵枢·大惑论》）。因此，《灵枢·海论》曰"髓海不足，则脑转耳鸣……目无所见"。由此可知，脑与髓乃异名同类，均为肾精所化生，肾精充足，髓海丰满，则目视精明；若肾精不足，髓海空虚，则头晕目眩，视物昏花。清朝王清任在《医林改错·脑髓说》中则明确将眼的视觉归结于肾精所生之脑，认为"精汁之清者，化而为髓，由脊骨上行入脑，名曰脑髓……两目即脑汁所生，两目系如线，长于脑，所见之物归于脑"。

（4）肾主津液，上润目珠：《素问·逆调论》曰"肾者水脏，主津液"。而《灵枢·五癃津液别》指出"五脏六腑之津液，尽上渗于目"。即肾对体内水液的代谢与分布起着重要作用，五脏六腑的津液在肾的调节下，不断输送至目，则为目外润泽之水及目内充养之液。

二、眼与六腑的关系

五脏六腑互为表里，相互依赖，在生理上，脏行气于腑，腑输精于脏；在病理上，脏病及腑，腑病及脏或脏腑同病。故眼不仅与五脏有密切关系，而且与六腑亦有不可分割的联系。此外，《灵枢·本脏》曰"六腑者，所以化水谷而行津液者也"。六腑主受纳，司腐熟，分清浊，传糟粕，将消化吸收的精微物质传送到周身，以供养全身包括眼在内的组织器官。六腑的功能正常，目得所养，才能维持正常的视功能。

1. 眼与小肠的关系　《素问·灵兰秘典论》曰"小肠者，受盛之官，化物出焉"。饮食水谷由胃腐熟后，传入小肠，并经小肠进一步消化，分清别浊，其清者由脾转输至全身，从而使目得到滋养；其浊者下注大肠，将多余的津液下渗膀胱。若小肠功能失调，则清者不升，浊者不降，可引起浊阴上泛目窍而致病。此外，心与小肠相合，经脉相互络属，经气相通。两者受邪常相互波及，心火上炎所致目病，可移热于小肠。

2. 眼与胆的关系　肝与胆相连，经脉相互络属而为表里。《东医宝鉴》曰"肝之余气，泄于胆，聚而成精"，即胆汁。胆汁的分泌与排泄，均受到肝疏泄功能的影响。胆汁有助于脾胃消化水谷，化生气血以营养于目之功，其于眼，作用重要。如《灵枢·天年》云"五十岁，肝气始衰，肝叶始薄，胆汁始灭，目始不明"。《证治准绳·杂病·七窍门》云"神膏者，目内包涵膏液……此膏由胆中渗润精汁积而成者，能涵养瞳神，衰则有损"，认为胆汁在神膏的生成及养护瞳神方面起着重要作用。

3. 眼与胃的关系　胃为水谷气血之海，主受纳、腐熟水谷，主通降，以降为和。胃与脾经脉相连，脏腑相和，互为表里。食物入胃而被受纳，经其腐熟，下传小肠，其精微经脾之运化而营养全身。李东垣在《脾胃论·脾胃虚实传变论》中指出"九窍者，五脏主之，五脏皆得胃气乃能通利"，若"胃气一虚，耳、目、口、鼻，俱为之病"。此外，脾胃居于中焦，为气机升降出入之枢。脾主升清，胃主降浊，两者升降正常，出入有序，则清浊分明，浊阴出下窍，不致上犯于目。

4. 眼与大肠的关系　《素问·灵兰秘典论》曰"大肠者，传导之官，变化出焉"。大肠与肺相合，主司传导之责，下输糟粕之物。大肠之传导功能与肺的肃降有关。如唐宗海在《医经精义·脏腑之官》中云："大肠之所以能传导者，以其为肺之腑。肺气下达，故能传导。"肺失肃降，大肠传导之令不行，热结于下，熏蒸于上而发为眼病；反之，大肠积热，腑气不通，亦可使肺气不降，气壅于上而导致眼病。

5. 眼与膀胱的关系　《素问·灵兰秘典论》曰："膀胱者，州都之官，津液藏焉，气化则能出矣。"膀胱居于下，为水液汇聚之处，有贮藏津液、化气行水、排泄尿液的功能。膀胱与肾直接相通，并有经脉相互络属而为表里。其气化作用实隶属于肾的蒸腾气化，因此取决于肾气的盛衰。肾与膀胱的功能失常，则水液停留而上泛于目，变生目疾。此外，膀胱属足太阳经，主一身之表，易遭外邪侵袭而致眼病。故《银海指南·膀胱主病》曰"目珠上属太阳见症甚多……故凡治目，不可不细究膀胱"。

6. 眼与三焦的关系　三焦为孤腑，主持诸气，通行水道。《难经·三十一难》曰"三焦者，水谷之道路，气之所终始也"。《难经·三十八难》指三焦"有原气之别焉，主持诸气"。《难经·六十六难》还指出"三焦者，原气之别使也，主通行三气，经历五脏六腑"，说明三焦是气升降出入的通道，人体之气通过三焦而敷布全身，也使目得滋养。此外，《素问·灵兰秘典论》曰"三焦者，决渎之官，水道出焉"。全身的水液代谢，虽由肺、脾、肾和膀胱等脏腑协同作用而完成，但须以三焦为通道，方能正常升降出入。若三焦功能失常，可致水谷精微的消化吸收和输布发生障碍，或致脏腑气机失调，气血不能上濡于目，则目失濡养；若三焦水道不利，水液停留，水湿上泛于目而引发眼病。此外，《证治准绳·杂病·七窍门》认为，眼内所含的神水，是由"三焦而发源"。若三焦功能失常，可致神水衰竭而生目病。

综上所述，眼之所以能辨色视物，有赖于各脏腑所化生受藏的精、气、血、津液的濡养及神的主宰。《灵枢·本脏》曰："人之血气精神者，所以奉生而周于性命者也。"《证治准绳·杂病·七窍门》认为，目中无比重要的神膏、神水、神光、真精、真气、真血皆赖精、气、血、津液和神等所变化和维持。然而，由于古代医家所处的时代不同及临证经验与水平的差异，对眼与各脏腑的关系看法不同。但综观其言，正如《审视瑶函·目为至宝论》所载"大抵目窍于肝，生于肾，用于心，润于肺，藏于脾"。

总之，人体是一个有机整体，无论脏与脏、脏与腑，抑或腑与腑之间均有经络相互联系，它们在生理上相互协调，相互依存；在病理上相互影响，相互传变。因此，临证时应仔细观察，全面分析。

三、眼与气血津液的关系

气血是构成人体的基本物质，是脏腑、经络等组织器官进行生理活动的物质基础，故眼之所以能视，有赖于气血的濡养。

1. 眼与气的关系　气是构成人体和维持生命活动的最基本物质，具有温养、推动固摄和防御作用。《河间六书》中的"气贯五轮"之说是眼与气密切关系的体现。而眼位至高，脉道细微，非精微轻清之气难以上达于眼，故《灵枢·大惑论》曰"五脏六腑之精气，皆上注于目而为之精"。真气，即有营养作用的精微物质。古人常将能升腾上达于眼之气称为真气。如《审视瑶函》所言"真气者，即目经络中往来生用之气，乃先天真一发生之元阳也"。因此，气的正常与否，常可直接或间接地由眼表现出来。

2. 眼与血的关系　《河间六书》曰："目得血而能视。"《审视瑶函》亦云："夫目之有血，为养目之源，充和则有生发长养之功，而目不病，少有亏滞，目病生矣。"但主要为营养、滋润的作用。眼中之血，称为真血，与肌肉间清浊相干之血不同，为轻清上承之血。《审视瑶函》记载："真血者，即肝中升运于目，轻清之血，乃滋目经络之血也。此血非比肌肉间混浊易行之血，因其轻清上行于高而难得，故谓之真血也。"若血的功能失常，则可引起眼病。

3. 眼与津液的关系　津液是体内正常的液体，清而稀者为津，浊而稠者为液，具有濡养滋润眼组织的作用。眼中之神水、神膏，均赖津液以滋养，神水在内则滋养神膏，神膏又能涵养瞳神；在外可润泽眼珠，保持着黑睛白睛的润滑光泽。另外，津液还能补益脑髓，脑髓充足则视物精明。

四、眼与经络的关系

经络内属于脏腑，外络于肢节头面，在人体有沟通表里上下，联络脏腑器官，并借以行气血，营阴阳之功，将人体脏腑组织器官连接成一个有机的整体。而《灵枢·邪气脏腑病形》曰："十二经脉，三百六十五络，其血气皆上于面而走空窍，其精阳气上走于目而为睛。"《灵枢·素问》云："目者，宗脉之所聚也。"正说明经络与眼联系密切，眼的正常视觉功能的实现离不开经络不断输送的脏腑气血濡养。

1. 眼与十二经脉的关系　十二经脉，又名十二正经，是经络系统的主体。三阴三阳表里相合，首尾相贯，其旁支别络纵横交错，承载营血运行于周身，始于手太阴，终于足厥阴，周而复始，如环无端，运行不息。从经络循行的路径来看，十二经脉直接或间接与眼发生联系，密布于眼周，源源不断地将脏腑气血输送至眼。其中，手足三阳经及手少阴心经、足厥阴肝经均直接与眼有联系，而足少阴肾经、足太阴脾经、手太阴肺经及手厥阴心包经则间接与眼发生联系。

兹将与眼有直接联系的8条经脉分述如下。

（1）手阳明大肠经：《灵枢·经脉》曰："大肠手阳明之脉……其支者，从缺盆上颈贯颊，入下齿中，还出挟口，交人中，左之右、右之左，上挟鼻孔。"其义为，该经有支脉上走颈部，过面颊，入下齿，左右脉交叉于人中，左脉向右，右脉向左，分布于鼻孔两侧眼下鼻旁之迎香穴，与足阳明胃经相接。说明手阳明大肠经的支脉止于目眶下部。

（2）足阳明胃经：《灵枢·经脉》曰："胃足阳明之脉，起于鼻之交頞中，旁纳太阳之脉，下循鼻外。"頞（è），指鼻根。其义为，该经起于鼻旁迎香穴，上行鼻根部，与足太阳膀胱经交会，后循鼻外侧、眼下方下行。由此可知，足阳明胃经起于目眶下部，循经目内眦、眶下缘及目眶下部。

（3）手太阳小肠经：《灵枢·经脉》曰："小肠手太阳之脉……其支者，从缺盆循颈上颊，至目锐眦，却入耳中；其支者，别颊上䪼，抵鼻，至目内眦，斜络于颧。"其义为，该经缺盆支脉，沿颈部上面颊，至目外眦，转入耳中；而颊部支脉，上行目眶下，抵于鼻旁，至目内眦（睛明穴）。由此可知，手太阳小肠经有支脉循经目外眦、目眶下部及目内眦。

（4）足太阳膀胱经：《灵枢·经脉》曰："膀胱足太阳之脉，起于目内眦，上额交巅。"由此可知，足太阳膀胱经起于目内眦（睛明穴），上循攒竹，与督脉交会于巅顶（百会穴）。《灵枢·寒热病》曰："足太阳有通项入于脑者，正属目本，名曰眼系。"眼系，即目系，指眼球连系于脑的部位。《灵枢·寒热病》指出足太阳膀胱经从巅入脑者，连属目系。

（5）手少阳三焦经：《灵枢·经脉》曰："三焦手少阳之脉……其支者，从膻中上出缺盆，上项，系耳后直上，出耳上角，以屈下颊至䪼；其支者，从耳后入耳中，出走耳前，过客主人前，交颊，至目锐眦。"其义为，本经胸中支脉出缺盆上项，沿耳后上行，出耳上额角，再屈而下行至面颊，达眶下部；耳部支脉从耳后入耳中，走耳前，与前一条支脉交于面部，到达目外眦（丝竹空之下），与足少阳胆经相接。由此可知，手少阳三焦经有两条支脉分别止于眶下部和目外眦。

（6）足少阳胆经：《灵枢·经脉》曰："胆足少阳之脉，起于目锐眦，上抵头角，下耳后……其支者，从耳后入耳中，出走耳前，至目锐眦后……其支者，别目锐眦，下大迎，合于手少阳。"由此可知，足少阳胆经起于目外眦，其耳部支脉行止于目外眦后，而另有支脉起于目外眦，循经眶下。

（7）足厥阴肝经：《灵枢·经脉》曰："肝足厥阴之经脉……循喉咙之后，上入颃（háng）颡（sǎng），连目系，上出额，与督脉会于巅；其支者，从目系下颊里，环唇内。"颃颡，指鼻咽部。其义为，本经上行沿喉咙之后，上入鼻咽部，连接于目系；其支脉沿眶下部下行绕唇。由此可知，足厥阴肝经直接与目系相连，其支脉循经眶下部。

（8）手少阴心经：《灵枢·经脉》曰："心手少阴之脉……其支者，从心系，上挟咽，系目系。"由此可知，手少阴心经的支脉与目系相连。

综上所述，足三阳经之本经均起于或循行于眼周，手三阳经及足厥阴肝经则皆以支脉止于或循行于眼周，而足厥阴肝经、手少阴心经及足太阳膀胱经分别与目系相连。

2. 眼与十二经别的关系　十二经别是十二正经离、入、出、合的别行部分，是正经别行深入体腔的支脉。经别离正入胸腹、出体表、合于阳经经脉的循行分布，加强了脏腑之间的联系，也使十二经脉与人各部分的联系更趋周密，如阴经经别在头项部合于其相表里的阳经经脉，加强了阴经经别同头面部的联系。与眼发生直接联系的经别如下。

（1）手少阴心经和手太阳小肠经：《灵枢·经别》曰："手太阳之正……入腋，走心，系小肠也。手少阴之正……属于心，上走喉咙，出于面，合目内眦。"手太阳与手少阴经别，从腋部别出，入走心与小肠，上出目内眦，合于手太阳小肠经。由此可知，手太阳与手少阴经别循经目内眦。

（2）足太阴脾经和足阳明胃经：《灵枢·经别》曰："足阳明之正……还系目系，合于阳明也。足太阴之正，上至髀，合于阳明。"足阳明、足太阴经别，从部分出，入走脾胃，上出鼻旁，联系目系，合于足阳明胃经。由此可知，足阳明与足太阴经别循行于眶下部，与目系相连。

（3）足厥阴肝经和足少阳胆经：《灵枢·经别》曰："足少阳之正，绕髀，入毛际，合于厥阴；别者，入季胁之间，循胸里属胆，散之，上肝，贯心……散于面，系目系，合少阳于外眦也。之正，别附上。"足少阳与足厥阴经别从下肢分出，行至毛际，入走胆，上连于目系，至目外眦合于足少阳胆经。由此可知，足少阳、足厥阴经别与目系相连，行至目外眦。

3. 眼与十二经筋的关系　十二经筋是十二经脉之气结聚于筋肉关节的体系，行于体表，不入内脏，是十二经脉的外周连属部分，其分布与十二经脉的体表通路基本一致。经筋的作用主要是约束骨骼，有利于关节活动，以保持人体正常的运动功能。分布于眼及眼周的经筋有手足三阳之筋。

（1）足太阳之筋：《灵枢·经筋》曰："足太阳之筋……其支者，为目上网，下结于頄（qiú）……其支者，出缺盆，邪（斜）上出于頄。"足太阳经筋的一条分支在目上方形成网状，行约束目睫，司开合之功，并向下结聚于颧骨处；另有分支出缺盆，斜上结于鼻旁处。

（2）足阳明之筋：《灵枢·经筋》曰："足阳明之筋……其直者……合于頄，下结于鼻，上合于太阳，太阳为目上网，阳明为目下网。"足阳明经筋，经额骨，结聚于鼻，并上行与太阳经筋相合，由此，太阳经筋散布于目上，而阳明经筋散布于目下，两筋协同作用，统管胞睑之开合。

（3）足少阳之筋：《灵枢·经筋》曰："足少阳之筋……支者，结于目眦为外维。"足少阳经筋的一条分支结聚于目外眦，其收缩令人能左右盼视。

（4）手太阳之筋：《灵枢·经筋》曰："手太阳之筋……直者，出耳上。下结于颔，上属目外眦。"手太阳经筋，出耳上，前行而下行结聚于颔，并上行连属于目外眦，与手足少阳之筋会合。

（5）手少阳之筋：《灵枢·经筋》曰："手少阳之筋……其支者，上曲牙，循耳前，属目外眦，上乘颔，结于角。"手少阳经筋的一条分支，上颊车，循耳前上行连属于目外眦，后结聚于额角。

（6）手阳明之筋：《灵枢·经筋》曰："手阳明之筋……其支者，上颊，结于頄；直者，上出手太阳之前，上左角，络头，下右颔。"手阳明经筋的一支，上面颊，结聚于颧部；另有直行分支，出于手太阳之前，上左额角者，络于头部向下行右颔部。而右侧之筋则上右额角，下至左侧部。

综上所述，足三阳之筋均至眼周，手三阳之筋则经过头面至额角。手足三阳之筋，网维结聚于眼及其周围，共同作用，支配胞睑的开合、眼珠的转动。足厥阴肝经之筋虽未直接分布至眼，然而，肝为罢极之本，主全身之筋，故其经筋与眼仍有重要联系。

4. 眼与奇经八脉的关系　奇经八脉是十二正经之外的8条经脉，与脏腑无直接络属关系，彼此间无表里配合关系。它们循行分布于十二经脉之间。具有沟通十二正经之间的联系、调节十二经气血的作用。其中督脉、任脉、阳跷脉、阴跷脉及阳维脉与眼有直接联系。

（1）督脉：督脉总督一身之阳经，为"阳脉之海"。《素问·骨空论》曰："督脉者，起于少腹以下骨中央……贯脊属肾，与太阳起于目内眦，上额交巅上，入络脑……其少腹直上者，贯脐中央，上贯心，入喉，上颐环唇，上系两目之下中央。"督脉有分支绕臀而上，与足太阳膀胱经交会于目内眦，上行前额，交会于巅顶，入络于脑；另有分支从少腹直上，终系于两目下正中。

（2）任脉：任脉总督一身之阴经，为"阴脉之海"。《素问·骨空论》曰："任脉者，起于中极之下，以上毛际，循腹里，上关元，至咽喉，上颐，循面入目。"任脉始于中极下的会阴部，向上环口，终分左右两支沿面部至眶下。

（3）阴跷脉、阳跷脉：《灵枢·脉度》曰："跷脉者，少阴之别，起于然骨之后……上循胸里，入缺盆，上出人迎之前，入頄，属目内眦，合于太阳。阳跷而上行，气并相还，则为濡目，气不荣则目不合。"《奇经八脉考》曰："阳跷者……至目内眦与手足太阳、足阳明、阴跷五脉会于睛明穴。"《灵枢·寒热病》曰："足太阳有通项入于脑者……入脑乃别阴跷、阳跷，阴阳相交，阳入阴，阴出阳，交于目锐（内）眦。阳气盛则瞋目，阴气盛则瞑目。"阴跷脉为足少阴之别，起于足舟骨后方，向上沿胸部内侧，入锁骨上窝，经人迎之前，过额部，至目内眦，与足太阳膀胱经会合。阳跷脉起于足跟外侧，向上沿股部外侧和胁后上肩，过颈部上挟口角，进入目内眦，与手足太阳、足阳明、阴跷脉会合，再沿足太阳经上额。此外，足太阳经的支脉经项入脑，别络阴跷脉、阳跷脉二脉，而阴跷脉、阳跷脉相互交会于目内眦，脉气并行回还而濡养眼目。

（4）阳维脉：《十四经发挥·奇经八脉》曰："阳维，维于阳。其脉起于诸阳之会，其在头也，与足少阳会于阳白……其与督脉会。"阳维脉循经目上方，同时此脉联系诸阳经，包括督脉，而诸阳经皆与目直接相连。

第二节　中医病因病机

一、病　　因

病因即导致机体出现疾病的原因。眼病的致病因素较为广泛，且十分复杂。其常见病因包括外感六淫、疠气、七情内伤、外伤、饮食失调、劳倦过度、先天因素、衰老因素及药物因素等。

（一）外感六淫

六淫致病在眼病中较为常见，特别在外眼疾病中占主导地位。其侵入途径主要是从外入，但能否侵入机体和能否发病，主要取决于机体的内在因素。凡脏腑功能正常，阴阳气血协调，正气旺盛，则邪气不易侵入，即"正气存内，邪不可干"。反之脏腑功能失常，阴阳气血失调，正气虚弱，则邪气最易乘虚袭入，即"邪之所凑，其气必虚"。六淫可以是某种邪气单独致病，但在多数情况下是两种或两种以上邪气复合致病。临床上常根据某种邪气的性质和临床症状来判断是何种邪气致病，即"审证求因"。

1. 风

（1）风性轻扬，其性开泄，易犯上窍：《素问·太阴阳明论》曰"伤于风者，上先受之"，风邪具有升发、向上、向外的特点。眼为上窍之一，易受风邪侵犯，故风邪在外障眼病中是最为常见的致病因素。

（2）风为六淫之首，易与他邪相合：风为六淫之首，百病之长，易与寒、热、暑、湿、燥诸邪相合为患。临床上在外障眼病中常为风热、风火、风寒等复合致病，风邪单独为病者较少。

（3）风性善行数变：风邪引起的疾病具有发病急、变化快的特点。在外障眼病中，凡起病急骤者均与风邪有关，如暴风客热、天行赤眼等。

2. 寒

（1）寒为阴邪，易伤阳气：寒为阴邪，故眼部因寒邪所致紫胀疼痛均喜温喜按，温之则减，按之则舒；阳气受损，故寒邪所致外眼病，常兼有畏寒发热等卫阳受遏现象。

（2）寒性收引：寒邪伤及头面，可致经脉拘急。

（3）寒性凝滞：寒邪凝滞经络，致气血阻塞不通，则眼痛头痛；寒邪凝滞眼睑血脉，则眼睑白睛血凝紫胀。

3. 暑

（1）暑为阳邪，其性炎热升散，易耗气伤津：发病有明显的季节性，为夏令之主气，在眼部多表现为阳热症状，前人概括为"红赤昏花"，但在临床上较为少见。

（2）暑多夹湿，相合为患：夏季雨多，且多食凉饮，暑热易兼夹湿邪为患。

4. 湿

（1）湿性重浊黏滞：湿邪所致眼病，除眵泪有黏腻感外，常缠绵不愈，反复发作。

（2）湿邪污腻：眼睑皮肤糜烂，渗出黄水，白睛黄浊，黑睛腐渣样翳障等，均与湿邪有关。

（3）湿为阴邪：易阻遏人体阳气，可致眼部气机升降失调，经脉不畅。如清阳被蔽则头重，困于四肢则肢重。

5. 燥　为阳邪，其性干燥，侵入人体，易伤津耗液，眼部出现干燥症状，如干涩不适、眦角皮肤干裂出血、眼眵干结等。

6. 火

（1）火性炎上：火邪升腾上炎，最易上冲头目，熏灼目窍，故火邪常为某些内外障眼病的常见病因。张子和所著《儒门事亲》中有"目不因火则不病"之说。

（2）火为阳邪：火邪所致眼病改变，如红赤肿胀、赤脉粗大等，均是阳热证表现。

（3）火邪急猛，毒由火生：火邪所致眼病，均来势猛、病情重、发展快。火热炽盛可蕴结成毒，出现疮疖肿毒、黄液上冲、脓攻全珠等火毒之候。

（4）火热生眵：临床上眼眵的产生多与火热有关。

（5）火易伤津耗液：火热性眼病后期多有阴津受灼的现象。

（6）火易灼伤脉络：可迫血妄行，致眼部出现出血性疾病。

火与热性质相同，只是程度有别，热为火之渐，火为热之极，故常火热并称。上述六淫致病特点，《银海指南》概括为"风则流泪赤肿，寒则血凝紫胀，暑则红赤昏花，湿则沿烂成癣，燥则紧涩眵结，火则红肿壅痛"。

（二）疠气

疠气是一种具有强烈传染性和流行性的致病邪气，又称天行、时气等。疠气致病，来势急猛，能迅速传染，广泛流行，如天行赤眼等，临床表现与风火所致的眼症相似。这种疠气常有明显的季节性，多在夏天气候炎热的情况下发生。

（三）七情内伤

七情是指喜、怒、忧、思、悲、恐、惊七种情志活动，在正常情况下不会致病。只有当七情过激或持续时间较长，超出了机体的适应范围，则会造成机体的阴阳失调、气血不和、脏腑功能紊乱而致眼病。七情致病的特点如下。

（1）有明显的精神因素史。凡与七情有关的眼病患者，均有明显的精神因素史，如过悲、怒等。如绿风内障患者等，多有悲哀过极、情志忧郁；暴盲患者等，多有忿怒暴悖、情志过激等。

（2）影响气机运行。《素问·举痛论》曰："怒则气上，喜则气缓，悲则气消，恐则气下，惊则气乱，思则气结。"气机运行不利，升降出入失调，则可引起多种内障眼病。如升之太过，气火上逆，熏蒸目窍，可产生视力急剧下降的内障眼病；升之不及，精血不能上升，目失濡养，可产生视力缓降的内障眼病；横逆脾土，运化失司，聚湿生痰，痰湿上泛可产生痰湿性眼病。

（3）直接损害脏腑。七情过激，则怒伤肝、喜伤心、思伤脾、忧伤肺、恐伤肾，脏腑损，精气不能上注于目，目失濡养，则出现如视物昏花、视瞻有色、青盲等眼病。

（四）外伤

造成眼部外伤的原因主要分为机械性与非机械性两大类。机械性眼外伤有异物伤、钝器伤、锐器伤等；非机械性眼外伤有化学伤、热烫伤、辐射伤及毒虫咬伤等。此外，头颜外伤或头颅手术等邻近组织的损伤而致视力下降的，也与外伤病理有关。眼外伤有其本身的特点，因眼睛构造精细，组织脆弱娇嫩，脉道幽深细微，即使是轻伤，有时也可造成视功能严重损害。对于一侧眼球穿透伤，不仅易被风毒侵袭，造成火毒炽盛之候，而且可能影响健眼，出现交感性眼炎。

（五）饮食失调

饥饱失调、饮食偏食和饮食不洁等，均可损伤脾胃，导致眼病。如暴饮暴食，脾胃受损，功能减退，可致虚性眼病。嗜食肥甘厚味、辛热炙煿，酿成脾胃湿热，可致湿热性眼病。多食生冷，脾胃阳气受损，运化失常，湿聚痰生，可致痰湿性眼病。少食、偏食、择食，营养不足，脾胃虚弱，可致营养缺乏性眼病。

（六）劳倦过度

劳倦过度是指体力、脑力、目力、房事等过度。体力过度，可外损筋骨，内伤脏腑，尤易伤脾，造成脏腑功能不足，而致虚性眼病。脑力过度，暗耗心阴，营血不足，目失所养，亦可致虚性眼病。目力过度是引起眼病的重要因素，目力使用不当，损伤肝血，最易出现视力疲劳。房劳过度，肾精暗耗，瞳神失养，可致视物昏朦等内障眼病。

（七）先天因素

先天因素主要为先天禀赋不足。因父母遗传，或孕期将息不当，邪气内结胎中，或情志刺激，或用药不当等，以致眼部畸形、缺损或其他疾病（如胎患内障、遗传性视神经萎缩、高风内障等），均为先天因素。

（八）衰老因素

人至老年，各种组织器官开始老化衰退，常表现为脏腑功能不足、气血亏虚等病理特点。眼科常见的老年变化，如老花眼、圆翳内障、视瞻昏渺等，常与肾精不足、肝血亏虚有关。

（九）药物因素

药物可致过敏或中毒。过敏可分局部与全身两方面。眼局部过敏，常因局部使用汞剂、碘剂、青霉素、阿托品、磺胺制剂等引起，表现为眼睑皮肤、结膜等部位过敏性炎症。中毒常因药物过量所致，如盐酸氯丙嗪所致中毒性白内障、乙胺丁醇所致中毒性视神经病变、奎宁所致中毒性弱视等。长期使用激素可致代谢失调，出现白内障、青光眼等。

二、病　机

病机是指疾病发生发展及其变化的机制。眼病的发生、发展取决于正邪双方斗争的结果。由于受致病因素、感邪轻重、发病部位、体质强弱等多方面的影响，其病理变化也是多种多样，但主要不外乎脏腑功能、经络功能、气血功能、津液功能等的失调。

（一）脏腑功能失调

脏腑功能失调是指心、肝、脾、肺、肾五脏和胆、胃、小肠、大肠、膀胱、三焦六腑生理功能失调，是眼病病机的核心，多数眼病是脏腑病机的反映。一个脏腑的功能失调可以引起多种眼病，一种眼病的发生可以是由于多个脏腑功能失调。现将脏腑生理功能失调分别介绍如下。

1. 心脏与小肠

（1）心血亏虚：心主血脉，目得血而能视。若失血过多，心血亏虚，血不养目，可致目暗不明、视力缓降等内障眼病。

（2）心火上炎：心火上炎于目，蒸灼脉络，迫血外溢，可致眼底出血、视力急降等。

（3）心气不足：久病体弱或思虑劳心等，致心气不足，可出现能近怯远、不耐久视、神光涣散等；心气不足，心阳不振，可致眼部脉道瘀阻。

（4）小肠实热：心热下移于小肠，致小肠实热，可出现口舌生疮、小便黄赤、视力下降等症。

2. 肝与胆

（1）肝气郁结：肝开窍于目，肝气通于目，性喜疏泄条达。若情志不舒，肝气郁结，气机不畅，气血失调，可致多种眼病，特别是五风内障、暴盲等。若肝气横逆犯脾，脾失运化，水湿内停，可致眼底水肿渗出。

（2）肝火上炎：肝郁日久化火，或暴怒伤肝，气火上逆；或五志过极，引动肝火等，可致肝火上炎目窍，出现黑睛生翳、瞳神紧小、绿风内障、眼底脉络阻塞、眼底出血。

（3）肝血不足：失血过多，或血之生化不足，或久病阴血亏损，使肝血不足、目失濡养，可致两眼干涩不适，视物昏花，入夜盲无所见及疳积上目等。若肝藏血失职、血不循常道而溢于脉外，可致眼底出血。

（4）肝阳上亢：多因情志失调，内耗肝阴，或肝肾阴虚，阴不潜阳，肝阳上亢，可致头晕目眩、眼底出血、绿风内障、青风内障、视力急降等。

（5）肝风内动：肝主风，风主动。凡眼部之肌肉跳动、目睛瞤动等，均与肝有关。肝风内动，火动痰生，痰火阻滞肝胆脉道，可致暴盲或风牵偏视等。

（6）肝胆湿热：湿邪内蕴肝胆，日久化热，热上攻目，可致聚星障、瞳神紧小等。肝胆湿热上熏，神膏失养，还可致云雾移睛。

3. 脾与胃

（1）脾气虚弱：脾主运化，为后天之本，气血生化之源。若脾气虚弱，不能运化水谷精微，气血生化不足，脏腑精气不能上养目窍，可致眼睑下垂、眼珠干涩及视物昏蒙。若脾虚肝热，则可发生疳积上目。

（2）脾胃湿热：脾为生痰之源，若脾失健运，湿邪内生，聚湿生痰，痰湿上泛，可生痰核、眼底大量渗出物。若湿郁化热，湿热蕴蒸，可致眼睑湿烂，瞳神紧小，云雾移睛，眼底水肿、渗出。

（3）脾不统血：脾气虚弱，统摄无权，目中血不循经，溢于脉外，可致多种出血性眼疾，如眼底反复出血、血灌瞳神等。

（4）胃火炽盛：过食辛辣炙煿之品或热邪犯胃，胃火炽盛，循经上犯头目，可致目赤痛、针眼、眼睑丹毒；火邪灼熏黄仁，可致瞳神紧小、黄液上冲等。

4. 肺与大肠

（1）肺气亏虚：肺主气。若久病亏耗，伤及肺气，肺气亏虚，目失所养，可致目昏暗、眼前白光闪烁，甚则暴盲。若肺气虚弱，卫外不固，易受外邪侵袭，可出现暴风客热、天行赤眼等。

（2）肺阴不足：常由久病耗伤肺阴，或燥热之邪伤肺所致。肺阴不足，目失润养，常见眼眵干结、白睛干涩、赤丝隐隐、视物昏花。若虚火上炎，可发生金疳。

（3）肺气不宣：肺主宣发与肃降，通调水道。若宣发与肃降失调，水道不利，可致水代谢紊乱，出现眼部水肿、渗出。若宣发不足，不能布散津液，津液不能上输，目失润，可致眼珠干燥。若肺气不利而上逆，可致咳喘气逆、白睛溢血、肿胀、眼部瘀血等。

（4）肺热壅盛：常因风寒、风热等表邪未解，入里化热所致。肺热上壅清窍，可致目肿痛、怕热羞明、眵多硬结、白睛红赤；肺热灼伤目中脉络，迫血妄行，可致白睛溢血。热郁于白睛深处，血热相搏，脉络阻滞，可致白睛里层呈紫红色结节隆起。

（5）大肠实热：肺与大肠相表里，大肠传导失畅、热结肠道，上炎于目，可致白睛红赤肿胀等症。

5. 肾与膀胱

（1）肾阳不足：常因先天禀赋不足，或素体阳虚，年老肾亏，或房劳伤肾，或久病体虚，阴损及阳所致。肾阳不足，命门火衰，不能胜阴，神光失于温煦，可致近视、夜盲、青盲、高风内障等；肾主水，肾阳不足，不能温化水湿，水湿上泛，可致视瞻昏渺、云雾移睛或眼底视衣水肿、渗出，甚至脱离等。

（2）肾阴亏虚：多因年老精亏，久病伤肾，或先天禀赋不足，或热病伤阴所致。肾阴亏虚，精气不能上承于目，目失濡养，可致视物昏朦；晶珠、神膏失养变混，目系失养，而成视瞻昏渺、圆翳内障、云雾移睛、高风内障、青盲等。若阴虚不能制阳，虚火上炎，可致抱轮微红，日久不愈；虚火灼伤黄仁，可致神水混浊、瞳神紧小或干缺；虚火灼伤脉络，可致眼底出血。

（3）热结膀胱：湿热蕴结、膀胱气化失常，水液潴留，水湿上泛于目，可致视衣水肿等。

总之，眼病的发生、发展与变化，既可因一脏一腑的功能失调所致，也可由多个脏腑同时发生病变引起，因脏与脏、腑与腑之间有密切关联，如脏病及脏、脏病及腑、腑病及脏等，其临床表现有时比较复杂，故临床上需认真分析，力求对其病机有全面了解。

（二）经络功能失调

眼通五脏，气贯五轮。经络是精气内外传注的重要通道，眼与五脏之间的联系，经络起着主要的贯通作用。五脏六腑的精气通过经络上输于目，以维持眼的正常功能。若经络不通，五脏六腑之精气不能上输于目，则目失所养，可致上睑下垂、白睛干涩、黑睛失泽、晶珠混浊、神膏混浊等。经络不通，气血阻滞，可致白睛赤脉粗大、眼底脉络阻滞、暴盲等。若邪中经络，经气不利，可致目珠偏斜等。

（三）气血功能失调

气和血是人体生命活动的物质基础，气是脏腑功能的体现，血是脏腑功能的产物，气与血的充足与否，直接反映脏腑功能的盛衰。因此，气血病理与脏腑病理密切相关。脏腑功能紊乱可引起气血功能失调，而气血功能失调又可引发眼病。

1. 气 与眼的关系密切，正如《太平圣惠方》所载"眼通五脏，气贯五轮"。由气的功能失调引起的眼病，病机可分为虚实两类。

（1）气虚：先天不足，年老体衰，劳伤过度，久病失养，脏腑功能衰退，致元气亏虚眼失温养，则可出现气虚性眼病，如青盲、冷泪常流、高风内障、圆翳内障、云雾移晴等；气虚不能摄血，还可致眼内出血。

（2）气陷：久病体虚，脾胃不足，清气不升，反而下陷，出现气陷性眼病，如眼睑下垂、视力疲劳、黑睛翳陷久不平复、青盲、视衣水肿甚至脱离等。

（3）气滞：气宜和畅，切忌郁滞。若七情不畅，情志郁结；或痰湿阻滞，痰瘀内停；或组织外伤，气行不畅等，均可致气滞性眼病。气行不畅，血脉瘀阻，滞塞不通，可致头目胀痛、白睛结节隆起等。

（4）气逆：气机升降，不可太过。若升之太过，则为气逆，如肝气升发太过，可致气火上逆，出现头目胀痛、青风内障、绿风内障、云雾移晴、暴盲等眼病。血随气逆，可致血溢脉外，出现白睛溢血等。

2. 血 《黄帝内经》曰："肝受血而能视。"《审视瑶函》曰："夫目之有血，为养目之源，充和则有生发长养之功，而目不病，少有亏滞，目病生矣。"《古今医统》进一步记载："目得血而能视，故血为目之主，血病则目病，血凝则目胀，血少则目涩，血热则目肿。"说明眼的明视万物有赖于血的濡养，若血的功能失调则可引起眼病。

（1）血虚：常因失血过多，或生化不足，或久病失养、劳瞻竭视、耗损阴血所致。血虚不能养于目，则出现视物昏花、白睛干湿、黑睛不润、青盲等血虚性眼病。血虚生风，上扰于目，可致胞轮振跳等病症。

（2）血热：多由外感邪热或脏腑郁热不解，热入营血，或因阴虚内热，虚火上炎所致。血热炽盛，可致胞睑、白睛赤热肿痛；邪热侵入血分，迫血妄行，溢于脉外，可致白睛溢血或眼内出血；虚火上炎，灼伤脉络，血溢脉外，可致眼内外出血，但出血多缓、量少且易复发。

（3）血瘀：多因外伤、气滞、久病、气虚、寒凝、血热等致血流不畅，或离经之血不能消散所致，产生瘀血内留、胞睑青紫、赤膜下垂、血翳包睛、血灌瞳神、眼底陈旧性出血、眼底血管阻塞、慢性炎症、组织增生、颗粒累累、结节形成、陈旧性眼底病变、色素增生、瘢痕形成、眼刺痛胀痛等血瘀性眼病。临床上血瘀常与气滞并见，或与痰浊互结。

虽然上文分别阐述了气与血的病机，但因为气为血帅，血为气母，气与血两者常互为影响，故临床上常可合并出现气滞血瘀、气虚血瘀、气血俱虚等气血同病的病机。

（四）津液功能失调

津液病机主要表现为津液代谢的异常，在眼部表现为津液不足与水液（湿）停聚两方面。

（1）津液不足：津液能润泽眼组织。若因火热燥邪、烧灼津液，或大汗、吐泻不止，或亡血伤津等，均可致津液耗损，目窍失养。在目外表现为干涩羞明、白睛不润、黑睛失泽等；在目内表现为神水不足、神膏失养，致视物昏花或目无所见等。

（2）水液（湿）停聚：津液输布与排泄的异常，与肺、脾、肾的功能失调，三焦气化不利，膀胱开阖失司等有关。若肺失宣降，脾失健运，肾阳不振；或三焦气化功能失调，水道不利；或膀胱开阖失司，水液内停等，均可致津液代谢失常，出现眼睑水肿、白睛肿胀、视衣渗出水肿，甚至视衣脱离等水湿停聚之症。若神水瘀滞，可致绿风内障、青风内障等。

第三节　眼的结构与功能及五轮学说概要

一、眼的结构与功能

眼是七窍之一，喻为人身之至宝，又称目、眼睛、眼目、目睛等，由眼珠、目系、胞睑、眼带、液道、泪窍、眼眶骨等组成。眼珠通过目系与脑相连，共同完成视物辨色之功。眼带司运转眼珠之职，胞睑、液道、泪窍、眼眶骨等有保护、润养眼珠之功能。

《灵枢·大惑论》中对眼的解剖和功能已作了初步阐述，如"骨之精为瞳子，筋之精为黑眼，血之精为络，其窠气之精为白眼，肌肉之精为约束"，以及"肝受血而能视"及"肝气通于目，肝和则能辨五色"等。以后历代医家又作了补充阐述，《外台秘要·卷二十一》指出"眼之白睛有三重，黑睛只有一层"，并提出"肝管"之说。刘完素有"玄府"之论。清朝王清任通过人体解剖，对目系进行了更科学的描述。通过历代医家的不断观察和总结，人们对眼的结构和功能的认识逐步趋于完善。兹将眼的各部名称和功能分述如下。

（1）眼珠又称目珠子、神珠等。《外台秘要·卷二十一》云："其眼根寻无他物，直是水耳，轻膜裹水，圆满精微，皎洁明净，状如宝珠，称曰眼珠。"眼外形如珠似球，运转灵活。眼的外壳有保护眼珠内部组织的作用。眼珠前部为黑睛，后部为白睛。后连目系，入通于脑。眼珠内包黄仁、神水、神膏、黄精等。

（2）白睛之名见于《诸病源候论·卷二十八》，又称白眼、白珠、白轮、白仁。为肺之精气升腾所结。在五轮学说中为气轮。白睛表面有一层外膜，上有微细血络，外膜之内为白珠，质较坚韧。《证治准绳·七窍门》云："金为五行之至坚，故白珠独坚于四轮。"白睛内包涵神水、神膏，有保护眼珠的作用。一旦被锐器所伤，则有膏伤珠陷之危。

（3）黑睛之名首见于《诸病源候论·卷二十八》，又称黑眼、黑珠、乌睛、乌珠、黑仁、青睛。黑睛为肝之精气升腾所成。在五轮学说中为风轮。位于眼珠前部，后接白珠。内包神水，以涵养瞳神。黑睛晶莹清澈，菲薄娇嫩，易为外邪侵袭，或外伤所损。

（4）黄仁之名见于《银海精微·卷之上》。位于黑睛之后，晶珠之前，浸于神水之中呈圆盘状，菲薄娇嫩，呈棕色，参理微密。中央圆孔称为"瞳神"，它具有展缩功能，如《银海精微》一书论及"瞳神之大小，随黄仁之展缩而变化，黄仁展则瞳神小，黄仁缩则瞳神大"，说明黄仁与瞳神有着密切关系。

（5）瞳神之名见于《证治准绳·杂病·七窍门》，又称眸子、瞳人、瞳仁、金井，简称为"瞳"，即指黄仁中央之圆孔。瞳神由肾之精气升腾所成。在五轮学说中为水轮，乃先天之气所生，后天之气所成，阴阳之妙蕴，水火之精华。气为运用，神则维持。正常之瞳神，黑莹幽深，圆圆端正，阳看则小，阴看则大，变化灵活。

（6）黄精悬于黄仁之后，瞳神之中，神水之内。《目经大成》谓"黄精"在"风轮下，一圈收放者为金井，井内黑水曰神膏……膏中有珠，澄澈而软，状类晶棋子，曰黄精"。黄精晶莹明澈，与瞳神共承视远察近之责。黄精调节失常，或质地改变，均可致视物昏矇；若黄精混浊且成内障，障蔽瞳神，神光不能发越，则不辨人物，仅见三光。值得注意的是，《东垣试效方》中将黄仁亦称为黄精，需加以区别。

（7）神水之名见于《证治准绳·杂病·七窍门》，又称护睛水。在黑睛之后、黄精之四周，神水明净澄澈，不易察见，有护养黑睛、瞳神、黄仁、黄精、神膏之功。神水被火邪蒸灼，则易失去明润清澈之性，而变为混浊，甚则变为黄液。气机郁闭，脉道阻滞，神水瘀留，则眼珠胀硬，头目胀痛。

（8）神膏之名见于《证治准绳·杂病·七窍门》。在黄仁、黄精之后，为清莹黏稠之膏液，有涵养瞳神之功。《张氏医通·七窍门》中记载在金针开内障时，观察到年高卫气不固之患者，神膏质地常稠而不黏。

（9）神光是指眼视物辨色的功能，即能纳山川之巨，近鉴毫发之微，悉云霄之高，尽泉沙之深，辨五色而明视万物。神光取决于人体命门火和心火的盛衰，以及肝胆之精气的充旺与否。《审视瑶函·目为至宝论》云："神光者，谓目中自然能视之精华也，夫神光原于命门，通于胆，发于心，皆火之用事。"

（10）肝管是指眼珠中濡润滋养眼睛的精、气、血、津液的通道，肝管一旦不通，则目内生养之源内绝，而成痼疾，难于治疗。如《外台秘要·卷二十一》论绿翳青盲时谓"此疾之源，皆从内肝管缺，眼孔不通所致也。亦宜须初欲觉时，即须速疗之"。

（11）玄府又称元府。眼中之玄府为精、气、血等升运出入之通路门户，若玄府郁滞，则目失滋养而减明，若玄府闭塞，目无滋养而三光绝。"玄府"一词在《黄帝内经·素问》中已有记载，系指全身汗孔。刘河间在《素问玄机原病式》中发展其说，认为目、耳、鼻、舌均有玄府，谓："然皮肤之汗孔者，谓气液之孔窍也……然元府者，无物不有……乃气出入升降之道路门户也……人之眼耳鼻舌身意神识，能为用者，皆由升降出入之通利也。有所闭塞者，不能为用也。若目无所见，耳无所闻，鼻不闻臭，舌不知味，筋痿骨痹，齿腐，毛发坠落，皮肤不仁，肠不能渗泄者，悉由热气怫郁，玄府闭密，而致气液血脉，荣卫精神，不能升降出入故也。"

（12）目系又称眼系。目系位于眼珠后部，裹撷筋骨血气之精，与经脉并行为系，向后与脑相连，眼之光华所见，最后皆经目系传导于脑，如《医林改错》云："两目即脑汁所生，两目系如线长于脑，所见之物归于脑。"

（13）胞睑之名见于《银海精微·卷之上》。在上者称上眼胞，属脾；在下者称下眼睑，属胃。两者常合称为胞睑，又称睑皮、眼睥、眼皮、约束等。胞睑为肌肉之精气升腾所成。在五轮学说中为肉轮。《灵枢·大惑论》谓"肌肉之精为约束"，《类经》谓"约束，眼胞也，能开能合"。胞睑之边缘为睑弦，又称眼睫。睑弦上下各生一排睫毛，与胞睑共同护卫眼珠，避免风尘外袭及汗水浸渍之害。

（14）眼眦，又称眦、眦头。上下胞睑连接处称眼眦，属心。位于鼻侧者称大眦或内眦，位于颞侧者称小眦、锐眦或外眦。眼眦为血之精气升腾所成。在五轮学说中为血轮。又有大眦属君火，小眦属相火之分。

（15）液道是泪液所出之处。液道开则哭泣泪下。《灵枢·素问》云："目者宗脉之所聚也，上液之道。故悲哀愁忧则动心。心动则五脏六腑皆摇，摇则宗脉感，宗脉感则液道开，液道开故泣涕出焉。"

（16）泪腺常称泪窍，亦名泪孔，位于内眦部。上下眼弦近内眦处各有小孔窍一个，略隆起，贴附于白睛内眦部。泪腺与鼻窍相通。泪液由此排出。

（17）眼带见于《杂病源流犀烛》，又称睛带，有牵转眼珠之功。人之二目能灵活运转，相配协调而不违。与眼带之舒缩功能有关。若眼带功能异常，则目珠运转失灵而偏视。

（18）目眶见于《医宗金鉴·刺灸心法要诀》，又名眼眶、眼眶骨，指容纳眼珠之骨性空腔之四壁，有保护眼珠的作用。骨性空腔呈锥形深凹，称为"眼窠"。

二、五轮学说概要

把眼的5个部分，即胞睑、两眦、白睛、黑睛、瞳神分属于五脏，取其形似车轮圆转运动之意而冠以"轮"字，名曰五轮。五轮即肉轮、血轮、气轮、风轮和水轮。五轮学说主要是以脏腑、五行学说为指导，阐述五轮之生理功能、病理变化及相互关系（图2-1）。

五轮学说是眼与脏腑相关理论的重要组成部分，是中医眼科的基础理论。它将眼从外向内分为肉轮、血轮、气轮、风轮、水轮五个部分，分别内应脾、心、肺、肝、肾五脏，用以说明眼与机体内在的生理、病理联系。它是脏腑学说在眼科领域的延伸和发展，是中医眼科独特理论之一，是指导眼科临床的重要理论和方法。

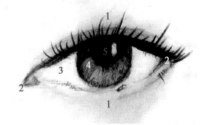

图2-1　五轮图解
1. 胞睑对应肉轮：内应脾；2. 两眦对应血轮：内应心；3. 白睛对应气轮：内应肺；4. 黑睛对应风轮：内应肝；5. 瞳神对应水轮：内应肾

三、五轮学说的起源与发展

（一）五轮学说的起源

1. 五轮　五轮学说是在《黄帝内经》五行学说、脏象学说的影响下，通过同类比象、司外揣内、由里推表等方法推行络绎而成。隋唐时期频繁的中外医学交流，特别是印度医学的地火风水四原质学说在五轮学说的起源中起到一定作用。我国现存医学著作中，"五轮"首见于宋《太平圣惠方·眼论》。

五轮源于《黄帝内经》。《灵枢·大惑论》载："五脏六腑之精气，皆上注于目而为之精。精之窠为眼，骨之精为瞳子，筋之精为黑眼，血之精为络，其窠气之精为白眼，肌肉之精为约束，裹撷筋骨血气之精而与脉并为系，上属于脑，后出于项中。"这一论述首先指出眼的各个部分与脏腑的关系，为五轮学说的建立奠定了基础。

五轮的命名中，"轮"取眼球圆而运转之意。明朝傅仁字所著《审视瑶函·五轮所属论》明确指出"五轮者，皆五脏之精华所发，名之曰轮，其象如车轮圆转，运动之意也。"清朝顾锡所著《银海精微·五轮解》更进一步认为"目有五轮，禀于五行，原于五脏，轮取圆转层护，犹之周庐环卫，以奠皇居也"。以上均概述了"轮"的含义：一是指眼球形圆；二是指眼球运动自如；三是指眼球周围对眼有护卫的作用。

2. 五轮与五行 五轮学说中的"五"原指五行中的木、火、土、金、水五种物质。古人认为，这五种物质为无形之气聚合而成的物质材料，其本原是元气。人体及自然界的各种物质根据自身属性特点，最终归为五大类。如五轮中的"风"和"水"为五行本名，风数在五气中为肝，主木，黑睛属肝，该轮病变变化多而发展快，与"善行而数变"之"风"的特征相似，故称为风轮。瞳神属肾，肾主骨，"骨之精为瞳子"，但在五行中肾主水，为水脏，故称为水轮。火在五气中属心，主血脉，内外眦属血轮；土在五气中属脾胃，上下胞睑属脾，脾主肌肉，为肉轮；金在五气中属肺，肺主气，白睛属肺，故称气轮。《灵枢·大惑论》中与眼相关的论述是五轮学说起源的基础之一。

3. 五轮与五脏 《黄帝内经》论述眼与脏腑的关系，从外观轮廓上将眼划分为几个不同部位，分别与脏腑相连属。《灵枢·大惑论》曰："精之窠为眼，骨之精为瞳子，筋之精为黑睛，血之精为络，其窠气之精为白眼，肌肉之精为约束。"这一论述已经将眼明确分为瞳子、黑睛、白睛、络、约束等。而根据"肝主筋"（《灵枢·九针论》）、"诸气者，皆属于肺"（《素问·五脏生成篇》）及"心主脉，肺主皮，肝主筋，脾主肌，肾主骨"（《灵枢·九针论》）等理论，进一步分析联系，实际上已经将白睛分属于肺，黑睛分属于肝，瞳仁分属于肾，初步将眼与脏腑对应，故明朝楼英所著《医学纲目·肝胆部·目疾门》曰"此则眼具五脏六腑也，后世以内外眦属心，上下两睑属脾，白眼属肺，黑眼属肝，瞳子属肾谓之五轮，盖本诸此也"，显现出五轮学说的雏形。因此将眼作为五官之一时，目为肝之窍，眼与肝关系密切，但将眼作为一个独立器官时，白睛、黑睛、瞳仁又分属于不同脏腑。《黄帝内经》中有关这种眼与脏腑关系的独特论述是建立在古代解剖实践、藏象学说、阴阳五行学说等理论基础上，充分体现了祖国医学眼与全身密切相关的整体观念。

（二）五轮学说的形成

在《黄帝内经》五行学说、脏象学说基础上起源的五轮学说的雏形，经过历代医家的不断阐述、补充，逐渐形成较为完善的中医眼科基础理论。晚唐时期《刘皓眼论准的歌》把眼的5个部位与五脏联系，"眼中赤翳血轮心，黑睛属肾水轮深，白睛属肺气轮应，肝应风轮位亦沉，总管肉轮脾脏应，两睑脾应病亦侵"。该书中将黑睛称为水轮，且在内无形，位置不够清楚；血轮的位置赤翳当为细小赤脉，亦未明确定位于两眦。

北宋初期《太平圣惠方·眼论》首先载入了刘皓的五轮论述，并对其内容进行了多方面的补充改进，如将肾对应于瞳仁改为配水轮，在该书"眼论"中明确指出，"眼有五轮，风轮、血轮、气轮、水轮、肉轮，五轮应于五脏，随气之主也。肝者在脏为肝，其色青，其味酸，属东方甲乙木也，王于春，肝气通于目，左目属甲为阳，右眼属乙为阴，肝生风，眼有风轮也。虽有其名，形状难晓，与水轮相辅也。心者在脏为心，其色赤，其味苦，属南方丙丁火也。王于夏，心生血，眼有血轮也。血轮与肉轮相连。赤黑色是也，此轮忌针。脾者在藏为脾，其色黄，其味甘，属中央戊己土也，王于四季十八日，脾生肉，眼有肉轮也，肉轮在外，郁郁黄白色，今俗为白睛也。肺在藏为肺，其色白，其味辛，属西方庚辛金也，王于秋，肺主气，眼有气轮也，气轮在肉轮之下，隐而不见也。肾在藏为肾，其色黑，其味咸，属北方壬癸水也，王于冬，眼有水轮也，水轮在四轮之内，为四轮之母。能射光明，能视万物，今呼为瞳人也"。这是借助《黄帝内经》中关于五轮、五方、五色、五味的医论来说明五轮与机体内在的生理病理关系，但是在配位上混而不清。该书关于五轮配位的突出之处是明确了水轮的定位，并对其功能进行了清晰阐述。

南宋后期杨士瀛所著《仁帝直指方论·眼目方论》对五轮定位进行了详细明确的论述，"眼者，五脏六腑之精华……其首尾赤属心，白睛属肺，其乌睛圆大属肝，其上下肉轮属脾，而中间黑瞳一点如漆者，肾实主之，是属五脏，各有证应，然论其所主，则瞳子之关系重焉"。这种五脏配属关系一直沿用至今。该书还就五脏虚实与五轮病症互相联系，提出"五脏各有证应"，充实了五轮证治理论。元朝危亦林所著《世医得效方·眼科》对五轮在病因和证治上的补充很有意义，使五轮理论逐步与临床实践相结合。宋朝《银海精微·五轮解》则将《刘皓眼论准的歌·龙木总论》中的"五轮歌"及与之相配的"五轮图式"与《仁斋直指方论·眼目方论》的五轮配属并列。《眼科龙木论》是《龙木总论》与《葆光道人龙木集》的合订本，故其中收录的五轮学说内容也有《刘皓眼论准的歌》与《太平圣惠方》两种，对五轮的部位及所属经脉比较统一，初步形成了五轮学说的内容。

（三）五轮学说的内容

五轮的定位历代均有不同，自明朝以后逐渐趋于统一。综合历代医著五轮定位及其生理状态归纳如下。

1. 肉轮　部位在胞睑，在眼珠之前方，分上下两部分，称上下胞睑，包括睑弦、睑内、约束等。在脏属脾，脾主肌肉，故称肉轮。脾与胃相表里，故肉轮疾病与脾胃功能之变化有关。胞睑有司开合、保护眼球之功能。

2. 血轮　部位在两眦，即大小眦，大眦内之红色肉状隆起，以及眦部血络、泪窍等，在脏属心，心主血，故称血轮。心与小肠相表里，故血轮疾病与心和小肠病变有关。两眦有润养眼珠和排泄泪液作用。

"血之精为络"（《灵枢·大惑论》）及"眼中赤脉血轮心"（《银海精微·五轮之图》），因此血轮应包括眦部之血络。

3. 气轮　部位在白睛，在脏属肺，肺主气，故称气轮。肺和大肠相表里，故白睛疾病与肺和大肠病变有关。白睛质地坚固致密，有护卫风、水轮之功。

4. 风轮　部位在黑睛，其后方为黄仁及瞳仁，在脏属肝，肝主风，故称风轮。肝与胆相表里，故黑睛疾病与肝胆病变有关。黑睛有保卫涵养之功，故风轮有损，则祸及瞳仁。

5. 水轮　部位在瞳仁，内有神水、晶珠、神膏、睛膜、视衣、目系等，在脏属肾，肾主水，故称水轮。肾与膀胱相表里，故水轮所属部位之疾病与肾和膀胱有关。瞳仁之功能为司视觉。

明末时期《审视瑶函·目为至宝论》曰"瞳仁乃先天之气所生，后天之气所成……血养水，水养膏，膏护瞳仁""五轮之中，四轮不能视物，唯水轮普照无遗"，明确指出水轮的生理功能在五轮中的重要性。

（四）五轮学说的发展

明朝以后，在眼病证治中采用五轮学说者众多，在五轮定位、五轮病因病机、五轮病证治等方面有所补充和发展。

1. 五轮定位的补充发展　明朝王肯堂所著《证治准绳·杂病·七窍门》在南宋后期《仁斋直指方论·眼目方论》的基础上，把肉轮的上下眼睑和血轮的内外两眦分开，分别归属脾、胃、心与小肠。

《医学心悟·入门辩证决·目》将肉轮配眼眶，血轮配红丝，气轮配白睛，水轮配瞳仁。五轮学说在明清及以后的发展过程中，以《仁斋直指方论·眼目方论》为基础加以补充的理论逐渐成为主流，为多数医家所公认。

2. 五轮病因病机的发展 在南宋时期的《仁斋直指方论·眼目方论》中，已经有部分五轮病因病机的论述，《世医得效方·眼科》在此基础上分述五轮病因病机，如"风轮病，因喜怒不常，作劳用心，昼凝视远物，夜勤读细书，眼力既劳，风轮内损，其候眦角尤涩，睛内偏虚，视物不明，胞睑紧急，宜祛风药。血轮病，因忧愁思虑，悲喜烦劳，内动于心，外攻于目，其候赤脉缠眦。白障侵睛，胞睑难开，昏暮多涩，日久不治，失明愈深。宜清心凉血药"。明朝徐春甫编著的《古今医统大全·眼科》对五轮病症进行了补充修改，如"血轮病因心经火热惊恐所生，宜泻心凉肝，所病大小眦赤烂，多先浮翳。血灌瞳仁，大眦先赤，小眦后赤，皆属于心"。

明朝李梴所著《医学入门·杂病分类·风类》除了将五轮分属五脏外，又将经络与五轮联系，如在论述肉轮病变时，曰"肉之精曰肉轮，又上胞睑，内锐眦，系足太阳经脉。风证，轻者胞弦紧急，重者上下睑似朱涂而生疮，久则生翳，乃风热下。或眼皮如胶凝，肿似桃李，时出热泪，乃风毒也"，已将五轮的病因病机与经络联系起来。

3. 五轮学说应用于治疗的发展 五轮学说在形成之始即有辨证论治的记载，但不完整。如《龙树菩萨眼论·卷三》曰"若针损血轮，血随针出，不得止"，说明轮病针刺的宜忌。《太平圣惠方·眼论》中有轮病证候及证治相应脏腑的记载。南宋时期《仁斋直指方·眼目方论》则在列出各轮病症之后说明了用药规则，即"眼之为患，多生于热，其间用药，大抵以清心凉肝，调血顺气为先，有如肾家恶燥，设遇虚证，亦不过以当归、地黄辈调养之，轻用温热药不可也"。

明朝《明目至宝·明目赋》则在"太玄真人论眼病五轮所属"中记录"五轮者，肝属木，曰风轮，在眼为乌睛；心属火，曰血轮，在眼为二；脾属土，曰肉轮，在眼为上下胞；肺属金，曰气轮，在眼为白睛；肾属水，曰水轮，在眼为瞳子"。

明朝李梴所著《医学入门·杂病分类·风类》进一步将每轮病变分为虚实两类，每类均有方药。

明朝王肯堂所著《证治准绳·杂病·七门》在五轮学说的发展中具有特殊意义。其在"五轮"专论中将五轮、五脏、五行、五方、五色、天干、地支等结合起来论述，认为五轮为五行之精所生，并以五行生克说明轮间病变的病机变化；从部位、生理、病理方面明确说明了瞳神属肾，强调了它在五轮中的重要性："唯此一点烛照鉴视空阔无穷者，是曰水轮，内应于肾，北方壬癸亥子水也，其妙在三，胆汁肾气心神也。五轮之中四轮不鉴，唯瞳神乃照物者……或曰瞳神水也气也血也膏也，曰非也，非血非气非血非膏，乃先天之气所生，后天之气所成，阴阳之妙用，水火之精华……而午前则小，午后则大，亦随天地阴阳之运用也"。这不但形象说明了"非血非气非水非膏"之瞳孔功能，也阐述了能照视万物、空阔无穷的广义瞳神，即瞳孔后组织的重要功能。

明末清初傅仁宇所著《审视瑶函·目为至宝论》在《证治准绳·杂病·七窍门》的基础上，撰写了"五轮所属论"与"五轮不可忽论"两篇专论，对五轮与五脏相应的标本关系在理论上进行了较系统的阐述，为五轮学说的临床应用奠定了理论基础。

4. 五轮学说的现代研究　五轮学说在现代眼科专著中受到多数学者的重视，如陆南山在《眼科临证录·五轮学说简介》中提到"中医眼科辨证的理论依据以五轮学说为主"；陈达夫在《中医眼科六经法要》中提到"目病须分五轮，审八廓，辨六经。五轮者何?划分眼部之代名词也"。西医眼科专著中，上海第一医学院附属眼耳鼻喉科医院眼科教研组编著的《眼科学》也详细评价了五轮学说，认为中医轮脏相关学说用以指导眼科疾病诊治，确有一定的临床实用价值。特别强调了眼的局部病变和全身整体的关系，在临床上有重要的指导意义。

在现代中医眼科教育中，五轮学说被列为眼科的一项重要内容加以讲授，同时用西医生理解剖名词充填于五轮之中，使其具有新的含义和内容。

四、五轮学说的临床应用及其意义

五轮学说通过观察各轮外显症状去推断相应脏腑内蕴的病变，进而拟定理法方药。历代中医医著对五轮辨证不断补充修改，现归纳如下。

1. 肉轮在脏属脾，脾与胃相表里

（1）实证：胞睑红肿热痛，胞睑肿如桃，多属脾胃积热，兼紫赤热结者挟有血瘀；若红肿痒痛湿烂，为风赤疮痍之类，多属脾经风热挟湿；若皮下生硬结，触之不痛，推之可移，肤色如常，为属燥而风盛；若赤烂而腥秽，为热毒交炽；睑内颗粒累累，如花椒粟米，属椒疮、粟疮之类，多为脾胃湿热蕴积兼血热瘀滞。

（2）虚证：胞睑浮肿，皮色光亮，不红不痛，如胞虚如球之类，多属脾虚有湿；胞轮振跳或瞬目频频，多属脾气虚而挟风；胞睑内色淡，多为脾虚而血少；目眨，多为脾虚而肝旺；上胞下垂，无力上举，多属中气不足，脾虚气陷。

在治疗上，尚需结合望闻问切，四诊合参，如实热证，多见苔黄口臭、便秘脉数，常用清胃散、银翘散、除湿汤之类；虚证常兼身倦乏力、脉沉舌淡等，治宜补脾益气，常用补中益气汤之类。

2. 血轮在脏属心，心与小肠相表里

（1）实证：两眦赤脉传睛，粗大深红，为心经实火；两眦赤脉隐现，色淡，为心经虚火；两眦赤脉如缕，胬肉攀睛，多属心肺风热，脉络瘀滞；内眦赤肿疼痛，为心经邪毒炽盛；两眦溢脓，不红不肿，为心经郁热挟湿。

（2）虚证：两眦痒涩，泪下无时，泪水清稀，迎风流泪，多为心脾亏虚。

治疗上，血轮实证，多兼舌红、溲赤、脉数等，治多以清心泻火为主，常用导赤散之类；血轮虚证，常见舌尖红、脉细、心烦少眠，常用补心养血之法，方如归脾汤之类。

3. 气轮在脏属肺，肺与大肠相表里

（1）实证：白睛赤脉弥漫，色泽鲜红，眵多胶黏，多为天行赤眼，多属肺经实火；若赤脉粗大迂曲，色泽暗红，为热郁血滞；白睛暴赤，浮肿弥漫，状若鱼鳔，泪热刺痛，多属暴风客热，为风热毒邪犯肺；白睛结节，状如粟粒，赤脉环绕，为肺经郁热；若扁平如豆，颜色暗红，触之疼痛，为肺经火毒郁结。

（2）虚证：若白睛赤脉细小，色泽淡红，为肺经虚火；白睛淡红，疼痛不甚，时作时止，多为肺肾阴虚。

在治疗上，气轮实证，多用清肺泻火之法，方如泻肺饮、泻白散之类；虚证，多用养阴清肺之法，方如养阴清肺汤。

4. 风轮在脏属肝，肝与胆相表里

（1）实证：黑睛星翳，色泽浮嫩，时隐时现，反复发作，多为聚星障之属，为肝经风热毒邪；若翳膜渐浮，中间凹陷，状如花瓣，色白或黄，甚者深陷如钉属花翳白陷，为肝胆之火内炽；若翳黄浮嫩，状若凝脂，基底溃陷，境界不清，称凝脂翳，为肝胆实热火毒；若兼见风轮后黄液上冲，色黄或稠，剧痛难忍，为肝胆脾胃热毒壅盛；翳在黑睛深处，赤脉满布，行径如梳，为混睛障，为肝经风热毒邪兼血分有瘀，瘀热郁蓄。

（2）虚证：若翳色灰暗浮软，白睛淡红，多属脾虚肝旺；翳不敛或时隐时现，为肝阴不足或气血不足；翳色固定，色白如瓷，边界清晰，均属老翳、宿翳范畴。

在治疗上，风轮实证，多见口苦咽干，苔黄脉弦，羞明流泪，抱轮红赤，治宜清肝泻火、清利湿热，常用龙胆泻肝汤、三仁汤、新制柴连汤；虚证，多见纳呆消瘦，红赤不显，舌淡脉细，常用补肝明目法，方如羊肝丸、托里消毒散、六味地黄丸等。若遗留翳障，宜分新久，治以退翳明目，方如消翳汤、拨云退翳丸等。

5. 水轮在脏属肾，肾与膀胱相表里

（1）实证：瞳神紧小或干缺不圆，目赤疼痛，为肝胆实热；瞳神散大变形，头昏脑胀，头疼如劈，眼痛如锥，属绿风内障，多为肝经实火。

（2）虚证：瞳神紧小或干缺不圆，目微红隐痛，时轻时重，为肾阴不足，虚火上炎；瞳神渐大，来势缓慢，视矇，多为青风内障，为肾阴不足；瞳仁内色白，视力渐减，为肾精虚弱，目失濡养，多属圆翳内障；瞳神正圆，视物昏矇，眼前黑影，视瞻昏渺，或视直如曲，多为湿浊上泛；若视力骤降，多属暴盲，有虚有实。

在治疗上，水轮病变最为复杂，须结合全身证候及内眼检查进行辨证。总的来说，实证多发病急，视力骤降，或局部红痛，兼口苦咽干，便秘苔黄，脉弦有力，如五风内障、瞳神紧小之类，治多以平肝泻火为主，方用柴胡清肝散、龙胆泻肝汤、羚角钩藤汤之类；虚则视物昏花，腰酸耳鸣，治疗多用补益肝肾之法，方如六味地黄丸、加减驻景丸之类。

6. 五轮学说在眼病临床诊治中的指导意义

（1）五轮学说是眼与脏腑相关理论的重要组成部分：眼科认识眼与脏腑的关系，包括两方面内容。一方面，《黄帝内经》谓"五脏六腑之精气，皆上注于目而为之精"，这是从整体的角度认识眼与脏腑的关系，说明五脏六腑皆与眼有关。而五轮学说则是眼脏相关的另一方面，根据中医学以五脏为中心的学术特点，从功能和部位相近的角度，把眼部组织划分为五个部分，以便与五脏相配属，并分别与相应脏腑联属，从而认识眼的生理病理。所以五轮学说是从划分部位的角度，进一步说明眼与脏腑的关系，实质上是一种眼与脏腑分属。可见五轮学说与眼和脏腑关系的理论核心相同，且互为补充，只是宏观与微观的区别，两者都有十分重要的临床意义。

（2）作为眼病的分类依据：五轮把眼部划分为胞睑、两眦、白睛、黑睛、瞳神五个部分。现代中医眼科，则将其作为对眼病分类的依据。如胞睑疾病、白睛疾病、黑睛疾病等，分别代表着各自对应的一大类眼病。部分眼病涉及多轮或因其他原因无法用五轮进行分类者，则归入其他眼病类或眼外伤。

（3）指导眼病的辨证论治：五轮学说临床意义的重要方面，还在于指导眼病的辨证论治。五轮分别与所属脏腑相应，轮为标，脏为本。轮之有症，可测脏腑之病理改变，脏之有病，可见于轮。临床辨证论治中，由于五轮学说的运用，才使脏腑辨证及病因辨证能恰当地运用于眼病的证治。如红眼病的暴发红赤、痒涩眵泪，红赤眵泪为热，病急痒涩为风，知其病因为风热，根据五轮学说白睛属肺，即可辨证为肺经风热；凝脂翳中的实热证，因黑睛属肝，称风轮，故辨为肝经实热，用龙胆泻肝汤。在强调五轮指导辨证论治的临床意义的同时，还要注意五轮与五脏的分属，不可分割开来看，切勿机械地理解生克乘侮、相互传变、相互影响，多轮病变常有发生，况且还有实则泻其子、虚则补其母、安其未受邪之地等讲究。而临床上病情千变万化，错综复杂，必须全面分析，才能得出正确结论，采用恰当措施。尤其是对于水轮病变，既应从肾论治，又要兼顾肝肾的密切关系，还当结合不同眼病，采用不同方药，而不是单从肾治。但水轮病变的后期，为了明目，往往从肝肾着手，这又需从水轮属肾、肝主藏血、肾主藏精的方向理解其证治。

（亢泽峰　张丽霞　邢　凯）

参考文献

段俊国，2013. 中西医结合眼科学 [M]. 北京：中国中医药出版社.

傅仁宇，1958. 审视瑶函 [M]. 上海：上海卫生出版社.

李传课，1997. 新编中医眼科学 [M]. 北京：人民军医出版社.

李凤鸣，1999. 眼科全书 [M]. 北京：人民卫生出版社，1363-1367.

李凤鸣，2005. 中华眼科学 [M]. 2 版. 北京：人民卫生出版社.

石学敏，2007. 针灸学 [M]. 2 版. 北京：中国中医药出版社，6，9-88.

唐由之，1985. 中国医学百科全书·中医眼科学 [M]. 上海：上海科学技术出版社.

徐又芳，1997. 中医五官科名著集成 [M]. 北京：华夏出版社，8，11-200.

郑燕林，2017. 王明芳眼科诊疗经验集 [M]. 成都：四川科学技术出版社，5.

作者简介

亢泽峰　主任医师，教授，博士生导师，"岐黄学者"，国家中医药管理局重点专科中医眼科协作组组长，中国中医科学院眼科医院副院长，中华中医药学会眼科分会秘书长兼常委，中国民族医药学会眼科分会执行会长，北京中西医结合学会副会长兼眼科专业委员会主任委员，《中国中医眼科杂志》主编等，发表论文60余篇。

张丽霞　主任医师，博士生导师，中国中医科学院"中青年名中医"，中华中医药学会眼科分会常委、秘书长，《中国中医眼科杂志》编委，发表论文40余篇，主持国家自然科学基金项目及省部级项目10余项，作为主要成员获相关科学技术奖10项，获软件著作权4项，专利1项。

邢　凯　中医眼科学硕士，主治医师，中华中医药学会眼科分会青年委员，北京中西医结合学会眼科分会青年委员，北京市昌平区中医医院眼科医师，主编书籍2部，发表论文20余篇。

第三章　中华眼科现代史

第一节　我国现代眼科学的建立

一、西方眼科学的传入

明朝末期（公元17世纪）西方传教士邓玉函（Terrenz，1576～1630年）与罗雅谷（Rho，1593～1638年）等翻译西医解剖学相关内容，并于1643年出版了《人身说概》及《人身图说》。《人身说概》"目司"一章介绍了眼的解剖生理。1807年英国人马礼逊（Morrison，1782～1834年）来广州传教，1820年他与英国东印度公司船医李文斯顿（Levingstone）在澳门开设诊所，兼治眼病。1827年英国东印度公司又派眼科医生郭雷枢（T. R. Colledge，1797～1879年）到澳门开设眼科诊所。1834年美国伯驾医生（P. Parker，1804～1888年）到广州传教，次年在广州开设"眼科医局"，后迁址并扩建为博济医院（1835年），1866年在该院内设医校，这是最早的由在华传教医生设立的医院和医校。博济医院开院后为一白内障患者施行手术，因效好而扬名，并以带徒弟的方式训练3名中国助理施行眼科和外科手术。其中，关阿铎（Kwan A-To）能施行眼翼状胬肉切除、睑内翻矫正、白内障等手术，是第一位接受西方医学训练的中国眼科医生。1836年郭雷枢建议教会多派医生到中国，通过医病并行的方式传教。随着鸦片战争后一系列通商口岸的开放，在厦门、宁波、上海、广州、福州等地相继设立教会医院，并建立西医诊所诊治眼病或设眼科，如宁波华美医院（1843年）、上海仁济医院（1844年）、汉口仁济医院（1866年）、天津马大夫医院（1868年），以及宁波马高温（Macgowan）眼病诊所（1843年）、北京雒魏林（Lockhart）眼科诊所（1861年）。之后美国教会的美籍医生贺庆（Hopkins）在北京办同仁医院（1886年），加拿大教会在成都办华西协合大学存仁医院（1929年），波兰籍神父宣蔚仁（Sunievitch）在河北邢台建顺德府公教医院（1932年）等。1924年，法国医生卢梭望（Lossouarn）在天津建华洋防盲会（现天津市眼科医院）。此外，还通过书籍传播眼科专业知识，如传教士嘉约翰（John Glasgow Kerr）翻译的《西医眼科撮要》《外科手术：卷六 眼科手术》，尼尔（Neal）及杰利森（Jellison）等翻译的《眼科名词》，美国传教医师盈亨利（J. H. Ingram）译的《屈光学全卷》（图3-1）等。

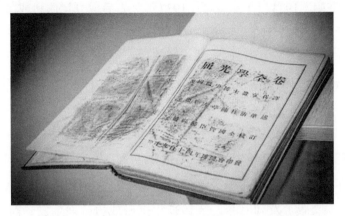

图3-1 《屈光学全卷》
（山东眼科博物馆藏）

二、现代眼科学的建立

19世纪下半叶到20世纪早期，我国开始建立医学院校，并开设眼科课程，但此时的眼科课程多与耳鼻喉科课程合并，内容简单。1921年，北京协和医学院才将眼科课程与耳鼻喉科课程分开。1916年李清茂（1884～1946年）由美归国，任北京协和医院眼科代主任及助理教授，1924年他开办以中文授课的眼科进修班，翻译《梅氏眼科学》并将之作为教材，该进修班的大多数学员后来成为我国现代眼科学的骨干。北京协和医学院还聘请国外眼科专家任教或讲学，如1922～1923年奥地利维也纳大学的富克斯（Fuchs）父子，1928～1932年的皮拉特（Pillat）、沙士文（Salzmann）、克朗费尔德（Kronfeld）等，他们都对我国现代眼科学的发展起了积极作用。美国人彼得森（Peterson）、加拿大人韩培林（Cunningham）等亦在成都华西协合大学教授眼科。除李清茂外，毕华德、周诚浒、林文秉、陈耀真、罗宗贤、刘亦华、郭秉宽、刘以祥、石增荣、张锡祺等相继回国投身我国眼科事业。

我国不少城市，甚至边远地区，也先后建立起了眼科医院或眼科学重点医院。我国自办的医学院校，如天津医学馆（1881年）[即后来的北洋医学堂（1893年）、海军医学堂（1914年）] 及北京医学专门学校等也培养了不少新型医学生。

1937年抗日战争全面爆发后，很多大学、医院的眼科内迁，也有些眼科医生留在日占区为居民诊治眼病。虽由于战乱，条件艰苦，但大后方的眼科工作者仍努力工作。

抗日战争胜利后（1945～1949年），大部分大学、医院的眼科迁回原地，与留守的眼科合并、整顿，充实了当地的眼科力量，在眼科学术方面做出了贡献。

20世纪30年代，毕华德等在北京（1932年）、周诚浒和刘以祥等在上海（1932年）、陈耀真在济南（1934年）和成都（1937年）先后成立了眼科或眼耳鼻喉科学会，开展学术交流活动。1937年在上海举行中华医学会第十二届全国会员代表大会时，出席会议的眼科代表发起成立中华眼科学会的倡议，推举周诚浒为第一任会长，林文秉为副会长，不久学会因抗日战争而停办；1947年复会，林文秉当选为第二任会长，陈耀真为副会长。

眼科学的文字学术交流开始于1887年创刊的《博医会报》（*The China Medical Journal*），其以英文刊出眼科论文。1915年中文版《中华医学杂志》创刊并开始发表眼科论文。1929年毕华德等在《中华医学杂志》（英文版）组刊眼科专号，翌年又于《中华医学杂志》（中文版）发刊专号，至1937年抗日战争全面爆发，前后共刊出10期。1931年高文翰、石增荣等在东北创办《启明眼科杂志》，但因经费困难，不久停刊。陈耀真等于1937～1949年在成都继续支持《中华医学杂志》刊登眼科文稿。

第二节　我国眼科学的发展

一、中医眼科学的发展

随着西方医学的传入，传统的中医学受到挑战，19世纪末，出现了影响较大的中西医汇通派。1892年唐容川在所著《中西汇通医经精义》中对中西眼科解剖作了简单比较。1926年眼科医师陈滋完成《中西眼科汇通》一书，该书列举了中医眼科与西医眼科解剖、病名的对照，如胞睑—眼睑、睛帘—虹彩（虹膜）、偷针—麦粒肿（睑腺炎）、漏睛—慢性泪囊炎等，该书按解剖部位分章节，以中医病名为主，以西医病名为对照，治疗则以中医为主。

1949年以后中医受到政府重视，1955年在北京成立中国中医研究院（现为中国中医科学院），中医医生唐亮臣、姚和清、韦文贵均受聘于该院。另外，陆南山、陈达夫、黄省三等都为弘扬中医眼科学做出了贡献，唐由之于20世纪60年代通过中西医结合进一步探索金针拨障术，并取得较好的临床疗效。2003年中国中医研究院又成立了眼科医院。

1956年起，在北京、上海、广州、成都成立4所中医学院（后改为中医药大学），并设有眼科课程，旨在培养新型中医眼科医生。不少地方也建立了中医眼科，新型中医眼科医生开始应用眼科的现代诊断技术和手术方法。同时,《中医眼科学》等教材及《中国中医眼科杂志》的发行等促进了中医眼科学的发展。另外,有的中医药大学成立了眼科研究所,并扩大了国际交流与合作。

二、我国不同地区眼科学发展

(一)内地(大陆)的眼科学发展

随着我国医学事业的发展,眼科学也呈现一派新气象。随着医疗保健的发展,政府为医学事业的发展提供了大量经费,亦为我国眼科学的发展创造了条件。20世纪50年代初期,大学院系调整,为我国眼科人才培养创造了条件,如设立眼科专修班,为我国眼科培养了大批专业工作者。另外,当时眼科器械、设备缺乏,国内开始自制,建立了专业眼科器械厂(如苏州眼科医疗器械厂),逐步解决了眼科器械、设备的供应问题,保证了我国眼科的迅速发展。改革开放后,我国经济的快速增长和“科教兴国”战略的实施,更有力地促进了我国现代眼科学的发展,我国眼科专业医生队伍迅速壮大。据调查,1950年时我国眼科医生(眼科学会会员)不过101人,但到2020年,我国(不包括香港、澳门和台湾)眼科医生已达4万多人。我国各省、自治区、直辖市的县级及以上医院大多设置了眼科,眼科发展出现了新形势。

1. 防盲治盲的战略性转变　中华人民共和国成立初期,沙眼是我国首位致盲性眼病,我国曾在全国范围内开展沙眼的大规模群防群治工作,并将此列入国家农业发展纲要。经普及防治后,沙眼致盲率迅速下降,甚至我国已基本消灭了沙眼病,非感染性眼病白内障成为首位致盲性眼病。1984年我国成立全国防盲指导组,防盲治盲工作重点转到白内障复明手术上。依靠各种形式的活动,如医疗队、健康列车等及国际合作,仅2005年就施行白内障手术57万例,2009年增至104万例,共有105个县获“全国防盲先进县”称号,并逐步通过广泛应用现代白内障摘除及人工晶状体植入术,极大改善患者术后的视力和生活质量。防盲工作亦进一步关注低视力患病率及低视力眼病,如屈光不正、弱视、青光眼及眼底病等的预防,特别是近年来国家高度重视儿童青少年近视防控工作,全民动员,及时加强防控措施,已取得有效的控制。

2. 现代新疗法、新技术不断推广应用并与国际接轨　人工晶状体植入、屈光性手术、玻璃体切割术等新一代治疗技术及相关仪器设备或材料的引进、推广应用,极大地提升了我国眼科临床的诊治水平。例如,采用眼底荧光血管造影(FFA)、吲哚菁绿血管造影(ICGA)、彩色多普勒成像术、超声生物显微镜(UBM)、共焦激光扫描检眼镜（cSLO）、光学相干断层成像（OCT）和视网膜厚度分析仪等高水平诊断检测分析技术及测定视网膜功能的新型视觉电生理技术，进一步对视觉系统层次结构及视细胞功能进行研究，并将其应用于婴幼儿白内障患者手术预后等的客观评价。我国在视网膜电图及光强度-反应函数、对比敏感度电位阈值测定、生物电反应波形频谱分析等技术建立或将其应用于病因及发病机制分析方面做出重要贡献。计算机自动视野仪、高分辨率视野检查等影像学技术应用于青光眼早期诊断，也取得一定成效。

3. 基础研究发展迅速，学术水平日益提高　1955年中国科学院微生物研究所汤飞凡等与北京同仁医院张晓楼等合作，在世界上首先分离培养出沙眼衣原体，有力地推动了沙眼病因和防治研究，这也成为我国迄今为止对世界眼科宝库最重要的贡献。改革开放后，随着分子生物学等学科的迅速发展，我国在眼科遗传学、病理学、免疫学、细胞或基因工程学方面也有所进展，如中山大学中山眼科中心建立了视网膜母细胞瘤细胞株，对高度近视做了多个基因定位；浙江大学医学院附属第二医院眼科中心和华中科技大学先后报道了在中国人家系中*CRYAB*基因、*MIP*基因、*CRYAA*基因、*CRYGC*基因的不同位点突变导致的先天性白内障；温州医科大学创建了巩膜缺氧在近视发病机制中所起作用的学说，并将结果发表于*Proc Natl Acad Sci USA*；北京同仁医院创建了跨筛板压力差在青光眼视神经损害中的机制研究，并将结果发表于*Prog Retina Eye Res*。我国在眼科临床研究方面（如对葡萄膜炎、角膜移植排斥反应、视网膜视神经病变等的研究）也取得了可喜成就，如中山眼科中心和重庆医科大学对葡萄膜炎的系统研究并出版相关专著；山东省眼科研究所和北京眼科研究所对感染性角膜炎、角膜手术和角膜替代品的研究等。

4. 大样本疗效监测是我国眼科学发展的一大特色　我国人口众多，地域广阔，各种药物或手术治疗等均有较大样本监测，眼科领域除白内障、青光眼防治外，对于视光学、低视力、近视及弱视等的防治和研究力度也明显加强。

5. 国内和国际学术交流日益活跃，眼科学术团体不断壮大　虽然1937年我国已创立中华医学会眼科学会，但到1950年会员仅101人。1949年以后，各省市陆续成立眼科分会。1950年8月23日在北京召开中华医学会全国会员代表大会，出席会议的眼科代表于8月25日举行眼科学术会议，并选举了第一届中华医学会眼科学会委员会，由毕华德、罗宗贤分别任正副主任委员。此后，该眼科学会在中华医学会全国性眼科学术会议上进行学术交流和委员会改选。1965年在武汉召开了全国眼科学术会议，定为第一届中华医学会眼科学会全国眼科学术会议。1979年11月于成都召开了第二届中华医学会眼科学会全国眼科学术会议，此后定期举行全国会议。2002

年在西安举行的全国眼科学术会议开始与国际接轨，并定为每2年举行一次。2005年后改为每年举行一次。

20世纪70年代，中华医学会眼科学会还成立了专题协作组，1984年更名为学组，学组举办了各亚专业学组学术会议或各种类型系统讲座、专题研讨会，促进了眼科各亚专业的发展，并在各个眼科中心、医学院附属医院，以及各省（自治区、直辖市）医院眼科纷纷建立眼科亚专业，有力地提升了我国眼科诊疗水平。

1985年，在广州首次举办了国际眼科会议。此后，中华医学会眼科学会与国际学术组织协办会议，先后在我国举行国际眼科大会或专业学术会议，如第12届（2000年）及第17届（2014年）亚非眼科大会，亚太眼科学术大会（2008年、2015年），第28届（1990年）及第51届（2013年）国际临床视觉电生理学术会议等，还有区域性或专业性的学术交流会议，如亚太白内障、青光眼、角膜病等学术会议，既加强了学术导向作用，又促进了我国眼科整体学术水平的迅速提高和与国际眼科学界的接轨。

6. 眼科书刊的出版推动了眼科事业的发展　1950年《中华眼科杂志》（季刊）创刊，1952年起改为双月刊，中间曾一度停刊，1978年复刊，2002年起改为月刊。其他眼科期刊还有《中华实验眼科杂志》、《中国实用眼科杂志》及《眼科学报》等。近年来，我国英文版眼科期刊被《科学引文索引》（SCI）收录，如 *International Journal of Ophthalmology*、*Eye and Vision* 和 *Advances in Ophthalmology Practice and Research*。眼科著作亦不断增加，其中以《眼科全书》（现《中华眼科学》）为代表，不仅恢复了20世纪60年代被迫中断的编纂工作并重组新的编委会，而且多次修订再版，成为我国很有价值的眼科参考书。其他各系统眼病学、手术学、诊断学、应用基础学、检测技术等专著纷纷出版。这些都有利于我国眼科医生的知识更新和信息交流，对我国眼科学的发展和临床实践的不断进步有重要意义。

7. 国家大力支持眼科事业发展　20世纪80年代由国家批准在广州中山医科大学建立我国第一个眼科中心，即现在的中山大学中山眼科中心，该眼科中心将教、医、研、防结合，发展成为独特的眼科新型机构。之后，我国各地纷纷出现各种类型的眼科中心。1991年中山眼科中心成立了卫生部眼科学重点实验室等，之后又相继成立了教育部眼科学重点实验室和科技部眼科学国家重点实验室。一些地区，如北京、上海、山东、广东、陕西等，也相继成立省市级眼科学重点实验室。同时国家派遣或支持各种机构加强与国外机构的人才交流、学术交流，吸收各方面眼科人才，尤其是在发展基础科学和应用基础研究等方面，开创新局面，共同提高我国眼科学基础理论研究与诊疗技术水平，并力争与国际水平同步发展。

（二）港澳台的眼科学发展

1. 香港眼科学发展 20世纪40年代，眼科在香港还不是一个专科。公共眼科服务是由政府开设的诊所聘请私人眼科医生兼职提供的。第二次世界大战之后，政府聘请了第一位眼科顾问医生G. C. Dansey Browning。20世纪60年代，香港成立政府眼科服务中心，总部设在油麻地眼科诊所。在廖启澄的领导下，该中心成为当地眼科医生的培训中心，也为香港市民提供眼科服务。邓志昂眼科诊所于20世纪70年代建立并投入使用，成为政府眼科服务中心在香港岛区域的行政和临床基地。1984年，香港中文大学在威尔斯亲王医院外科设立第一支眼科教研队伍，由何志平带领。20世纪90年代初期，大学拨款委员会（University Grants Committee）决定成立一个独立的教研部门，称为眼科与视觉科学系，为香港大学和香港中文大学的本科生提供教学，曹安民为系主任。1992年，油麻地眼科诊所转到亚皆老街，改名为香港眼科医院。

1993年，为整合专科医生的培训、考试和注册，成立香港医学专科学院（Hong Kong Academy of Medicine），下设各种专科。同年成立眼科系，廖启澄当选系主任。自此，香港开始为眼科医生的培训和考试设定自己的要求和课程。1995年，该眼科系演变成为香港眼科医学院（College of Ophthalmology of Hong Kong，COHK），廖启澄当选第一届院长。多年来，香港眼科学会和香港眼科医学院紧密合作，为提供更高水准的眼科服务而共同努力。

2. 澳门眼科学发展 早在1827年，来自英国的郭雷枢在澳门开设了首间现代眼科诊所，该诊所的资金来自英国东印度公司和各界人士，免费为患者医治眼疾。该眼科诊所自1827～1832年共接收4000多名患者。受澳门眼科诊所的影响，美国传教士伯驾于1835年在广州新豆栏街创立了眼科医局，即广州博济医院的前身。

葡籍眼科医生白德雅（José Marcos Batalha，1921～2018年）自1949年开始在澳门白马行医院从诊，1957年白德雅成为建于1874年的仁伯爵综合医院的眼科医生。他成功施行了白内障囊内摘除手术。

镜湖医院建于1871年，1965年该院聘请上海眼科专家袁介（1922～2020年）来澳门任职，之后他培训医生、护士，开展斜视矫正术、白内障囊内和囊外摘除术，青光眼虹膜嵌顿等手术。

早期澳门的眼科医生主要来自葡萄牙，后来澳门本地的眼科医生逐年增加。自2019年7月澳门医学专科学院成立，首批有27位从事眼科临床工作多年、符合资格的医生成为眼科院士，他们分别在仁伯爵综合医院、镜湖医院、科大医院和盈安医疗中心等医疗机构为居民提供眼科服务。

20世纪90年代后，澳门同内地，以及双方与其他国家之间的学术交流日渐增多，促使眼科专业水平不断提高。1992年，香港何志平教授和澳门白彼德（Pedro Manuel Batalha）医生合作在澳门镜湖医院成功施行首例眼角膜移植手术。仁伯爵综合医院自1996年开始进行常规早产儿视网膜病变筛查；1997年来自葡萄牙的Perter医生和Almeida医生在该院成功为多例增殖性糖尿病视网膜病变患者施行了玻璃体切割加眼内视网膜光凝术。目前，澳门眼科医院开展的主要手术有白内障超声乳化摘除加不同类型的人工晶状体植入术、青光眼小梁切除术、选择性激光小梁成形术、现代玻璃体视网膜显微手术、光动力疗法（PDT）、抗血管内皮生长因子（VEGF）类药物眼内注射术、激光矫视、有晶状体眼人工晶状体（ICL）植入术等。

1987年，广州中山眼科中心和香港眼科学会、澳门镜湖医院在澳门联合举办第二届粤港澳眼科学术会议；较大型的学术交流活动还有葡萄牙眼科学会1996年年会、2005年召开的穗港澳玻璃体视网膜手术研讨会。镜湖医院眼科中心也主办过两岸四地（海峡两岸）眼科学术研讨会等。1993年镜湖医院举行了"愿您有一双明亮的眼睛"大型眼病普查活动，受检市民达9705人次；2005年澳门镜湖护理学院进行了"澳门小学生视力状况及相关因素调查"，有2381名小学生参与了这次活动。这些活动提供了澳门常见眼疾和小学生眼健康的宝贵资料。

3. 台湾眼科学发展 台湾眼科已经过150余年的发展（1865年至今），目前台湾共有13家医学院，其中台湾大学医院眼科有120余年的历史（1897年至今），几乎是台湾眼科发展的缩影。

台湾眼科的发展大致可分为以下三个时期。

（1）教会医疗时期（1865～1895年）：最早期的医师基本都是传教士，他们亲自为眼疾患者诊治，甚至施行手术。

1）马雅各医师（James L. Maxwell）（1836～1921年），苏格兰人，传教士与医学博士，创设台湾首座西式医院。1865年在台南府城开设"看西街行馆"（目前的台南医院）。

2）马偕牧师（Rev. George L. Mackay）（1844～1901年），加拿大人，先后在纽约及多伦多学习医术，1872年抵达淡水，在其公寓开始施诊，并对信徒们施以简单的医理、药理教育。

3）兰大卫医师（Dr. David Landsborough）（1870～1957年），英国人，1895年毕业于英国爱丁堡大学，获医学学位。1896年来台，在彰化设立诊疗所。

（2）日本占领时期（1895～1945年）：1897年台北医院成立眼科部，由濑尾昌索担任眼科主任。1898年台湾总督府医学校成立眼科，聘首任校长山口秀高为主任；1922年台北医学专门学校成立眼科，由末盛进接掌；1936年1月，台北帝国大学医专成立眼科，聘茂木宣担任主任。

（3）当代眼科时期（1945年至今）：1945年，台湾大学医学院眼科成立。其后几年，各医学院校陆续成立眼科，眼科医师逐年增加，加上科技仪器及医疗技术的进步，促进了台湾眼科亚专业领域的发展。

（杨　钧　吴乐正　胡诞宁　赖旭佑　罗冰玉　许纹铭）

参 考 文 献

毕华德，1930. 我国西医眼科之起源及现状 [J]. 中华医学杂志，16：341.

毕华德，1950. 中华眼科杂志发刊词 [J]. 中华眼科杂志，1：1.

毕华德，1965. 我国眼科学发展概况（二）[M]// 毕华德主编. 眼科全书（上册）. 北京：人民卫生出版社，32-51.

陈耀真，1965. 我国眼科学发展概况（一）[M]// 毕华德主编. 眼科全书（上册）. 北京：人民卫生出版社，3-31.

陈耀真，1986. 中国眼科学发展史 [J]. 眼科学报，2（1）：3.

李涛，毕华德，1956. 中国眼科学史大纲 [J]. 中华眼科杂志，6：398.

缪天荣，1966. 对数视力表及5分记录法 [J]. 中华眼科杂志，13：96.

汤飞凡，张晓楼，黄元桐，等，1958. 关于沙眼病毒的形态学，分离培养和生物学性质的研究 [J]. 中华眼科杂志，8（1）：7-10.

王延华，2003. 全国爱眼日的创建和发展：纪念爱眼日10周年（1993—2003）[J]. 中国中医眼科杂志，13（2）：100，101.

吴志良，汤开建，金国平，2009. 澳门编年史·第三卷 清中期（17603—1844）[M]. 广州：广东人民出版社，1452，1453，1508.

吴志良，杨允中，2005. 澳门百科全书（修订版）[M]. 北京：中国大百科全书出版社，643.

许纹铭，2014. 台湾当代眼科发展纪实 [M]. 新北：合记图书出版社，8-12.

杨钧，吴乐正，1996. 我国现代眼科的崛起 [M]// 李凤鸣主编. 眼科全书（上册）. 北京：人民卫生出版社，15-18.

杨钧，赵红梅，1992. 中华眼科杂志简史 [J]. 中华眼科杂志，28（1）：8.

姚克，叶盼盼，2010. 我国近五年白内障研究进展和展望 [J]. 中华眼科杂志，46（10）：888-892.

殷纳新，2002. 眼科中西医结合历史的回顾 [J]. 中华医史杂志，32（1）：57，58.

余永燕，2002. 近代医家在中西医眼科汇通中的医事活动 [J]. 中华医史杂志，32（1）：56.

周诚浒，1950. 我国眼科史略 [J]. 中华眼科杂志，1：3.

de Moraes A，2018. Macau Memórias（Década de 50）[M]. Macau：Livros do Oriente.

Duke-Elder S，1962. System of ophthalmology[M].Vol Ⅱ. London：Kimpton，326.

Keeler R，Mishima S，2002. International biography and bibliography of ophthalmologists and visual scientists，ostend[M]. Belgium：Wayenborgh，191.

Pi HT，1920. Native ophthalmic practice in China[J]. National Medical Journal of China，188-196.

Pi HT，1929. Historical sketch of native ophthalmology in China[J]. National Medical Journal of China，15：604.

Pi HT，1931. A resume of an ancient Chinese treatise on ophthalmology[J]. National Medical Journal of China，17：131.

Wu H，Chen W，Zhao F，et al，2018. Scleral hypoxia is a target for myopia control[J]. Proceedings of the National Academy of Sciences，115（30）：E7091-E7100.

作者简介

杨　钧（1919～2014年）　河北青县人。1947年毕业于北京协和医学院，1947～1960年在北京大学第一医院眼科工作，1960年调入北京大学人民医院，任眼科主任和副教授。1969年任甘肃省平凉地区第二人民医院眼科主任。1980年任中国中医科学院广安门医院眼科主任。曾任《中华眼科杂志》《中国中医眼科杂志》副总编，主编《现代眼科手册》《图像眼科学》《眼科学彩色图谱》等著作，获卫生部科学技术进步奖一等奖、全国优秀科技图书奖二等奖。

吴乐正　见主编简介。

胡诞宁　见主编简介。

赖旭佑　香港大学医学硕士，香港中文大学医学博士，曾任香港中文大学眼科副教授，现为2010眼专科　白内障中心专家。

罗冰玉　现任澳门医务委员会委员，澳门医学专科学院五官科学院眼科部主席，澳门医学专科学院院士（眼科）；澳门盈安医疗中心主任，眼科主任医生，从事眼科临床工作40余年，先后在中山医科大学附属眼科医院、澳门镜湖医院眼科中心工作，2001年起在澳门盈安医疗中心工作至今。率先在澳门开展激光矫视和有晶状体眼眼内镜植入手术。

许纹铭　中国台北眼科学教授，曾任台北医科大学医学院教授兼副院长，台北眼科医学会理事长。

第四章 眼科重要学术团体和行业团体

第一节 中华医学会眼科学分会

一、中华医学会眼科学分会发展历程

（一）1937～1949年

中华医学会眼科学分会（曾称中华眼科学会）是以中华医学会的兴起与发展为基础的。

1937年在上海举行中华医学会第十二届全国会员代表大会时，出席会议的眼科代表发起成立中华眼科学会的倡议，推举周诚浒为第一任会长，林文秉为副会长，委员有刘以祥（编辑）、张福星（秘书）、张西铭、韩培林（E. R. Cunningham）及克朗费尔德（P. C. Kronfeld）等7人。学会设于上海，编写了全国统一的《眼科名词汇编》，并编辑了刊于《中华医学杂志》的眼科专辑，促进了眼科学术交流。学会还筹备出版《中华眼科杂志》，但因日本发动侵华战争，部分委员内迁，活动受到影响。

抗日战争胜利后，1947年在南京召开中华医学会第十五届全国会员代表大会期间，中华眼科学会恢复，选举林文秉为第二任会长，陈耀真为副会长，委员有刘以祥、姜辛曼、潘作新、齐续哲等。制定了中华眼科学会会员资格及入会手续，规定了成为中华眼科学会会员的条件：有2年眼科训练者，经当地眼科学会2人介绍可以吸收，报送总会备案。

在中华医学会眼科学会成立前，全国各地已有地方性眼科学会，其中影响较大的是1932年毕华德等建立的北平眼科学会、周诚浒等建立的上海眼科学会，以及1934年陈耀真建立的济南眼科学会。北平眼科学会有定期学术活动，其活动内容也常刊于《中华医学杂志》。也有些人数较少的地方学会，如哈尔滨市眼科研究会（1931年）仅有会员9人，但在"九·一八事变"日军占领东北后停止活动。

1937年日本发动全面侵华战争后，部分医学院校及眼科工作者内迁。内迁成都的医学院校及成都存仁医院等单位的眼科工作者于1941年建立成都眼科学会，由陈耀真任会长，每月举行一次学术交流例会，此是抗战时期唯一举办活动的地方性眼科学会。

（二）1949年至今

1949年中华人民共和国成立后，我国眼科学会的发展可分为三个时期。

（1）1950～1965年仅由参加中华医学会各届全国会员代表大会的眼科医师组织规模较小的专业活动，并选举眼科学会委员。

（2）1965年举行全国眼科学术会议，并选举产生了正式的第一届中华医学会眼科学会委员会。之后停顿，至1979年恢复，并确定以后每4年举办一次全国眼科学术大会。

（3）2002年在西安举行的第八届全国眼科学术大会首次邀请国际眼科学者参会，此后会议改为每2年举办一次，2005年后改为每年举办一次。自2007年起，按中华医学会统一规定，学会主委每3年选举一次，任期3年。

按照中华医学会的规定，眼科学会的活动内容主要为：①举行各类学术会议，开展国内外眼科学术交流；②编辑出版眼科期刊；③继续医学教育和专科医师培训；④评选和奖励优秀眼科医教研成果；⑤建立专题学组，提高次级专科水平。

第一时期（1950～1965年）　1950年8月23日在北京召开中华医学会第十六届全国会员代表大会，出席会议的眼科代表于同年8月25日举行眼科学术会议，会后改选中华眼科学会委员会，由毕华德与罗宗贤分任正副主任委员，决定出版眼科杂志，拟定了学会章程，同年9月由常务委员会修正通过，将学会正式定名为中华眼科学会（Chinese Ophthalmological Society，COS）。在会员资格上沿用1947年中华眼科学会的规定。当时全国会员有101人。

1952年底举行中华医学会第十七届全国会员代表大会时，中华眼科学会全国会员已增至204人。出席此次会议的眼科全体代表选举毕华德为主任委员，罗宗贤、张晓楼为副主任委员。

1956年举行中华医学会第十八届全国会员代表大会时，中华眼科学会全国会员已增至620名，出席此次会议的眼科代表举行了规模较大的学术交流会，选举毕华德为主任委员，罗宗贤、刘家琦、张晓楼、唐亮臣、周诚浒、高文翰、陈耀真、郭秉宽为副主任委员，副主委中包括中医眼科医生。

1956年后由于各项政治运动和"三年困难时期"，眼科学术活动停顿。

1965年在武汉以中华医学会眼科学会的名义召开了全国眼科学术会议，定为第一届中华医学会眼科学会全国眼科学术会议。此次会议是在"三年困难时期"之后举行的，交流了自1956年会议后近10年来的眼科学术发展，同时为促进亚专科学术发展成立了一些专题协作组，即之后的学组。会议通过选举产生了由48人组成的第一届中华医学会眼科学会委员会，由张晓楼任主任委员，周诚浒、郭秉宽、罗宗贤、刘家琦任副主任委员。

第二时期（1966～2002年） 1966年，由于"文化大革命"，全国眼科学术活动停顿，医学正规教育和眼科医师的培训受到冲击。直到1979年，在成都召开了第二届中华医学会眼科学会全国眼科学术会议，这是停顿后由中华医学会眼科学会组织的首次学术交流。到会代表投票选举了中华医学会眼科学会第二届委员会，由张晓楼任主任委员，刘家琦、郭秉宽、毛文书、聂传贤、李凤鸣任副主任委员，并聘请陈耀真任名誉主任委员。

1984年10月在广西南宁召开了第三届中华医学会眼科学会全国眼科学术会议，选举李凤鸣为主任委员，胡铮、袁佳琴、嵇训传为副主任委员。

1988年11月底在南京召开了第四届中华医学会眼科学会全国眼科学术会议，选举产生了第四届中华医学会眼科学会委员会，由张士元任主任委员，李美玉、嵇训传、李子良任副主任委员。

1992年10月举行第五届中华医学会眼科学会全国眼科学术会议，开始培育一些中青年眼科医师为中华医学会眼科学会中青年委员（8位），并开始颁发中美眼科学会提议的"金苹果奖"及"金钥匙奖"。正、副主委由上届4位连任。

1996年10月举行第六届中华医学会眼科学会全国眼科学术会议，主任委员仍为张士元，副主任委员则由李子良、李美玉、李绍珍接任。

2000年9月举行第七届中华医学会眼科学会全国眼科学术会议，选举产生了第七届中华医学会眼科学会委员会，由赵家良任主任委员，李子良、严密、赵堪兴任副主任委员，聘请张士元为名誉主任委员。根据中华医学会规定，中华医学会眼科学会更名为中华医学会眼科学分会，但对外名称仍为保持多年的Chinese Ophthalmological Society。

第三时期（2002年至今） 2002年以前，由全国眼科学术会议根据大会论文报告者，向各地眼科学会分配一定的参会代表名额，产生各地代表参加全国大会。

2002年9月在西安举行的第八届全国眼科学术大会首次试行了由眼科学分会主办的开放式全国眼科学术会议。由当地志愿者或厂商支援的人员参与大会筹办活动，此次开放式大会有2500名正式代表参会，开启了此后与国际接轨、常规运行的开放式大会的历程。

第八届全国眼科学术会议交流了近3000篇论文，设立了"中华眼科杰出成就奖"，并首次邀请到1981年诺贝尔生理学或医学奖获得者威塞尔（Weisel）进行了视觉科学研究的演讲。同时，也确定了此后全国大会改为每2年举办一次。

从2005年起全国眼科学术会议改为每年一次，并不断改进完善。从第九届到第十二届（2004～2007年），与会人数从4400人上升至近7000人，交流论文数超过3000篇。与会的国外眼科专家人数大幅上升，并且有许多国际重要眼科学术团体、眼科期刊和眼科中心的主要负责人参加大会并做学术演讲。第九届全国眼科学术会议设立了"中华眼科国际金奖"。同时，我国眼科学会也成功加入国际眼科学会联盟（International Federation of Ophthalmological Societies，IFOS）与亚洲太平洋地区眼科学会（Asia-Pacific Academy of Ophthalmology，APAO）等组织，使我国眼科学会的国际影响力不断扩大。

根据中华医学会组织部的要求，2005年起每届主委，由现任、前任和候任主委三方组成。第十届、第十一届及第十二届主委分别由赵堪兴、王宁利及姚克担任。参会人数增至近万人，参会的国外眼科工作者也扩充至"一带一路"共建国家。

2020年，第二十五次全国眼科学术会议受新型冠状病毒肺炎（简称新冠肺炎）疫情影响，改为线上线下同时进行。第二十六次全国眼科学术会议由于疫情影响，由2021年推迟至2022年在线上举行。

眼科学会组织或参与组织的除了历届全国眼科学术大会外，还有全球华人眼科学术大会（1998年8月24日至28日在北京会议中心召开了第一届全球华人眼科学术大会）等会议。

附中华医学会眼科学分会历届（次）全国眼科学术会议介绍，见表4-1。

表4-1 中华医学会眼科学分会历届（次）全国眼科学术会议

届（次）数	时间	地点	会议情况
第一届中华医学会眼科学会全国眼科学术会议	1965年11月25日	湖北省武汉市	大会交流了自1956年以来的学术进展，成立了防盲治盲、沙眼防治、青光眼、眼外伤与职业眼病、近视眼防治等专题协作组，制定了农村防盲治盲工作方案（草案）。成立了第一届中华医学会眼科学会委员会，名誉主任委员为毕华德，主任委员为张晓楼，副主任委员为周诚浒、郭秉宽、罗宗贤、刘家琦，常委兼秘书为李凤鸣、张敬娥，常务委员为韦文贵、毛文书、左克明、石增荣、劳远琇、胡铮、梁树今、赫雨时

续表

届（次）数	时间	地点	会议情况
第二届中华医学会眼科学会全国眼科学术会议	1979 年 11 月 6 日至 11 日	四川省成都市	大会交流了 10 多年来眼科学术发展及所取得的研究成果。成立了第二届中华医学会眼科学会委员会，委员共 65 人，常务委员由 15 人组成。张晓楼当选主任委员，刘家琦、郭秉宽、毛文书、聂传贤和李凤鸣为副主任委员，李凤鸣和张敬娥兼任秘书，聘请陈耀真任名誉主任委员。组建了第六届《中华眼科杂志》编委会，张晓楼任总编辑
第三届中华医学会眼科学会全国眼科学术会议	1984 年 10 月 23 日至 28 日	广西南宁市	大会交流了自上次会议以来我国眼科学界所取得的成就。成立了第三届中华医学会眼科学会委员会，委员共 45 人，常务委员由 11 人组成，李凤鸣当选主任委员，胡铮、袁佳琴、嵇训传为副主任委员，李美玉、张士元为常委兼任秘书。召开了《中华眼科杂志》编委会会议，出席编委 42 人，调整及增补编委至 52 人，胡铮任总编辑，李凤鸣、杨钧、嵇训传为副总编辑
第四届中华医学会眼科学会全国眼科学术会议	1988 年 11 月 4 日至 7 日	江苏省南京市	会议决定将各个专业协作组统一改称眼科专业学组，正式纳入中华医学会眼科学会系统。成立第四届中华医学会眼科学会委员会，委员共 43 人，常务委员由 13 人组成，张士元任主任委员，李美玉、嵇训传、李子良为副主任委员，聘请李凤鸣为名誉主任委员，胡铮为名誉顾问。会议还调整改组了第八届《中华眼科杂志》编委会，李美玉任总编辑，张士元、李子良、嵇训传、吴乐正为副总编辑
第五届中华医学会眼科学会全国眼科学术会议	1992 年 10 月 28 日至 30 日	北京市	从本次大会开始，按期评选和颁发"金苹果奖"和"金钥匙奖"。"金苹果奖"奖励在眼科学教育方面做出突出贡献的中国眼科医师，"金钥匙奖"奖励在眼科学研究方面做出突出成绩的中国眼科医师。成立第五届中华医学会眼科学会委员会，委员共 45 人，常务委员由 13 人组成，张士元再次当选主任委员，李美玉、李子良、嵇训传再次当选副主任委员，并首次公布 8 名中青年委员名单
第六届中华医学会眼科学会全国眼科学术会议	1996 年 10 月 13 日至 16 日	浙江省杭州市	眼科学会常委会决定，为适应我国眼科事业的发展，全国眼科学术会议今后改为每 2 年召开 1 次。成立第六届中华医学会眼科学会委员会，委员共 45 人，其中青年委员 8 人，常务委员 13 人，张士元再次当选主任委员，李子良、李美玉、李绍珍当选副主任委员

续表

届（次）数	时间	地点	会议情况
第七届中华医学会眼科学分会①全国眼科学术会议	2000 年 9 月 17 日至 20 日	上海市	向做出优异成绩的眼科医师颁发"中华眼科学会奖"，向 80 岁及以上眼科专家颁发健康长寿纪念牌。成立第七届中华医学会眼科学分会委员会，赵家良当选为主任委员，副主任委员为李子良、严密、赵堪兴，张士元为名誉主任委员，李美玉为委员会顾问，常务委员有王竞、王景昭、孙乃学、冯克孝、李绍珍、何守志、徐杰、徐亮、褚仁远、黎晓新
第八届中华医学会眼科学分会全国眼科学术会议	2002 年 9 月 6 日至 10 日	陕西省西安市	大会颁发了中华医学会眼科学分会首次设立的"中华眼科杰出成就奖"，张士元获得了这一殊荣。大会为西部及贫困地区优秀眼科医师和全国优秀眼科住院医师提供了 50 份参会奖金。邀请诺贝尔生理学或医学奖获得者威塞尔（Weisel）发表了有关视觉科学研究的演讲
第九届中华医学会眼科学分会全国眼科学术会议	2004 年 9 月 10 日至 13 日	湖北省武汉市	从本次大会起特设"中华眼科国际金奖"。经本届常委会多次讨论，将全国眼科学术会议由每 2 年一次改为每年一次。成立第八届中华医学会眼科学分会委员会，赵家良再次当选主任委员，葛坚、赵堪兴、黎晓新当选副主任委员
中华医学会第十次②全国眼科学术会议	2005 年 9 月 8 日至 12 日	天津市	大会是中华医学会眼科学分会改为举办年会的第一年，安排了 70 多个交流专题，包括视网膜玻璃体、白内障、青光眼等。年会期间举办了面向公众的眼科疾病防治科普大会
中华医学会第十一次全国眼科学术会议暨第三届全球华人眼科学术大会	2006 年 8 月 31 日至 9 月 4 日	北京市	大会首次发行了美国眼科学会《眼科临床指南（中文版）》（*Preferred Practice Patterns*，PPP）
中华医学会第十二次全国眼科学术会议	2007 年 8 月 29 日至 9 月 2 日	河南省郑州市	大会首次举办了青年眼科医师论坛。成立第九届中华医学会眼科学分会委员会，黎晓新当选主任委员，赵家良为前任主任委员，赵堪兴当选候任主任委员
中华医学会第十三次全国眼科学术会议暨 2008 世界眼科学术大会（WOC 2008）	2008 年 6 月 27 日至 7 月 2 日	香港	由国际眼科学会（ICO）、亚洲太平洋地区眼科学会（APAO）、中华医学会眼科学分会及香港眼科学会联合主办，是眼科界的"奥林匹克"。世界各地 110 多个国家和地区的 1 万余名代表参加会议。会议期间中华医学会眼科学分会对为中国眼科发展做出杰出贡献的眼科专家颁发了奖状。中华医学会为首批中华医学会眼科学分会专家会员举行了隆重的证书颁发仪式

---

① 从 2000 年开始更名为"中华医学会眼科学分会"。

② 改为每年举行一次学术会议后用"次"。

届（次）数	时间	地点	会议情况
中华医学会第十四次全国眼科学术会议	2009年8月25日至29日	重庆市	会议介绍了眼科最新临床和基础研究成果，并重点进行各专业的继续教育。本次会议制定了"眼科临床治疗指南"，其将在规范眼科医生的治疗上发挥作用
中华医学会第十五次全国眼科学术会议暨第二十五届亚太眼科学会年会	2010年9月16日至20日	北京市	大会由中华医学会、中华医学会眼科学分会、亚太眼科学会、美国眼科学会共同举办。各专业学组设中、英文会场。继续举办继续教育项目学习班，吸引了广大眼科同道。举行了 Retina 中文版《视网膜》首发仪式
中华医学会第十六次全国眼科学术会议暨第四届全球华人眼科学术大会	2011年9月8日至11日	广东省广州市	大会的主题是"加强转化医学研究，促进眼科学科发展"。本次大会继续表彰为我国眼科事业做出突出贡献的国内外眼科学者，并介绍了眼科学和视觉科学领域各专业最新的临床和基础研究成果，展示了未来的发展趋势。众多国内外知名专家与会并做专题报告
中华医学会第十七次全国眼科学术会议	2012年8月21日至25日	江苏省南京市	大会形式多样，既有全体大会，又有亚专业学组的专题会议，以及不同学科的交叉会议、操作教学实验室（Wet Lab）、科普讲堂、图片展览、视频交流、手术直播等。大会评选出优秀论文和参展的优秀图片
中华医学会第十八次全国眼科学术会议	2013年9月13日至17日	福建省厦门市	大会主题为"创新与规范"。本次大会吸引了包括亚太眼科学会主席、中美眼科学会主席、国际眼表疾病学会主席、美国眼科学会主席、日本眼科学会主席、韩国眼科学会主席等一大批国内外著名专家参会并做学术报告
中华医学会第十九次全国眼科学术会议暨第十七届亚非眼科大会	2014年9月17日至21日	陕西省西安市	本次为与亚非眼科学会合办大会，主题是"提高基层医师水平，促进整合医学发展"。中华医学会眼科学分会的13个学组汇聚全国眼科领域的讲学资源，通过继续教育学习班，系统组织了眼科学初级、中级、高级不同层次的191个继续教育专题培训。会议形式包括全体大会、亚专业专题会议、最新的学术进展和不同学科交叉会议、操作教学实验室、视频交流、壁报交流和手术直播等
中华医学会第二十次全国眼科学术会议暨第三十届亚太眼科学会年会	2015年3月31日至4月4日	广东省广州市	有2000多名国内外著名眼科学专家就眼科学领域的新技术、新知识及新经验做专题报告。来自亚太地区和全国各地的眼科医师云集本次盛会，与国内同道交流和分享眼科及视觉科学方面的最新成果

续表

届（次）数	时间	地点	会议情况
中华医学会第二十一次全国眼科学术会议暨第五届全球华人眼科学术大会	2016年9月7日至11日	江苏省苏州市	大会的主题是"汇聚全球力量，共创眼科未来"。会议形式包括全体大会、亚专业专题会议、最新的学术进展和不同学科交叉会议、视频交流、壁报交流、手术直播、微电影大赛和人文走廊等。会议期间继续举办年会继教学习班，并有先进眼科技术和产品展览
中华医学会第二十二次全国眼科学术会议	2017年9月13日至17日	福建省福州市	大会增设了4个特色论坛：中华医学会眼科学分会和美国眼科学会双边高峰论坛、中印眼科高峰论坛、两岸四地眼科论坛、眼科创新论坛。加强交流合作是本次大会的一大亮点
中华医学会第二十三次全国眼科学术会议	2018年9月13日至16日	浙江省杭州市	大会的主题是"开拓 创新 合作 共享"。会议包括大会报告、专题演讲、手术直播等，内容涵盖眼科学各个领域
中华医学会第二十四次全国眼科学术会议	2019年9月4日至8日	江苏省苏州市	大会的主题是"为光明中国护航，向70华诞献礼"。本次会议除了传统的专家讲座、手术直播等形式外，各亚专科还分别安排了多场专题会议及继续教育等培训内容。与会专家就眼科发展趋势和最新技术开展了广泛且深刻的交流
中华医学会第二十五次全国眼科学术会议	2020年11月19日至22日	福建省厦门市	大会的主旨是"追光逐梦不忘初心，抗击疫情使命担当"，由于新冠疫情防控的特殊原因，本次会议采取线上线下结合的方式举行，并极大缩减了线下参会人数。大会除了专家讲座、手术直播等形式外，还集中展示了眼科临床诊疗新技术、新防治措施，以及科研、教学等方面的新进展，特别推出了"眼科抗疫专题交流单元"。向眼科医生李文亮烈士、梅仲明烈士颁发荣誉证书
中华医学会第二十六次全国眼科学术会议（线上会）	2022年12月15日至17日	四川省成都市	因疫情防控的特殊原因，大会为线上举办。通过大会报告、专题发言、卫星会、手术直播等形式展示了中外眼科临床诊疗新技术和基础科研新进展，逐渐探索出在疫情防控常态化阶段眼科学术交流活动的新经验、新模式

注：本表主要由顾宏卫、周萍等提供，林子晴、吴雨璇修订。

二、中华医学会眼科学分会学组

眼科学分会下设专题学组，中青年委员会。

学组是中华医学会眼科学分会下各次级学科的组织。1965年在武汉的第一届中华医学会眼科学术会议上，为促进眼科次级学科发展而酝酿了一些专业协作组。1988年第四届全国眼科学术大会将已有的专业协作组统一改称"学组"，正式纳入眼科学会系统。当时已有防盲治盲学组、眼外伤及职业性眼病学组、角膜病学组、青光眼学组、眼病理学组、新技术新疗法学组、眼屈光学组、眼肌弱视学组、眼底病学组、白内障与人工晶状体学组、眼免疫学组及眼电生理学组共12个学组。每个学组都有正副组长和组员，定期改选，分别举行全国性专题学术会议。学组的建立促进了各地眼科亚专科的建立和水平的提高。

中华医学会眼科学分会学组如下（按创建年份先后排序）。

（一）角膜病学组

1. 创建日期　1978年。

2. 历任组长及副组长　见表4-2。

表4-2　角膜病学组历任组长及副组长

任职年份（年）	组长	副组长
1978～1994	杜念祖	朱志忠、陈家祺
1994～1997	徐锦堂	朱志忠、陈家祺
1997～2003	陈家祺	孙秉基、谢立信
2004～2013	谢立信	刘祖国、史伟云（兼秘书）、孙旭光、王丽娅、孙秉基、王勤美、李莹
2014～	史伟云	孙旭光、徐建江、刘祖国、李莹、潘志强

3. 主要学术活动　见表4-3。

表4-3　角膜病学组主办的学术会议

年份（年）	学术会议	地点
1978	第一届全国眼科角膜病专题讨论会	广州
1985	第二届全国角膜病学术会议	抚顺
1988	第三届全国角膜病学术会议	西安
1991	第四届全国角膜病学术会议	青岛
1994	第五届全国角膜病学术会议	深圳
1997	第六届全国角膜病学术会议	成都
2003	第七届全国角膜病及眼表疾病学术会议	昆明
2006	第九届全国角膜病及眼表疾病暨第二届国际角膜病学术大会	杭州

续表

年份（年）	学术会议	地点
2008	第十届全国角膜病及眼表疾病学术会议	厦门
2009	第一届全国角膜屈光手术学术会议	北京
2010	第十一届全国角膜及眼表疾病学术会议暨第二届全国角膜屈光手术学术会议	青岛
2011	第三届全国角膜屈光手术学术会议	杭州
2012	第十二届全国角膜及眼表疾病学术会议暨第四届全国角膜屈光手术学术会议	成都
2013	第十三届全国角膜及眼表疾病学术会议暨第五届全国角膜屈光手术学术会议	武汉
2014	第十四届全国角膜及眼表疾病学术会议暨第六届全国角膜屈光手术学术会议	上海
2015	第七届全国角膜屈光手术学术会议	长春
2016	第十五届全国角膜及眼表疾病学术会议暨第八届全国角膜屈光手术学术会议	济南
2017	第十六届全国角膜及眼表疾病学术会议暨第九届全国角膜屈光手术学术会议	上海
2018	第十七届全国角膜及眼表疾病学术会议暨第十届全国角膜屈光手术学术会议	青岛
2019	第十八届全国角膜及眼表疾病学术会议暨第十一届全国角膜屈光手术学术会议	北京
2020	第十九届全国角膜及眼表疾病学术会议暨第十二届全国角膜屈光手术学术会议	南京
2021	第二十届全国角膜及眼表疾病学术会议暨第十三届全国角膜屈光手术年会	天津

注：参考史伟云，高华主编《中国角膜病发展回顾》（人民卫生出版社，2021年）。

4. 重要意义及成果

（1）建立我国角膜病学术交流平台，定期举行全国角膜病及眼表疾病学术会议，增进国内外角膜病医师沟通、联系，促进学术创新、发展及共享，推动我国角膜病发展与国际接轨。完成角膜屈光手术和眼科角膜病专业的整合，鼓励基础研究。

（2）建立角膜及眼表疾病继续教育平台。

（3）筹建中华眼库协会，李辰为名誉会长，谢立信为会长，总部设在山东，推进我国角膜捐献工作发展（1988年第三届全国角膜病学术会议）。

（4）促进角膜病诊疗技术的发展，规范角膜疾病诊疗，制订专家共识。

（5）完成我国全国范围角膜移植手术和眼库发展调查，为制订角膜疾病政策提供数据参考。

（6）促进角膜领域临床和基础研究的国际合作和交流。

（二）青光眼学组

1. 创建日期　1978年。

2. 历任组长及副组长　见表4-4。

表4-4　青光眼学组历任组长及副组长

任职年份（年）	组长	副组长
1978 ~ 1996	周文炳	—
1996 ~ 2000	李美玉	—
2000 ~ 2004	蒋幼芹	—
2004 ~ 2018	葛坚	王宁利、孙兴怀、徐亮
2018 ~	王宁利	陈君毅、刘旭阳、余敏斌

注：一代表无。

3. 学术活动　开展学术会议及全国眼科学术大会上的专题活动。首届全国青光眼学术交流会议于1981年在江西庐山召开，此后每3年召开1次，至今已举行9次。2004年后改为每年在全国眼科学术大会（CCOS）上以卫星会的形式举行会议。2008年第九届全国青光眼学术会议（CGS）与第七届亚太青光眼学术会议（AOGS）联合在广州召开。

4. 重要意义及成果　制订青光眼诊断标准和工作指南。1987年制订《原发性青光眼早期诊断的初步建议》。2005年在广东召开全体学组委员工作会议，参照美国青光眼建议工作模式制订《中国青光眼临床工作指南》（简称《指南》）。2008年，根据对《指南》的临床实践，发表《我国原发性青光眼诊断和治疗专家共识》，作为我国原发性青光眼诊断和治疗指南的补充。

在学组的努力下，青光眼学科的专科建设得到发展，我国主要大学附属医院眼科均已建立青光眼专科；青光眼学科的人才培养和人才队伍建设逐步壮大；青光眼专业承担国家重大科研课题的能力增强；青光眼专业获得重大科研成果，如2010年度国家科学技术进步奖二等奖；2008年第九届青光眼学术会议与第七届亚太青光眼学术会议联合在广州举行，增强了国际交流；青光眼诊断技术和治疗方法、基础研究、流行病学研究、临床研究和药物研究取得重要进展。举办各种培训课程，推进新技术和新进展；加强青光眼的患者教育，促进医患交流，降低青光眼致盲率。

（三）防盲及流行病学组

1. 创建日期　1978年。

2. 历任组长及副组长　见表4-5。

表4-5　防盲及流行病学组历任组长及副组长

任职年份（年）	组长	副组长
1988～2007	张晓楼	—
2008～2017	赵家良	樊映川、管怀进、何明光、孙乃学
2018～	何明光	陈浩、胡爱莲、刘平、邹海东

3. 学术活动　在学术会议及全国眼科学术大会上开展专题活动，主要为全国盲目及低视力调查，以及开展防盲治盲活动（以白内障手术为主要内容）。

（四）眼外伤学组（原眼外伤及职业性眼病学组）

1. 创建日期　1978年。

2. 历史沿革　1978年中华医学会眼科学会成立全国眼外伤与职业眼病研究协作组，1986年更名为眼外伤及职业性眼病学组，2001年再次更名为眼外伤眼整形眼眶病学组。2010年中华医学会眼科学分会常委会经讨论决定，成立眼外伤学组和眼整形眼眶病学组，2013年眼整形眼眶病学组正式获得中华医学会批准，眼外伤学组恢复独立学组形式。

3. 历任组长及副组长　见表4-6。

表4-6　眼外伤学组历任组长及副组长

任职年份（年）	组长	副组长
1978～1992	张效房	杨敬文
1992～1996	宋绣雯	—
2010～2013	马志中	范先群、肖利华、朱豫
2013～	颜华	胡运韬、卢海、王志军

4. 学术活动　开展学术会议及全国眼科学术大会上的专题活动，主要为全国眼外伤和职业病的调查、研究、交流、标准制订，以及开展眼外伤和职业病的防治。创办《中华眼外伤职业眼病杂志》（原《眼外伤职业眼病杂志》）。

（五）白内障与人工晶状体学组

1. 创建日期　1979年。

2. 历史沿革　始建于1979年，最初为全国人工晶状体协作组，由陆道炎、周开遗、许吉生等组建。当时我国在上海、广州、杭州、北京、西安等地建立白内障及人工晶状体植入等研究项目，中山眼科中心毛文书、李绍珍团队研究成果于1996年获国家科学技术进步奖三等奖。

3. 历任组长及副组长　见表4-7。

表4-7　白内障与人工晶状体学组历任组长及副组长

任职年份（年）	组长	副组长
1979～1995	陆道炎	—
1996～2009	—	—
2010～2017	姚克	何守志、刘奕志、张劲松
2018～	姚克	毕宏生、陈伟容、卢奕、汤欣

4. 学术活动　开展单独的学组活动及每届全国眼科学术大会上的专题活动（表4-8）。

表4-8　白内障与人工晶状体学组主办的学术会议

年份（年）	学术会议	地点
1981	首届全国白内障及人工晶状体学术会议	烟台
1987	第二届全国白内障及人工晶状体学术会议	成都
1989	第三届全国白内障及人工晶状体学术会议	厦门
1994	第四届全国白内障及人工晶状体学术会议	杭州
1997	第五届全国白内障及人工晶状体学术会议	青岛
2000	第六届全国白内障及人工晶状体学术会议	大连
2004	第七届全国白内障及人工晶状体学术会议	哈尔滨
2005	第十八届亚太白内障及屈光手术学术大会暨第八届全国白内障及人工晶状体学术会议	北京
2006	第九届全国白内障及人工晶状体学术会议	北京
2007	第十届全国白内障及人工晶状体学术会议	北京
2008	第十一届全国白内障及人工晶状体学术会议	西安
2010	第十二届全国白内障及人工晶状体学术会议	杭州
2011	第十三届全国白内障及人工晶状体学术会议	宁波
2012	第十四届全国白内障及人工晶状体学术会议	上海
2013	第十五届全国白内障及人工晶状体学术会议	大连
2014	第十六届全国白内障及人工晶状体学术会议	天津

续表

年份（年）	学术会议	地点
2016	第十七届全国白内障及人工晶状体学术会议	西安
2017	第三十届亚太白内障及屈光手术医师学会年会暨第十八届全国白内障及人工晶状体学术年会	杭州
2018	第十九届全国白内障及人工晶状体学术会议	上海
2020	第二十届全国白内障及屈光手术学术会议	杭州
2021	第二十一届全国白内障及屈光手术学术会议	大连
2022	第二十二届全国白内障及屈光手术学术会议	杭州

5. 学术活动　主要为全国白内障的情况调查、病因分析、手术治疗、人工晶状体的研究、学术交流、标准制订，以及开展白内障防治工作。

（六）眼病理学组

1. 创建日期　1979年。

2. 历史沿革　眼病理学是我国现代眼科最早建立的基础学科，于20世纪30年代由林文秉教授（上海）开创，同时北京协和医院眼科的富克斯教授父子也进行了眼病理学教学和研究。我国老一代眼科学家郭秉宽、潘作新、李凤鸣、郑邦和、梁树今、易玉珍、孙为荣等相继加入此行列。出版《眼科病理学》《眼科病理图谱》等。1959年广州中山医学院眼科及1965年北京大学第三医院眼科先后成立眼科病理实验室。

3. 历任组长及副组长　见表4-9。

表4-9　眼病理学组历任组长及副组长

任职年份（年）	组长	副组长
1979～2005	倪逴	—
2006～2014	王薇	李彬、罗清礼
2018～	何伟	陈芝清、李永平、徐国彤、赵桂秋

4. 学术活动　开展学组的学术会议（全国眼病理大会）及全国眼科学术大会上的专题活动，主要为眼病理学的研究与交流。

（七）眼视光学组（原眼屈光学组）

1. 创建日期　1982年。

2. 历史沿革　原为眼屈光学组（1982～1992年），1992年我国建立眼视光学专业后改为眼视光学组

3. 历任组长及副组长　见表4-10。

表4-10　眼视光学组历任组长及副组长

任职年份（年）	组长	副组长
1982～1992	吴燮灿、钟润先	徐广第、徐宝萃、王永龄、缪天荣、胡诞宁、冯葆华、关征实、计尚年、葛熙元、黄玲雄
1992～2010	瞿佳	王雁、褚仁远、谢培英、曾骏文
2010～2018	瞿佳	王雁、谢培英、曾骏文
2018～	吕帆	王雁、杨晓、杨智宽、张丰菊

4. 学术活动

（1）举行全国眼屈光学学术会议，交流学术进展。

1982年举办成立大会及屈光会议（浙江宁波）。

1985年举办第一届全国眼屈光学学术会议（广东广州）。

1986年与香港光学会联合举办第二届全国眼屈光学学术会议，又称屈光新技术专题讨论会（广东深圳）。

1987年举办第三届全国眼屈光学学术会议（辽宁大连）。

1996年改名为眼视光学组，举办第一届全国眼视光学组学术会议（浙江温州），此后每年举办一次。

（2）举办多届全国眼科屈光学习班，培养眼屈光学与近视调查及防治工作骨干。1983年在浙江杭州举办第一期全国眼科屈光学习班，之后在安徽黄山（1986年）等地举办了几期。

（3）协助出版《中华眼视光学与视觉科学杂志》及培训验光师等活动。

（八）眼底病学组

1. 创建日期　1983年。

2. 历史沿革　1983年以罗成仁医师为首的全国25位眼科医师发起并成立了中华医学会眼科学会全国眼底病研究协作组；1986年赵东生医师组建了中国玻璃体视网膜手术学组；1998年中华医学会将两组合并，命名为眼底病学组。

3. 历任组长及副组长　见表4-11。

表4-11　眼底病学组历任组长及副组长

任职年份（年）	组长	副组长
1983～1998	罗成仁	—
1998～2003	严密	—
2004～2014	黎晓新	许迅、张卯年、张军军、唐仕波
2014～	许迅	王雨生、魏文斌、徐格致、赵明威

4. 学术活动　举办学术会议及全国眼科学术大会上的专题活动，主要为全国眼底病的调查、研究、临床治疗进展交流、标准制订等。2005年及2009年分别在成都及上海举办了亚太玻璃体视网膜学术大会，黎晓新、许迅、马志忠、赵培泉等在亚太玻璃体视网膜学会等担任委员。创办《中华眼底病杂志》（原《眼底病》）。

（九）斜视与小儿眼科学组（原眼肌学组）

1. 创建日期　1984年创建。

2. 历史沿革　原为眼肌学组，2000年改名为斜视与小儿眼科学组。

3. 历任组长及副组长　见表4-12。

表4-12　斜视与小儿眼科学组历任组长及副组长

任职年份（年）	组长	副组长
1984～1988	刘家琦	张开伯、张方华、方谦逊、孟祥成、王永龄
1988～1999	郭静秋	赵堪兴
2000～2017	赵堪兴	麦光焕、牛兰俊、侯方、王利华、亢晓丽、刘虎
2017～	张伟	王利华、亢晓丽、刘虎、赵晨

4. 学术活动　举办学术会议及全国眼科学术大会上的专题活动，主要为全国眼肌弱视的调查、研究、交流、标准制订及开展斜视弱视防治工作。从1984年开始举办全国斜视与小儿眼科学术会议，自2013年起设立赫雨时教授纪念讲座和刘家琦教授纪念讲座。制订《弱视诊断专家共识》《我国斜视分类专家共识》等。创办《中国斜视与小儿眼科杂志》。

（十）视觉生理学组（原眼电生理学组）

1. 创建日期　1987年创建。

2. 历史沿革　20世纪60年代初我国广州、北京、上海等地相继开始临床视觉电生理的应用和研究工作，并在《中华眼科杂志》发表论文。1987年建立眼电生理学组，2000年扩增为视觉生理学组。学组较早与中国科学院生理研究所及国际相关组织建立联系，分别于1990年和2013年在我国召开第28届国际临床视觉电生理学术会议和第51届国际临床视觉电生理学术会议。

3. 历任组长及副组长　见表4-13。

表4-13　视觉生理学组历任组长及副组长

任职年份（年）	组长	副组长
1987～2004	吴乐正	吴德正、段俊国
2005～2017	阴正勤	黄时洲、王玲、张作明
2018～	李世迎	黄厚斌、雷博、周翔天

4. 学术活动　见表4-14。

表4-14　视觉生理学组主办的学术会议

年份（年）	学术会议	地点
1986	学习班（成立临床视觉电生理研究会）	广州
1987	第一届全国临床视觉电生理研讨会（正式成立眼电生理学组，组长为吴乐正，委员为王煊、寿天德、吴德正、黎晓新）	南通
1988	第二届全国临床视觉电生理研讨会	乐山
1989	第二十七届国际临床视觉电生理学术会议（27th ISCEV）（吴乐正、吴德正、黎晓新、杜立等参加）	东德达累斯顿
1990	第二十八届国际临床视觉电生理学术会议（28th ISCEV）（吴乐正任ISCEV委员，是首位中国理事，主持ISCEV亚洲和澳洲区域工作）	广州
1991	第三届全国临床视觉电生理研讨会	西安
1992	第四届全国临床视觉电生理研讨会	北京
1994	第五届全国临床视觉电生理研讨会（第一届亚太视觉会议卫星会议）	广州
1997	第六届全国临床视觉电生理研讨会（中华医学会眼电生理学组再次改选，组长为吴乐正，副组长为吴德正和段俊国）	青岛
2000	第七届全国临床视觉生理学术会议（第十二届亚非眼科大会卫星会议）（中华医学会眼科学分会正式同意将眼电生理学组更名为视觉生理学组）	广州
2002	第八届全国临床视觉生理学术会议	哈尔滨
2004	第九届全国临床视觉生理学术会议	成都

续表

年份（年）	学术会议	地点
2005	中华医学会眼科学分会视觉生理学组改选，组长为阴正勤，副组长为黄时洲、张作明和王玲	西安
2006	第十届全国视觉生理学术会议	重庆
2009	第十一届全国视觉生理学术会议	上海
2011	第十二届全国视觉生理学术会议	温州
2013	第五十一届国际临床视觉电生理学术会议暨第十三届全国视觉生理学术会议	重庆
2015	第十四届全国视觉生理学术会议	厦门
2016	第十五届全国视觉生理学术会议	深圳
2017	第十六届全国视觉生理学术会议	武汉
2018	第十七届全国视觉生理学术会议（学组组长为李世迎，副组长为黄厚斌、雷博、周翔天）	重庆
2019	第十八届全国视觉生理学术会议	银川
2021	第十九届全国视觉生理学术会议	温州

5. 学术活动　主要为视觉生理学的研究、标准制订和学术交流，特别突出视觉生理的临床实践和应用。

目前视觉生理学的研究和应用领域包括视觉电生理、视觉心理物理学，如对比敏感度、视野、色觉、立体视觉功能、眼球运动和视功能磁共振（MRN）等，因此加强与视觉科学、心理物理学、神经科学的结合，大力推广视觉生理学在眼科临床的应用和研究。近年来，通过与国内外的学术交流，逐步实现全国视觉生理学组的工作目标。

（1）使视觉生理学成为眼科、视觉科学和神经科学之间的桥梁，引入基础科学成熟技术和最新成果，从而推动眼科临床和应用基础研究发展。

（2）拓展视觉生理学的研究和应用领域，将神经生理学和心理物理学的研究方法结合起来，用于推动眼科领域各种视功能检测应用和研究的发展，如多焦电生理、眼球运动、MRN等。

（3）将视觉电生理学的活体视功能检测技术与神经生物学的细胞膜片钳技术相结合推动眼科临床基础研究向纵深发展。

（4）开展国际学术交流。视觉生理学组最早于20世纪80年代起与国际临床视觉电生理学会（ISCEV）建立联系。1987年起筹办，1990年在我国召开第二十八届国际临床视觉电生理学术会议。1990年起视觉生理学组成为ISCEV委员会成员，吴乐正任

ISCEV委员及亚澳部部长（1990～2002年），并主持亚洲和澳洲区域事务。2013年在重庆举办第五十一届国际临床视觉电生理学术会议。

（十一）眼免疫学组

1. 创建日期　1992年。

2. 历任组长及副组长　见表4-15。

表4-15　眼免疫学组历任组长及副组长

任职年份（年）	组长	副组长
1992～2005	杨德旺	—
2006～2010	杨培增	郑曰忠、张美芬
2018～	吴欣怡	杜利平、彭晓燕、杨柳、张美芬

3. 学术活动　举办学术会议及全国眼科学术大会上的专题活动，主要为眼免疫学的研究、标准制订和学术交流。

（十二）神经眼科学组

1. 创建日期　2011年。

2. 历任组长及副组长　见表4-16。

表4-16　神经眼科学组历任组长及副组长

任职年份（年）	组长	副组长
2011～2017	魏世辉	—
2018～	魏世辉	姜利斌、钟勇

3. 学术活动　举办学术活动及全国眼科学术大会上的专题活动，主要为神经眼科学的研究、标准制订、学术交流和人才培训。自2011年起，学组每年举办全国神经眼科学术会议及神经眼科学科骨干培训班。2015年，学组在北京成功举办第八届亚洲神经眼科大会。

（十三）眼整形眼眶病学组

1. 创建日期　2013年。

2. 历史沿革　20世纪90年代，中华医学会成立了眼外伤和眼整形眼眶病学组。在范先群的主导推动，以及中华医学会眼科学分会的支持下，眼整形眼眶病学组于2013年正式成立。

3. 历任组长及副组长 见表4-17。

表4-17 眼整形眼眶病学组历任组长及副组长

任职年份（年）	组长	副组长
2013～	范先群	李冬梅、孙丰源、肖利华、叶娟

4. 学术活动

（1）举行全国眼整形眼眶病学术会议，加强学术交流，促进专业发展（表4-18）。

（2）支持和指导各省（直辖市）成立眼整形眼眶病专业委员会。

（3）主办学习班、研讨会，培养眼整形眼眶病专科医生，加快人才培养。

（4）聚焦临床常见病、多发病、疑难病等，制订专家共识，规范临床行为。

表4-18 眼整形眼眶病学组主办的学术会议

年份（年）	学术会议	地点
2012	成立大会暨第一届全国眼整形眼眶病学术大会	上海
2012	第六届亚太眼整形外科学术大会	北京
2013	第二届全国眼整形眼眶病学术大会	上海
2014	第三届全国眼整形眼眶病学术大会	南昌
2015	第四届全国眼整形眼眶病学术大会	杭州
2016	第五届全国眼整形眼眶病学术大会	上海
2017	第六届全国眼整形眼眶病学术大会	广州
2018	第七届全国眼整形眼眶病学术大会	上海
2018	亚太眼肿瘤眼病理学术大会暨国际眼肿瘤论坛	上海
2019	第八届全国眼整形眼眶病学术大会	沈阳
2020	亚太眼肿瘤眼病理学术大会	线上会议
2021	第九届全国眼整形眼眶病学术大会	线上会议
2022	第四次亚太眼整形外科会议	线上会议

附：眼科遗传协作组

1. 创建日期 1979年。

2. 历史沿革　1979年创建中国遗传学会眼科遗传协作组，1984年加入中华医学会眼科学分会专题协作组。

3. 历任组长及副组长　见表4-19。

表4-19　眼科遗传协作组历任组长及副组长

任职年份（年）	组长	副组长
1979～1982	胡诞宁	褚仁远、郭镇、陈瑞英
1983～1990	胡诞宁	褚仁远、陈瑞英、庞国祥
1991～1996	褚仁远	陈瑞英、庞国祥、姜利斌、钟勇
1996～1999	周久模	—

4. 学术活动

（1）举办多次全国性眼科遗传学学术会议和讲座（表4-20，表4-21），培养眼科遗传学骨干。

（2）制订眼科遗传学的全国标准，并与国际接轨，包括眼科遗传病标准登记表、家系图标准符号、遗传方式分类标准、少数民族眼遗传病调查方案等。

（3）先后制订了1979～1985年与1986～1990年两期工作规划。第一期规划已积累70万人的眼遗传病普查，6000个家系的分析，为16种常见眼遗传病在我国的发病情况和遗传规律积累了宝贵资料，并报道了95种眼遗传病与93种全身性眼病的眼部表现。

表4-20　眼科遗传协作组主办的学术会议

年份（年）	学术会议	地点
1980	第一届全国眼科遗传学术会议	吉安
1982	第二届全国眼科遗传学术会议	洛阳
1984	第三届全国眼科遗传学术会议	昆明
1986	第四届全国眼科遗传学术会议	长春
1988	第五届全国眼科遗传学术会议	大庸
1990	第六届全国眼科遗传学术会议	广州
1994	第七届全国眼科遗传学术会议	大连
1996	第八届全国眼科遗传学术会议	厦门
1999	第九届全国眼科遗传学术会议	重庆

注：该协作组在1999年后终止活动。

表4-21　眼科遗传协作组主办的学术讲座

年份（年）	学术会议	地点
1982	第一届全国眼科遗传学术讲座	洛阳
1983	第二届全国眼科遗传学术讲座	1期杭州，2期舟山
1984	第三届全国眼科遗传学术讲座	昆明
1985	第四届全国眼科遗传学术讲座	西安
1986	第五届全国眼科遗传学术讲座	长春

三、中华医学会眼科学分会中青年委员会

中华医学会眼科学分会委员会中的中青年委员会是依年龄组成的眼科梯队组织。根据中华医学会的要求，在1992年第五届全国眼科学术大会上，在全国委员会内设立中青年委员会，入会委员条件是年龄在45岁以下，在学术上有一定成就，作风正派，热心学会工作的眼科医师。中青年委员列席眼科学分会委员会议。在眼科学分会委员会换届改选时，年龄已过45岁的中青年委员卸任，但可优先被选为眼科学分会委员。黎晓新、徐亮、孙兴怀、郑曰忠、姚克、杨培增、张劲松和董晓光成为首批中青年委员。眼科学分会在1994年主办中青年眼科学术会议，此后中青年委员会不断更新。

四、各地的眼科学会

各地的眼科学会是各省市医学会的下属组织，除举办当地眼科会议外，也会与其他学会联合举办较大型学术会议。例如，华东六省一市联合举办的国际眼科学和视光学学术会议（COOC），是由中国科学技术协会批准，由华东地区上海、江苏、浙江、安徽、山东、江西六个省市医学会的眼科学会联合举办，由复旦大学附属眼耳鼻喉科医院和温州医科大学眼视光学院等主办，从1999年开始，每年一次，到2019年已连续举办了19届，后期有一些其他地区的眼科分会加盟，是历史较久、影响较大的跨省眼科学术会议。

有些单位也举办国际性或全国性眼科学术会议，如中山大学中山眼科中心于1985年为纪念眼科前辈陈耀真，组织召开的国际眼科会议。

第二节　中国医师协会眼科医师分会

中国医师协会于2002年1月成立，是由执业医师、执业助理医师组成的全国性、行业性、非营利性组织。它标志着中国医师队伍管理，由单一的卫生行政管理模式，向卫生行政管理和行业自律协同管理模式转变。

中国医师协会的宗旨是服务、协调、自律、维权、监督、管理，主要任务是促进职业发展，加强行业管理，团结组织广大医师，贯彻执行《中华人民共和国执业医师法》，弘扬以德为本，救死扶伤人道主义的职业精神，开展对医师的毕业后医学教育、继续医学教育和定期考核，提高医师队伍建设水平，维护医师合法权益，为我国人民的健康服务。

中国医师协会眼科医师分会于2005年9月8日在天津市眼科医院举行成立仪式，选举赵家良为第一届会长，副会长由王宁利、孙兴怀、赵堪兴、黎晓新、葛坚担任，瞿佳担任总干事，陈有信担任副总干事。

自成立以来，在中国医师协会的领导下，眼科医师分会开展了多项工作，明确了眼科医师的工作方向和重点，按照中国医师协会的宗旨，面向基层，面向临床，积极推广眼科诊疗指南和操作规范，加强依法行医、依规行医、自律行医的宣传教育，积极维护眼科医师的合法权益，在力所能及的范围内为眼科医师的权益呐喊呼吁。

附　第一至第五届中国医师协会眼科医师分会委员会会长、副会长名单

第一届眼科医师分会委员会
会长：赵家良
副会长：王宁利、孙兴怀、赵堪兴、黎晓新、葛坚

第二届眼科医师分会委员会
会长：赵家良
副会长：谢立信、王宁利、孙兴怀、姚克、黎晓新、葛坚、何伟、赵堪兴

第三届眼科医师分会委员会
会长：黎晓新
副会长：陈有信、王宁利、孙兴怀、姚克、瞿佳、葛坚、何伟

第四届眼科医师分会委员会

会长：赵堪兴

副会长：陈有信、葛坚、何伟、瞿佳、孙兴怀、姚克、王薇

第五届眼科医师分会委员会

会长：王宁利

副会长：毕宏生、刘奕志、汤欣、许迅、范先群、赵明威、唐仕波

第三节　港台地区的眼科学会

（一）香港眼科学会

香港眼科学会（Hong Kong Ophthalmological Society，HKOS）于1954年8月16日正式注册成立，第一届主席为G. C. Dansey Browning医生，成员有19名。

随着香港的眼科医生和其他眼科从业者人数逐渐增多，作为最早建立的眼科学术团体，香港眼科学会已成为凝聚眼科人士的核心力量，会员包括眼科医生、眼科护士和验光师等。学会一直致力于为医学继续教育提供平台。1989年，香港眼科学会举办了第一届大会，为期2天。自此之后，每年12月举办一届。该会议提供了很好的学术交流机会，并受到来自内地和海外参会者的认可。香港眼科学会还与香港执业眼科医师会合作举办了一系列公开讲座，分享专业知识。除了本地的会议，学会成员也积极参加国际性大会。学会在1983年成功举办第九届亚太眼科学会大会（Asia-Pacific Academy of Ophthalmology，APAO）。2008年，学会与国际眼科学会、亚太眼科学会、香港眼科医学院共同举办世界眼科大会（World Ophthalmology Congress，WOC），来自全世界超过1万名代表参会。2018年，学会成功举办第三十三届亚太眼科学会大会。

香港眼科学会一直与香港眼科医学院和一些非政府组织合作，就常见眼病，如眼干燥症、青光眼、老年性黄斑病变和糖尿病视网膜病变等举办科普活动和筛查计划。2003年建立官方网站，2012年开始刊登报纸专栏，这些成为其传播眼科保健知识的渠道。通过这些渠道，香港眼科学会致力于提高公众眼睛保健的意识。

（二）台湾眼科医学会

台湾大学眼科主任杨燕飞深感台湾眼科界积极参与学术交流的意愿，于1960年5

月15日创立台湾眼科医学会，并任第一届理事长，同年11月举办台湾眼科医学会第一次学术演讲会。历届理事长有杨燕飞、陈振武、柯良时、刘荣宏、陈德照、洪伯廷、许纹铭、潘志勤、林浤裕、胡芳蓉等。

台湾眼科医学会早期会员只有107人，至2013年12月已有会员1540人。学会除了举办学术活动及创办学术刊物外，还负责医院评鉴、专科医师甄审、居民健保、医疗争议等。

台湾眼科医学会是台湾地区最具代表性的眼科学机构，成立以来经首任理事长杨燕飞及历届理事长励精图治，在临床实务和学术上均获得优异评价，如出版眼科杂志，推行眼科专科医师考试，并主办眼科学术会议，如亚太眼科大会（2001年、2016年），以及第二届全球华人眼科学术会议（2002年）。

（胡诞宁　吴乐正　高　华　刘　彤　林子晴　赖旭佑　许纹铭）

参 考 文 献

陈有信，2003. 中华医学会第八届全国眼科大会在西安市召开 [J]. 中华眼科杂志，39（5）：317-320.

陈有信，2005. 中华医学会第九届全国眼科学术大会在武汉市召开 [J]. 中华眼科杂志，41（1）：91-94.

陈有信，闵寒毅，刘虎，等，2006. 中华医学会第十届全国眼科学术大会在天津成功召开 [J]. 中华眼科杂志，42（4）：373-376.

范先群，周慧芳，2020. 我国眼整形眼眶外科70年回顾和未来发展 [J]. 中华眼科杂志，56（11）：805-810.

郭秉宽，1980. 中华医学会第二届全国眼科学术会议总结 [J]. 中华眼科杂志，（2）：97-100.

何明光，王伟，赵家良，2020. 中国防盲治盲与眼病流行病学研究70年 [J]. 中华眼科杂志，56（8）：561-566.

胡诞宁，1981. 美国眼科学会1980年年会 [J]. 国际眼科纵览，（1）：37-39.

胡诞宁，1981. 美国眼科纵览 [J]. 眼科新进展，1（3）：60-65.

黄翊彬，2007. 中华医学会第12届全国眼科学术大会总结 [J]. 中华眼科杂志，43（12）：1149-1152.

黄翊彬，2008. 世界眼科大会暨中华医学会第13届全国眼科学术大会在我国香港召开 [J]. 中华眼科杂志，44（12）：1152.

李世迎，阴正勤，2020. 我国视觉生理学科70年之传承与发展 [J]. 中华眼科杂志，56（7）：481-488.

刘以祥. 中华眼科学会会议记录（中华眼科学会改选经过）[J]. 中华医学杂志眼科专辑，34（1）：51，52.

吕帆，施策，2020. 中国眼视光专业发展70年 [J]. 中华眼科杂志，56（10）：721-725.

史伟云，高华，2020. 中国角膜病诊疗技术70年发展回顾 [J]. 中华眼科杂志，56（6）：401-408.

王景昭，1993. 中华医学会第五届全国眼科学术会议纪要 [J]. 中华眼科杂志，29（5）：315.

王宁利，刘旭阳，2020. 我国青光眼事业70年之变迁与发展 [J]. 中华眼科杂志，56（1）：3-8.

王晓燕，2009. 中华医学会第十四次全国眼科学术大会报道 [J]. 中国继续医学教育，1（3）：11.

魏世辉，宋宏鲁，童绎，2020. 我国神经眼科专业发展历程和展望 [J]. 中华眼科杂志，56（12）：891-894.

许纹铭，2014.台湾当代眼科发展纪实[M].新北：合记图书出版社.

许迅，黎晓新，2020.我国眼底病专业领域发展70年回顾[J].中华眼科杂志，56（4）：241-245.

颜华，2020.中国眼外伤救治工作70年之辉煌历程[J].中华眼科杂志，56（11）：801-804.

姚克，王玮，2020.中国白内障诊疗技术70年回顾[J].中华眼科杂志，56（5）：321-324.

于志强，2011.2011年第十六次全国眼科年会在广州成功举行[J].中国眼耳鼻喉科杂志，11（6）：401.

张伟，赵堪兴，李月平，2020.新中国斜视与小儿眼科学科建设和诊疗技术发展历程[J].中华眼科杂志，56（3）：161-165.

张晓楼，1985.中华医学会眼科学会第三届学术会议开幕词[J].中华眼科杂志，21（2）：65，66.

张自峰，韩新锋，2014.第十七届亚非眼科大会暨中华医学会第十九次全国眼科学术大会在西安召开[J].国际眼科杂志，14（11）：1908，1909，1926.

赵桂秋，2020.中国眼科病理诊断技术发展70年回顾[J].中华眼科杂志，56（9）：641-645.

赵家良，2001.中华医学会第七届全国眼科学术会议在上海召开[J].中华眼科杂志，37（3）：238，239.

赵家良，2016.中华医学会眼科学分会的建立和发展简史（至2007年）（二）[J].中华眼科杂志，52（3）：236-240.

赵家良，2016.中华医学会眼科学分会的建立和发展简史（至2007年）（一）[J].中华眼科杂志，52（2）：154-158.

中华医学会，1987.中华医学会七十年大事记（1915—1984）[J].中国科技史杂志，8（3）：48-64.

中华医学会，2010.中华医学会会史概览（1915—2010）[Z].北京：中华医学会.

中华医学会，2015.中华医学会纪事：1915—2015[M].北京：中华医学电子音像出版社.

中华医学会，1996.中华医学会第一届全国眼科学术会议总结[J].中华医学杂志，52（1）：1-4.

中华医学会眼科学分会，2006.第三届全球华人眼科学术大会暨中华医学会第11届全国眼科学术大会总结[J].中华眼科杂志，42（12）：1144-1148.

中华医学会眼科学分会，2011.中华医学会第15次全国眼科学术大会会议纪要[J].中华眼科杂志，47（1）：91，92.

中华医学会眼科学会，1989.中华医学会第四届全国眼科学术会议纪要[J].中华眼科杂志，25（2）：66，67.

中华医学会组织管理部，2005.中华医学会专科分会会议[M].北京：中华医学会，51-58.

周诚浒，1938.中华眼科学会成立之经过[J].中华医学杂志眼科专辑，24（1）：51.

作者简介

胡诞宁　见主编简介。

吴乐正　见主编简介。

高　华　主任医师、二级教授，博士生导师，泰山学者青年专家。中华医学会眼科学分会角膜病学组委员，中国民族卫生协会眼学科分会秘书长、常委。现任山东第一医科大学附属眼科研究所（山东省眼科研究所）所长、山东第一医科大学附属眼科医院（山东省眼科医院）副院长、山东眼科博物馆馆长。主持国家自然科学基金项目5项；发表学术论文100余篇，其中SCI论文50余篇；获国家科学技术进步奖二等奖2项

（第5位和第10位），山东省科学技术进步奖一等奖2项（第2位和第4位），山东省技术发明奖一等奖1项（第3位）。2018年获"中国优秀眼科医师"称号。

　　刘　彤　硕士，山东第一医科大学附属眼科医院办公室副主任，山东眼科博物馆综合办公室主任。

　　林子晴　硕士，曾任"丝路邮报"新媒体编辑，中山大学信息管理学院团队科研助理（2019～2020年），中山大学中山眼科中心团队助理（2021～2022年）。

　　赖旭佑　见第三章作者简介。

　　许纹铭　见第三章作者简介。

第五章　眼科专业机构

第一节　眼科学实验室、眼科中心及研究所

一、眼科学实验室

1. 眼科学国家重点实验室　由卫生部眼科学重点实验室（1991年成立，首届主任为吴乐正）和教育部眼科学重点实验室（2002年成立，首届主任为葛坚）发展而来，2006年获科技部批准成立，依托单位为中山大学中山眼科中心，该中心连续13年位居中国医院专科声誉排行榜（眼科）第一位（截至2022年），以及连续9年位居中国医院科技量值排行榜第一位（截至2022年，见附录）。该实验室与临床服务一体化的组织架构优势明显，有利于以临床问题和需求为导向开展研究，承担国家自然科学创新群体首席项目2项（为眼科领域仅有），国家重点基础研究发展计划及国家重点研发计划项目9项，获国家科学技术进步奖11项。围绕眼干细胞与发育生物学研究、眼流行病学与临床干预研究、眼生物材料与药物的转化研究、眼血管与神经生物学研究、眼遗传/表观遗传与基因治疗研究、人工智能在眼科中的应用等多个前沿研究方向，完成了一系列与国家卫生战略需求密切相关的研究，产出一系列具有世界影响的原创成果，具体如下。

（1）发现和鉴定了晶状体内源性干细胞，实现人类晶状体原位再生，用于治疗婴幼儿白内障（*Nature*，2016年），开辟了利用自体内源性干细胞进行组织再生修复的新方向，入选年度"全球医学八大突破性进展"（*Nature Medicine*，2016年）。

（2）开展我国中小学生近视眼临床研究，发现青少年近视眼严峻形势的报道得到了党中央的关注；通过临床随机对照研究，发现户外活动是防控青少年近视眼的有效方法（*JAMA*，2015年），并被写入国家《综合防控儿童青少年近视实施方案》。

（3）率先鉴定了体细胞重编程的关键转录因子，将成纤维细胞重编程为类视网膜

神经元细胞（*Science Advances*，2020年；*Nature Communications*，2019年）；改变了临床常规青光眼预防方案，以减少永久性视神经损伤（*Lancet*，2019年）。

（4）创建三代基因组数据组装的核心新算法和眼组织单细胞测序技术（*Nature Methods*，2016年；*Nature Communications*，2019年，2020年）；创新眼科人工智能算法，率先研发智能技术，用于诊断先天性白内障和评估婴幼儿视功能（*Nature Biomedical Engineering*，2017、2019年封面文章，2020年）。

（5）自主研发出可逆转早期白内障的1类新药，前药化合物专利获全球11个国家的授权，已转让给制药企业，我国药品监督管理局已批准其进入临床试验。研发的人工玻璃体用于严重眼病治疗，截至目前挽救了全球5000多名患者的眼球，2023年相关产品已在全球11个国家销售；在我国药品监督管理局改革开放40周年回顾中，被列为"中国制造"向"中国创造"跨越的典范。

眼科学国家重点实验室在防盲治盲、近视防控和眼科前沿技术交叉等方面具有领先水平和优势。

2. 眼视光学和视觉科学国家重点实验室　主要开展眼视光学和视觉科学研究。2007年温州医科大学获批建设浙江省眼视光学和视觉科学重点实验室（省部共建国家重点实验室培育基地），2017年该实验室升格为省部共建眼视光学和视觉科学国家重点实验室。实验室以提高视觉障碍与疾病防治水平为宗旨，经过多年发展，已凝练出具有优势和重要意义的3个研究方向：①视觉遗传和发育。探讨视觉发育的分子机制、视觉神经信号形成和传导通路机制、筛选和定位致病基因及其致病机制等。②视觉功能和视光学。揭示视觉质量、双眼协同的内在机制和影响因素，建立客观诊断检测系统和矫治方法，完善临床诊疗规范和产品评价标准，提升眼视光临床诊疗的安全性和有效性。探索光照参数与人体健康之间的影响机制，并指导推进健康光照的实践应用。③主要眼病发病机制和诊疗。进一步阐明主要常见致盲性眼病的发生发展机制，为临床应用，特别是已有一定研究基础的近视、遗传性眼病、新生血管性眼病、视觉神经传导异常及相关眼病等常见致盲性眼病的诊疗提供科学依据。

3. 国家卫健委近视眼重点实验室　成立于2002年，依托于复旦大学附属眼耳鼻喉科医院，主要学术方向为近视眼发病机制的研究和防治。每年主办国际（上海）眼科学和视光学学术会议，积极参加各种国内外大型学术活动，促进和加强交流，使实验室的学科建设日益走向国际水平。

自2002年起，开展我国首个"近视眼防治"国家级继续教育学习班，已在全国开展了8期，培训学员超过1000人次。选派多名成员到英国、德国、法国等的著名研究机构学习交流。

已获得重大成果包括：①"近视眼微型角膜手术刀系统及其相关治疗研究"，获国家技术发明奖二等奖（2006年）和教育部科学技术进步奖一等奖（2005年）；②"准分子激光视觉光学矫正关键技术及其装备"，获国家科学技术进步奖二等奖和教育部科学技术进步奖一等奖（2005年）；③"准分子激光上皮瓣下角膜磨镶术治疗复杂性屈光不正"，获上海市科学技术进步奖三等奖（2006年）。

4. 中国计量科学研究院眼科光学实验室　负责研究建立眼科光学与仪器领域的计量标准装置，涉及眼镜镜片、隐形眼镜、人工晶状体、眼科诊疗设备、个人眼部防护用品等多个研究方向。秉持"研制计量标准、转化科研成果、完善技术法规、建立量传体系"的工作思路，陆续建立国家顶焦度基准、验光仪工作基准等6项计量标准，负责起草1项国际标准和20余项国家标准及计量技术法规，形成了具有中国特色的眼科光学量值传递与溯源体系。近年来，研究领域已从传统的验光配镜计量研究扩展到先进眼科诊疗设备，新研制了综合验光仪检测装置、眼压计检测标准、视觉阈值检测装置、人工晶状体检测标准等。多项成果助力国际标准化组织（ISO）国际标准的制订和修订。

5. 眼科学与视觉科学北京市重点实验室　组建于2005年，2007年经北京市教育委员会和北京市科学技术委员会联合评审后确立为北京市重点实验室。该实验室依托首都医科大学眼科学院，由首都医科大学视觉科学实验室、北京市眼科研究所及北京同仁眼库组建而成。2016年，实验室与美国加州大学Hamilton青光眼中心合作成立"同仁-汉密尔顿青光眼合作研究中心"。该中心由北京同仁眼科中心主任王宁利和Hamilton青光眼中心主任Weinreb共同主持工作。

实验室以临床需求为导向，围绕眼科疾病的发病机制、诊断、预防和治疗等方面的热点问题，开展原创性研究，培养眼科学与视觉科学人才，推动眼科学与视觉科学领域基础科研发展，发挥学科辐射作用，建立眼科和视觉科学基础研究和应用基础研究平台。

近5年共承担国家重点研发计划、国家重点基础研究发展计划、国家自然科学基金重点项目等国家级重大课题13项，相关研究成果获国家科学技术进步奖二等奖2项、省部级奖励8项。在本领域科研创新和学科发展方面具有明显优势和领先地位。

二、眼科中心

1. 中山大学中山眼科中心　该眼科中心最早可追溯至1835年由美国传教士医师伯

驾（P. Parker）创办的广州眼科医局。1855年伯驾离任。美国长老会医师嘉约翰（John G. Kerr，1824～1901年）接任，改名为博济医院。1926年成立岭南大学，由华人钟荣光任校长，钟荣光同时兼管博济医院，1936年岭南大学和博济医院合并为岭南大学医学院。1950年陈耀真和毛文书转受聘至岭南大学医学院工作。1953～1954年，岭南大学医学院、中山大学医学院与光华医学院合并，合并后的眼科由陈耀真主持工作。1965年，陈耀真、毛文书等创办了我国第一所高等院校附属眼科医院即中山医学院眼科医院。

1983年6月，中山医学院中山眼科中心成立，下设眼科研究所、眼科医院、防盲治盲办公室，这是我国第一家集教学、医疗、科研、防盲于一体的现代化多功能眼科中心。中心首任名誉主任为陈耀真，主任为毛文书，副主任为吴乐正和李绍珍。1985年，该眼科中心随大学更名为中山医科大学中山眼科中心；1997年，中山医科大学眼科视光学系成立，中山眼科中心进一步发展为所、院、办、系四位一体的眼科中心；2001年10月，中山大学与中山医科大学合并，该眼科中心更名为中山大学中山眼科中心。

历经几十年的发展，中山眼科中心已经成为我国学科门类齐全、师资力量雄厚、医疗技术精湛、诊疗设备先进、科研实力强大、国内领先、国际知名的眼科中心，连续13年位居中国医院专科声誉排行榜（眼科）第一位（截至2022年），连续9年位居中国医院科技量值排行榜第一位（截至2022年）。中山眼科中心是国家卫生健康委员会委属（管）专科医院，亚太眼科学会（APAO）永久总部所在地，我国眼科学国家重点实验室、卫生部眼科学实验室、教育部眼科学实验室的依托单位。

中山眼科中心眼科学学科是我国首批国家重点学科，是我国最早可招收眼科学博士研究生和硕士研究生的单位之一，是国家级继续医学教育基地和临床住院医师规范化培训基地，2008年成为全国专科医师准入试点工作的首批试点医院。

1964年，卫生部批准成立中山医学院眼科研究室。1982年，成立中山医科大学眼科研究所。1991年，成立卫生部眼科学实验室。2002年，成立教育部眼科学重点实验室。2006年，科技部批准成立眼科学国家重点实验室。

中山眼科中心下设的眼科医院是我国首家眼科三级甲等医院。近年来，该院年门诊量超过113万人次，年手术量7.8万多例，平均住院日1.5天。

中心眼科医院是国家临床重点专科，设有白内障、青光眼、角膜病、眼底病治疗中心、眼眶病与眼肿瘤、眼整形、眼外伤、激光近视眼治疗、斜视与弱视、屈光科、神经眼科、黄斑病、葡萄膜炎、小儿遗传眼病、结膜病与干眼病专科、预防眼科等眼科亚专科。

20世纪50年代起，中山眼科中心开始派医疗队深入基层农村开展查盲治盲工作，特别是1983年成立了防盲治盲办公室，从最初的2～3人发展到现在30～40人的团队。

积极开展国际学术交流与合作。1982年9月，奥比斯（ORBIS）眼科飞机医院应陈耀真、毛文书邀请首次访问中国，在广州停留18天进行手术示范教学、专题学术报告及会诊。1985年，中山眼科中心主办了我国首次国际眼科会议，之后又主办了第28届国际临床视觉电生理学术会议（1990年）、第12届（2000年）和第17届亚非眼科大会（2014年），以及第1届亚太视觉科学大会、第1届亚洲白内障研讨会、第9届国际近视眼研究大会、第1届现代眼科显微外科国际讲座、第1届国际葡萄膜炎研讨会、第18届国际眼科研究大会、第7届亚太青光眼学术会议等。2012年6月，中山眼科中心和奥比斯联合举办了奥比斯眼科飞机医院首航中国30周年庆祝活动，并与国际奥比斯组织签订了长期合作项目。2015年，APAO总部落户中山眼科中心珠江新城院区眼科学国家重点实验室大楼，是第一个总部设在中国的国际眼科组织，成为中国眼科国际化的重要平台和标志。2019年中山眼科中心设立亚非眼科学会亚洲办公室。此外，中山眼科中心还组织开展全球联合查房活动，与世界卫生组织、美国Wilmer眼科研究所（JH）、美国国立卫生研究院/国立眼科研究所（NIH/NEI）等建立并保持长期友好合作关系，开展广泛的双边学术交流活动，不断扩大和提升中山眼科中心的国际影响力。

2. 北京同仁眼科中心　首都医科大学附属北京同仁医院的前身，为1886年（清朝光绪十二年）美国基督教"卫理公会"的兰大夫、卫大夫在崇文门孝顺胡同开办的"同仁医院"的眼科诊所。1899年，"卫公理会"将北京同仁医院搬到东交民巷东口进行扩建。1902年1月贺庆出任院长。1903年，医院竣工，将眼科扩大，并设立内科、外科、化验科等，具备了综合医院的雏形。

清朝末年，我国还没有自己的磨镜技术，患者要戴眼镜，必须从美国订购镜片。为了满足患者的需求，1906年北京同仁医院成立了小规模的磨镜室，并培养了磨镜室的第一代学徒刘明斋、常德海和孙琢良。这3位学徒之后成为华北地区制镜行业的开山之人。1910年，磨镜室扩充为制镜科，结束了我国镜片需要进口的历史。

1956年，北京同仁医院眼科张晓楼与微生物学家汤飞凡合作，在国际上首次成功分离出沙眼衣原体。1959年，成立北京市眼科研究所，设有微生物、病理、生理研究室，罗宗贤任首任所长。沙眼衣原体的分离和大规模沙眼防盲行动的成功，使北京同仁医院眼科在国际眼科界享有一席之地。

2002年，成立北京同仁眼科中心，在保持原有临床医疗特色和优势的基础上，重点加强了科研和教育建设。北京同仁眼科中心设有综合办公室，负责行政事务管理和协调工作；中心下设5个分支机构：眼科临床部、眼科研究所、眼库、防盲办公室、眼科诊断与治疗设备工程技术研究中心。眼科临床部包括眼角膜科、青光眼科、眼底科、眼肌科、眼外伤科、眼整形科、白内障中心、视光中心、眼肿瘤科、眼中医科及临床检查中心共11个专科（专业组）。眼科研究所设置行政部、基础部和应用基础部。眼科中心是国家卫生健康委员会临床重点专科、教育部国家重点学科、国家中医药管理局中医药重点学科；是国家高级生命科学与技术人才培养基地、国家眼科诊断与治疗工程技术研究中心、中国视觉障碍资源中心、国家眼科创新药物研究与评估中心、世界卫生组织防盲合作中心、全国防盲技术指导组组长单位、国际防盲协会中国委员会。

2003年11月，在首都医科大学的指导下，由北京同仁眼科中心牵头，联合各附属医院的眼科，共同组建了首都医科大学眼科学院，履行眼科学学科建设和人才培养及社会服务职能。2006年组建北京市眼科学与视觉科学重点实验室，承担眼科学科研平台建设职责。2010年，依托于国家大型科技专项，组建国家眼科创新药物研究与评估中心，成为眼科药物开发领域第一家国家级创新药物临床试验机构（GCP）评估平台。2011年1月，经科技部审核认定，组建国家眼科诊断与治疗设备工程技术研究中心，成为我国唯一一家以临床学科为依托的工程技术研究中心，目的是建设以研究眼科诊疗设备工程的核心共性技术为主旨的转化医学工程中心，为眼科学产、学、研一体化的发展战略奠定了基础。

3. 中国医学科学院眼科研究中心　参见本章第二节"北京协和医院眼科"相关内容。

4. 北京大学眼科中心　在北京大学第三医院眼科的基础上，北京大学眼科中心于2001年10月成立，集眼科临床、教学和科研于一体，为国家重点学科、北京市重点实验室、国家临床药理试验基地。

北京大学眼科中心下设11个亚学科，分别为玻璃体视网膜科、白内障与老年眼病科、角膜科、青光眼科、准分子激光科、斜视与小儿眼科、眼底病内科、眼整形美容科、眼外伤科、干眼病科和神经眼科。

眼科中心内设眼科研究所，拥有病理研究室、分子生物学实验室、眼库、免疫实验室、干细胞实验室、超微结构实验室，以及Dry Lab和Wet Lab两个教学实验室，是功能强大的眼科基础研究平台，是北京市唯一具备临床病毒检验资质的眼科实验室。

5. 浙江大学医学院附属第二医院眼科中心　该院肇基于1869年，1871年扩建为广济医院。1881年，广济医院首任院长梅藤更已为部分麻风病患者实施白内障摘除手术。此后，广济医院设立眼科病房。中华人民共和国成立伊始，老一辈眼科专家吴燮灿牵头主持该院眼科的工作，并担任眼科主任（1949～1952年）。之后，著名眼科专家陈垓、王竞、姜节凯、姚克等先后主持眼科工作，为眼科中心的创立和发展壮大奠定了基础。

1996年，浙江大学医学院附属第二医院眼科中心成立，姚克任主任，现眼科中心已发展为一所集医疗、教学、科研为一体的大型现代化眼科中心。

眼科中心所属浙江大学眼科研究所拥有省级重要致盲眼病防治技术研究重点实验室、斑马鱼实验室和高分子材料研究室，并拥有一支集科研、教学、临床医疗为一体的临床转化医学研究及多学科交叉的核心团队，覆盖眼科学、材料科学与组织工程学、神经科学、干细胞与转化医学、影像学、遗传学、医学光子学与人工智能及大数据。

该眼科中心目前下设白内障、玻璃体视网膜病、青光眼、屈光手术、小儿与斜视弱视、眼整形及眼肿瘤、眼表及角膜病、眼视光、神经眼科、葡萄膜炎等科室，开展眼科诊疗。

6. 厦门大学附属厦门眼科中心　该眼科中心成立于1997年，经20余年的发展，现已成为国家临床重点专科，为集医疗、教学、科研、防盲为一体的国家三级甲等眼科医院，同时也是新加坡国立眼科中心的姐妹中心，全国住院医师规范化培训基地，厦门市儿童先天性白内障抢救工程定点单位，并设有国家博士后科研工作站、院士专家工作站等。

该中心开设眼表与角膜病、白内障、青光眼、玻璃体及视网膜病、斜视与小儿眼科、眼整形、眼外伤、视光学等亚专科，以及医学验光配镜部、临床医技检查部等，并在福建省率先成立国际眼库，角膜移植手术量位居全国前列。

7. 汕头大学·香港中文大学联合汕头国际眼科中心　该眼科中心成立于2002年6月，是广东省卫生健康委员会直属三级公立眼科专科医院。汕头国际眼科中心由汕头大学与香港中文大学联合管理，设有十一大眼科亚专科：白内障、青光眼、眼底病、眼外伤、屈光（视光）与儿童近视防控、角膜及眼表、眼肌病及小儿眼病、眼眶病及眼肿瘤、眼整形、神经眼科及中医眼科。年门诊量达35.3万人次，年住院量达1.27万人次，年手术量达2.76万例。目前该眼科中心服务市外（含国外）患者数约占总诊疗量的42.5%。

该眼科中心目前是广东省高水平临床重点专科医院、广东省教育厅重点学科医院、广东省临床重点专科医院、国际眼科学会眼科医师中国首个考试基地、中华医学会白内障手术培训基地、广东省住院医师规范化培训协同专业基地、广东省白内障区域性防治培训基地、广东省专科医师培训基地、广东省卫生健康委员会"远程会诊试点单位"、美国白内障与屈光手术协会白内障手术培训中心。

8. 福建医科大学附属第一医院眼科中心 该中心是国家眼部疾病临床研究中心福建省分中心、福建省眼科研究所、福建省斜视与小儿眼科防治中心、福建省颌面医学中心、国家眼科临床药理研究基地、福建省眼库、福建省医学会眼科学分会、福建省医师协会眼科医师分会、福建医科大学眼科学与视光学系、国家住院医师规范化培训基地、卫生部(现国家卫生健康委员会)"视觉第一 中国行动"福建省培训基地和福建省防盲办公室等的挂靠单位,是福建省临床重点专科单位,国家眼科学博士硕士研究生培养点,集医疗、教学、科研和防盲治盲为一体。

9. 吉林大学白求恩第二医院眼科诊疗中心 医院始创于1936年,经过张文山等几代人的奋斗,为眼科科室的发展壮大奠定了坚实的基础。2004年11月成立眼科医院,现已成为集医疗、教学、科研、预防及保健为一体的区域领先、国内先进的现代化大型眼科中心。1998年成为吉林省首个眼科学博士学位授予点。目前是国家临床重点专科建设项目、吉林省重点学科、吉林省眼科继续医学教育基地、吉林省眼科重点实验室、吉林省眼科质量控制中心及吉林省眼病防治中心等。

该中心积极开展与英国牛津大学、德国明斯特大学、瑞士巴塞尔大学、俄罗斯莫斯科大学、加拿大曼尼托巴大学等国际知名院校的合作研究。1995年至今连续举办新技术新疗法学术研讨会。2000年以来,每年均承办吉林省眼科学术年会和国家级眼底病继续教育学习班。2009年成功举办东北亚第七届眼科学术会议。

中心现有眼底病、青光眼、白内障、眼眶病与眼整形、斜视与小儿眼病、眼表疾病与眼整形美容、眼内科、视光学及角膜屈光等亚专科。

10. 武汉大学人民医院眼科中心 武汉大学人民医院眼科中心创立于1923年,现为国家卫生健康委员会临床重点专科,是湖北地区最早创立的眼部疾病防治基地。现设有武汉大学眼科研究所、湖北省早产儿视网膜病变临床筛查中心、湖北省防盲办公室、卫生部湖北省白内障手术培训基地、湖北省继续教育培训基地、国家药物临床试验基地等重要机构。

该眼科中心专业齐全,设有白内障、青光眼、眼底病、角膜病、眼肿瘤和眼眶病、眼部整形、小儿眼科、眼肌病、葡萄膜炎、泪道病、眼外伤、屈光及低视力康复等亚专科。在小切口白内障超声乳化术、人工晶状体植入术、复杂性玻璃体视网膜病变的手术治疗、眼肿瘤及眼整形、准分子激光角膜屈光矫正手术、角膜移植、眼前段重建术、难治性青光眼的手术治疗、斜视手术、眼科激光、眼部影像学诊断等领域处于较先进地位。在早产儿视网膜病变的筛查及治疗、视网膜母细胞瘤的综合治疗方面，为中南地区的诊治中心。

11. 江西省眼科中心　江西省人民医院（南昌医学院第一附属医院）创建于 1897 年，是南昌市第一所西医医院，是江西省卫生健康委员会直属的三级甲等综合医院。

眼科是江西省人民医院的重点学科和江西省医学领先学科，从 1998 年开始被省卫生厅批准持牌为"江西省眼科中心"。该中心位于南昌市中心，具备较完善的眼科专业化医疗、防盲及教学、培训、科研系统，设有门诊部、住院部、手术室、眼科功能检查区和实验室，挂靠江西省防盲办公室、江西省眼科专业医疗质量控制中心、江西省眼科显微手术培训中心、眼科临床药物试验基地，同时是江西省眼科学分会和中西结合眼科学分会主任委员单位。临床开设白内障、青光眼、眼底病、角膜病、中西结合与泪道病、斜视-小儿眼科、屈光手术等亚专科，年门诊量达 5 万余人次。眼科实验室设备较齐全，能够开展干细胞培养及鉴定、细胞形态学观察及鉴定、蛋白质分离纯化、酶解与质谱鉴定等分子生物学和细胞生物学实验研究。

三、眼科研究所

1. 北京市眼科研究所　成立于 1959 年，是全国第一所临床与基础理论研究相结合的眼科专业研究所，以常见及多发致盲眼病的临床与基础研究为主要任务，首任所长为罗宗贤。由张晓楼创导组织的数人研究小组，迄今已发展为 7 个研究科室：微生物研究室、生理研究室、药理研究室、病理研究室、防盲研究室、生化研究室、编辑情报室。通过课题组长负责（PI）制改革形成视网膜再生研究团队、视神经再生研究团队、角膜再生研究团队、眼科遗传研究团队、感染性眼病治疗研究团队及国家工程技术研究中心和眼科病理室，在国内外颇具影响。

北京市眼科研究所在多个领域进行了深入探讨和研究，例如，沙眼衣原体的超微结构、内毒素样物质的测定；角膜及眼表疾病、感染性及免疫性眼病的诊断、治疗研究；角膜移植免疫排斥反应、角膜干细胞培养及移植研究；视网膜感光细胞培养、虹膜色素上皮细胞培养、功能及移植实验研究；角膜及眼底新生血管光动力学等眼科研究前沿；眼前节、眼底病变图像采集及分析系统的研制应用；青光眼的早期诊断；视功能、视神经损害及视神经保护与修复；抗青光眼药物的实验研究；中药干预白内障及对不同类型白内障分子机制的研究；北京眼病研究、邯郸眼病研究、安阳儿童眼病研究等标志性眼科流行病学研究；跨筛板压力差理论和应用研究；自体干细胞再生视网膜。

该研究所为WHO中国防盲合作中心，为亚洲两个中心之一，全国及北京市防盲指导组办公室均设于此。近年来，该研究所在中药治疗眼病及眼科仪器的研制开发上有新的进展；中药丹苓颗粒冲剂被列入国家"九五"攻关课题；金珠滴眼液已通过国家三类新药进入Ⅱ期临床试验；诊断青光眼的视野仪已获得国家生产准字号。

2. 天津医科大学眼科研究所　成立于2012年3月，下设分子生物学实验室、糖尿病眼病实验室、转化实验室、免疫实验室、病理实验室、细胞培养室、动物实验中心、生物样本库实验室、视网膜功能实验室、遗传实验室、蛋白质组学实验室等。该研究所配备了共聚焦显微镜、AB6600蛋白质谱仪、ABI-7900荧光定量聚合酶链反应（PCR）仪、BD FACS Calibur流式细胞仪、UVP凝胶成像系统等仪器设备，并建立了生物样本库、蛋白组学和遗传学开放共享式研究平台。本着力求创新、紧跟热点、发挥优势的原则，目前该研究所主要以难治性致盲性眼病为重点，开展相关眼病的机制研究，并开发新型治疗产品。曾获天津市科学技术进步奖二等奖和三等奖各1项，中华医学科技奖三等奖1项，天津医科大学科技成果奖1项。

3. 天津市眼科研究所　成立于1996年，位于天津市眼科医院内，下设分子遗传研究室、细胞电生理研究室、免疫学研究室、病理室、细胞室等机构。2009年成立天津市眼科学与视觉科学重点实验室，先后承担21项国家自然科学基金研究项目和数十项天津市、卫生部和国际国内合作科研项目，培养了一大批博士研究生和硕士研究生，获得了多项国家及天津市科研项目奖。目前，天津市眼科研究所在天津市政府和天津市眼科医院的大力支持和投入下，不断加强自身建设，向建设更高水平的科研平台逐步迈进。

4. 中山眼科中心眼科研究所　成立于1982年，下设视觉生理实验室、生化实验室、病理实验室、遗传实验室、眼库和信息办公室。该研究所由毛文书创建，首届所长为吴乐正。

该所视觉生理实验室开展临床视觉心理物理学和临床视觉电生理学两大领域的研究及临床应用。生化实验室开展晶状体的研究，同时也在动物模型上观察糖尿病性白内障和酶代谢。病理实验室重点开展眼组织的超微结构和视网膜母细胞瘤的系列研究。遗传实验室致力于眼科遗传的特征和基因研究、分子生物学探讨。眼库致力于完善角膜保存的方法和角膜上皮的研究，也为临床供眼。信息办公室于1985年创办

《眼科学报》。

5. 陕西省眼科研究所　是在西安市眼科研究所、眼科医院的基础上，于2005年经陕西省卫生厅和陕西省科技厅（2006年）、省编办正式批准成立的直属省科技厅的科研事业单位。

该研究所下设陕西省眼科学重点实验室、医学转化部、青少年近视眼防治中心、陕西省眼科医师培训基地、西安市眼库，是陕西省眼科疾病临床医学研究中心。研究所主要的研究、防控方向包括泪器病、干眼症、眼用药物及转化开发和异种人工生物角膜的研究及转化等。

西安市眼库成立于1992年，与世界著名的美国Eversight、SightLife眼库，斯里兰卡国际眼库结成合作伙伴。

6. 河南省眼科研究所（现河南省立眼科医院）　于1962年经河南省人民政府批准成立，创建所长为马镇西。2012年3月，河南省眼科研究所正式更名为河南省立眼科医院，是国家临床重点专科单位、河南省临床医学重点专科单位、国家药物临床试验机构，也是河南省眼科中心、河南省视光学中心、河南省眼科学与视觉科学重点实验室、河南省眼科疾病临床医学研究中心、河南省眼科生物医学工程研究中心、河南省眼科药理与治疗学国际联合实验室、河南省防盲治盲专家技术指导组、河南省眼库，以及河南省医师协会眼科医师分会、《中华实验眼科杂志》等依托单位。

目前该单位开放床位208张，年门诊量达30万人次，年手术量达2万人次，其中三四级手术比例达86.62%。设立独具特色的儿童病房、老年病房、日间手术病房、特需病房和综合病房。临床部设有临床中心9个，临床科室20余个。基础部设有河南省精准眼科研究中心、河南省眼科大数据中心、河南省眼科临床研究中心、河南省眼科分级诊疗中心、药物研究室、河南省眼库、《中华实验眼科杂志》编辑部。基础实验室6个：眼科病理研究室、眼科组织工程室、眼科分子生物室、眼免疫室、眼微生物室、眼科电生理室。

7. 山东省眼科研究所　是经国家科学技术委员会批准，于1991年1月在青岛成立的集科研、教学、医疗和防盲于一体眼科专业机构，现隶属于山东第一医科大学（山东省医学科学院）。在医疗、科研、教学三大平台均已跨入国家重点行列，拥有四大国家级平台，分别是国家卫生健康委员会国家临床重点专科建设单位、教育部国家重点学科联合建设单位、科技部省部共建国家重点实验室培育基地及国家食品药品监督管理总局（现国家药品监督管理局）国家药物临床试验机构定点医院。

下辖山东第一医科大学附属青岛眼科医院、山东第一医科大学附属眼科医院两所附属教学医院，开放床位近500张，拥有先进的大型眼科诊疗设备。在感染性角膜病、复杂性角膜移植、先天性白内障的诊治方面较为领先，在老年黄斑变性、糖尿病性视网膜病变、各种复杂视网膜手术、角膜屈光手术等方面达到国内先进水平，年接诊患者量达40余万人次，手术5万余例，同时是国家药物临床试验基地、山东省眼科临床质量控制中心，为山东省红十字眼库、青岛红十字眼库的挂靠单位，是山东省唯一的眼科临床医学中心。

同时建有山东省眼科学重点实验室——省部共建国家重点实验室培育基地，实验室研究方向明确，在感染性眼病、干细胞与组织工程角膜、糖尿病角膜病变等方面的研究处于国内先进行列。实验室面积达3000平方米，设有细胞生物学、免疫相关眼病、分子生物学、眼科病理学、感染性眼病、遗传相关眼病、生物材料与眼科药物、生物力学与屈光、人工晶状体与白内障实验室等研究平台，拥有高端液相-质谱联用仪、激光共聚焦显微镜、流式细胞仪等一批大型试验仪器。

8. 山东中医药大学眼科研究所　是经山东省政府批准成立的，拥有激光共聚焦显微室、细胞学实验室、分子生物学实验室、免疫生物学实验室、生化实验室、病理学实验室、药学实验室、仪器分析室、眼底微循环实验室及眼视光实验室等研究室，形成了4个主要研究方向，分别为晶状体病、葡萄膜炎、玻璃体视网膜病、眼视光学疾病的中西医结合综合防治，并取得了较大突破。先后被评为国家临床重点专科、国家中西医结合临床重点学科、国家眼视觉分析三级实验室、山东省眼科泰山学者特聘教授岗位、山东省眼病防治重点实验室、山东高校重点实验室等，已成为我国眼病防治研究的重要基地。

9. 厦门大学眼科研究所　成立于2007年，是福建省眼科与视觉科学重点实验室依托单位。

厦门大学眼科研究所基础研究基地位于厦门大学翔安校区，实验室设备齐全，技术力量雄厚。临床研究基地包括厦门大学附属厦门眼科中心及厦门大学其他综合性附属医院的眼科，拥有国家临床重点专科、国家药物临床试验基地、眼科住院医师规范化培训基地等临床平台。

目前主要研究方向包括泪液与眼表面疾病的发病机制与治疗、角膜组织工程、眼部新生血管性疾病的发生机制与治疗、角膜缘干细胞移植的基础与临床、角膜免疫、近视眼的病理机制与治疗、年龄相关性黄斑病变，以及糖尿病角膜视网膜病变等。

10. 解放军总医院眼科研究所　参见本章第二节"解放军总医院眼科医学部"相关内容。

第二节　各省市公立医院眼科

一、华北地区

1. 北京同仁医院眼科　参见本章第一节"北京同仁眼科中心"相关内容。

2. 北京协和医院眼科　1920年，北京协和医院眼科与耳鼻喉科分离，成立了我国第一个眼科专科，霍华德（Harvey Howard）、李清茂主持工作。1921年，富克斯父子先后担任眼科客座教授。1927年，林文秉从奥地利回国，在北京协和医院开展眼科病理学工作，开创了中国眼科病理学的先河。1950年，劳远琇从美国回国，加入北京协和医院眼科，开展临床视野学研究。20世纪50年代，罗宗贤开展沙眼防盲工作，并主持眼底病工作。此后胡铮、胡天圣、赵家良等继续从事青光眼、白内障等防盲工作。1953年，眼科设立专科门诊，包括眼底病、视野、眼肌、验光等。1977年，陈耀真、毛文书和吴乐正由卫生部调入，陈耀真指导科研及培养眼科研究生，毛文书参加中央保健、开展眼科遗传学研究和研究生培养；吴乐正建立视觉电生理室。1984年，卫生部批准成立中国医学科学院眼科研究中心，与北京协和医院眼科融为一体，开展医疗、教学、科研工作。1989年，北京协和医院眼库成立，并同期开始接受社会各界角膜捐赠，庞国祥主持眼库和角膜专业组工作。1993年，我国第一家准分子激光中心（协和-森美激光中心）在北京协和医院成立。2003年，北京协和医院眼科视光学中心和眼底病中心成立。2008年，北京协和医院眼科成为北京市重点学科，同年成为北京市住院医师/专科医师培训基地。

经过100多年的发展，北京协和医院眼科已成为专业齐全，融医疗、教学、科研为一体的眼科基地。北京协和医院眼科是我国首批硕士、博士学位授予点和博士后流动站，首批住院医师规范化培训基地之一，目前设有眼底、青光眼、角膜和屈光、神经眼科、葡萄膜炎、眼视光和斜视弱视、眼整形和泪道、眼遗传、眼科流行病与防盲专业专业组，还设有眼科实验室。此外，北京协和医院眼科还出色完成了国家及国家卫生健康委员会的支边扶贫、援疆援藏、援非、援澳等医疗任务。

3. 北京大学第一医院眼科　北京大学第一医院眼科创建于1915年，历史悠久。1946年毕华德任眼科主任、教授，刘家琦为眼科副主任；1950年聘请李凤鸣为副教授，后任教授。

1978年该科成为全国首批博士学位授权点之一，1986年成立小儿眼科，2001年成为教育部重点学科，2008年与哈佛大学医学院 Schepens 眼科研究所建立合作关系，2009年成立教育部视觉损伤与修复重点实验室。

自20世纪50年代以来北京大学第一医院眼科先后造就了刘家琦、李凤鸣、杨钧、孙世珉、李美玉、吴静安、郭静秋等全国著名眼科专家和学科骨干。毕华德于1950～1966年连续担任中华眼科学会主任委员、《中华眼科杂志》主编，刘家琦于1950～1980年担任中华眼科学会副主任委员、《中华眼科杂志》副主编，李美玉于1988～2000年连任三届中华眼科学会副主任委员、《中华眼科杂志》主编。1993年北京大学第一医院眼科创办《中国斜视与小儿眼科杂志》。

北京大学第一医院眼科学者在全国多个眼科专业学组任职：李美玉曾任全国青光眼学组组长、白内障学组副组长，吴静安曾任角膜病学组副组长；杨柳任眼免疫学组副组长。吴静安、杨柳、潘英姿、晏晓明、才瑜任《中华眼科杂志》、《中华眼底病杂志》及《中华实验眼科杂志》等杂志编委，成为眼科学科骨干力量。

目前北京大学第一医院眼科专业齐全、医教研并重，设有青光眼、葡萄膜炎、眼底病、角膜病、斜弱视等亚专科。

4. 北京大学人民医院眼科　北京大学人民医院原为北京中央医院，创建于1918年，该院眼科创建于1942年，北京协和医院著名眼科专家罗宗贤为首任特约医师，指导工作。1946年孙信孚离院，由付守静及索曼霞负责。建科初期的主要临床工作仅为院内会诊及一般的眼科门诊。至20世纪60年代，杨钧首先开设眼科病房，开展青光眼、白内障手术。

1987年，黎晓新回国后，在眼科开展白内障摘除联合人工晶状体植入和玻璃体切割、激光治疗青光眼和眼底病、眼超声诊断等新技术。如今，该院眼科已发展成为以视网膜、玻璃体手术为科室特色，眼前、后段手术全面展开的综合性科室，2005年成立儿童眼病中心。

该科现有眼底病激光中心、儿童眼病诊疗中心、准分子激光近视治疗中心、白内障手术中心、玻璃体视网膜手术中心，以及眼底病、青光眼、角膜病、眼成形、糖尿病眼底病等多个专业组。

北京大学人民医院眼科先后5次参加卫生部组织的"健康列车"和北京市组织的支援内蒙古自治区等边远地区的医疗队。于2000年被评为"211工程"和"985工程"重点学科，2002年被评为教育部重点学科，2012年被评为教育部视觉损伤与修复重点实验室（北京大学）。现为教育部博士学位授予点、博士后流动站、卫生部和北京市眼科专科医师培训基地、北京市专科医师考试基地、国家药品监督管理局眼科药物研究基地及国家级眼科学继续教育基地。

5. 北京大学第三医院眼科 参见本章第一节"北京大学眼科中心"相关内容。

6. 中国中医科学院眼科医院 始建于1994年，隶属于中国中医科学院，是国家中医药管理局直属医院之一，是一所承担医疗、科研、教学任务，具有专科特色的三级甲等中医医院。

该眼科医院是国家中医临床研究基地，是国家区域（中医眼科）诊疗中心，北京市中医管理局薪火传承"3+3"工程唐由之、高健生、庄曾渊名医工作室建设单位，世界卫生组织传统医学眼科疾病诊疗方案的编制单位。眼功能实验室为国家中医药管理局三级实验室。

该院首创眼科局部辨证与全身辨证统一的诊疗模式，开展了视网膜静脉阻塞、视网膜脱离、老年性黄斑变性、视网膜色素变性、糖尿病视网膜病变、视神经萎缩、青光眼、小儿眼病等病种的临床研究，特别是在白内障、玻璃体、青光眼手术方面有丰富的经验。医院门诊设有眼科、内科、针灸科、骨科、口腔科、妇科、耳鼻喉科、疼痛科、皮肤科、急诊等科室。

7. 北京中医药大学东直门医院眼科 建于1958年，是我国较早的中医、中西医结合眼科临床、科研及教学基地之一，是一个集中医、西医、中西医结合于一体的临床科室。

该院眼科由眼科专家开展的中医药专科专病治疗门诊，发挥传统中医特色，在中医治疗各种疑难眼病，如病毒性角膜炎、葡萄膜炎、干眼症、眼肌麻痹、老年性黄斑变性、眼底出血、眼底血管炎症、视网膜色素变性、视神经萎缩等方面，采用中医或中西医结合疗法，辨证施治，如汤药、针刺、药棒穴位治疗（雷火灸）、穴位贴敷、超声凉雾及中药熏蒸、中成药、医院自制中成药等手段，可以缩短病程，提高患者的视功能。此外，该院眼科还可开展内外眼的各种手术。

8. 北京中医药大学第三附属医院眼科 北京中医药大学第三附属医院是一所三级甲等中西医结合医院，该院眼科建于1964年，现已发展成中医特色突出、中西医结合优势明显，集医疗、科研、教学于一体的综合眼科，拥有眼科门诊、眼科综合检查室、眼科验光室、眼科治疗室、眼底激光室、眼科病房等，"燕京韦氏眼科学术传承工作室"设于该科。该院眼科对眼科常见病及多发病的中西医结合治疗有丰富的经验，同时对于一些眼科疑难杂症，采用中西医结合治疗，充分发挥中西医各自的优势。

9. 北京中医药大学东方医院眼科 该院眼科始建于1999年，现为国家中医药管理局眼科重点建设专科；国家中医药管理局中医学术流派——韦氏眼科流派传承工作室建设单位；北京市中医管理局"3+3薪火传承"韦玉英名医工作室建设单位；国家中医药管理局重点学科中医眼科学建设单位；国家药品监督管理局眼科临床药理基地；"视觉第一 中国行动"白内障复明手术指定医院和残联低视力康复中心。承担北京中医药大学本科、七年制研究生班教学、硕士及博士研究生培养任务，为北京中医药大学重点学科中医眼科学建设单位，北京中医药大学一流学科中医五官学学科带头人所在单位。在科研方面，承担国家自然科学基金、首发基金、北京市自然基金和北京中医药大学多项研究课题。

10. 天津医科大学眼科医院（原天津医科大学眼科中心） 创建于1989年，前身是世界人工晶体中国天津培训中心，是由新加坡林少明医生等捐资建设的一所三级甲等眼科专科医院，是天津医科大学附属医院，袁佳琴任眼科中心主任。

天津医科大学眼科医院是眼科学、眼视光学博士和硕士学位授予点，博士后科研流动站，也是国家药物临床试验机构、国家医疗器械临床试验机构、天津市第五期重点学科单位、天津市中小学生视力健康管理中心、天津市重点实验室、天津市生物样本库、天津市眼科质量控制中心、天津市国际科技合作基地所在单位。

医院现设有白内障、青光眼、屈光与角膜病科、葡萄膜炎与免疫眼科、眼底病内科及神经眼科、眼底病外科、眼眶病与眼整形科、斜视与小儿眼科、眼外伤科、中医眼科、糖尿病眼病防治中心、近视激光治疗中心、视光中心等多个亚专科。

11. 天津市眼科医院 其前身为1924年北洋医科学校法籍教授卢桉望创办的中国华洋防盲会，沿京山、津浦铁路每100华里（1华里=500米）设防盲施诊所一处。1927年田大文医师接办防盲会，开办防盲施医局，陆续在天津东马路、下瓦房、西南角、西门里等开办防盲施诊所。1949年5月华北人民政府卫生部批准并定名为华北防盲医院，是中华人民共和国成立后第一批眼科医院之一。1952年2月天津市卫生局正式将其改名为天津市立眼科医院。从1991年到2004年10月，经几度搬迁，医院地分三处。2002年天津市卫生资源调整总体方案确定在和平区甘肃路4号新建天津市眼科医院。

该眼科医院现有斜视与小儿眼科、视光学（准分子、低视力、验光配镜、角膜接触镜）、白内障、眼眶眼整形、玻璃体视网膜疾病治疗中心、角膜病、青光眼、中西医结合眼科、医疗美容科等临床专业；设有手术中心、临床麻醉科、视功能检查治疗区、检验科、临床眼科药学专业、医学影像科等部门；天津市眼科研究所也坐落在该院。

2006年，该眼科医院开设社区服务直通车，切实解决群众"看病难，看病贵"问题；开展"光明大巴"活动，车内拥有裂隙灯显微镜、检眼镜、电脑验光仪、非接触眼压计、焦度计等设备，可以筛查多种眼科疾病；开展义诊检查、送药下乡、扶弱助残、扶贫助困等公益服务。

12. 天津中医药大学第一附属医院眼科　天津中医药大学第一附属医院始建于1954年，该院眼科成立于1956年，因针刺治疗慢性眼病闻名全国，其中针刺治疗视神经萎缩是该科中医特色优势，同时在针刺治疗干眼症、视疲劳、青少年近视及弱视方面也积累了丰富的临床经验。该科还通过中医、中西医结合方法治疗各类眼科疾病。该科弱视训练室通过弱视训练、针刺、耳针、穴位按摩等方法治疗小儿弱视及假性近视效果显著。近年来，也广泛开展白内障等手术。

13. 河北医科大学第二医院眼科　河北医科大学第二医院位于石家庄，该院眼科成立于1918年，迄今已有100多年的历史。著名眼科专家梁树今、廖菊生曾任眼科主任，在国内开创了眼底荧光血管造影技术的先河（1980年获卫生部颁发的科技甲等奖），成为我国著名眼科中心和眼底病诊疗与培训中心之一。

1996年成立河北省眼病防治研究中心，马景学任眼科主任及眼病中心主任。该院眼科设有玻璃体视网膜外科、眼底病内科、白内障、青光眼、眼视光学、斜弱视、眼眶与整形、眼肿瘤、角膜和眼表疾病、葡萄膜炎、眼外伤等临床亚专科门诊，一直是河北省眼病专业医疗、教学、科研方面的学科带头单位和研究生重点培养基地，在华北地区享有盛誉。

14. 河北医科大学第四医院眼科　河北医科大学第四医院位于石家庄，始建于1955年，该院眼科成立于1958年。在周以浙、李秀荣、李洁、袁乃芬等的带领下，该院眼科在河北省率先开展斜视弱视的早期筛查和诊疗工作；率先与奥比斯（ORBIS）眼科飞机医院合作，成立河北省第一个糖尿病视网膜病变诊疗培训基地；重点在斜视弱视、白内障、眼部肿瘤及糖尿病视网膜病变的早期诊疗项目。

科室设有斜视弱视、白内障、眼部肿瘤、青光眼、眼底病、眼部美容、眼表疾病及泪器疾病等亚专业；获科研成果奖9项，其中省卫生厅科学技术进步奖一等奖1项，河北省科学技术进步奖三等奖1项。

15. 河北省眼科医院（原邢台眼科医院）　位于邢台市，萌芽于1886年，当时由法国籍天主教传教士包儒略（Bruguière）诊治常见眼病。1904年建道济眼科诊所（即眼科医院的雏形）。1933年更名为顺德公教医院，由波兰籍神父宣蔚仁主持工作。1946年被收为国有，更名为邢台眼科医院。现该院已成为以眼科为重点，并设口腔科和耳鼻喉科，集医疗、教学、科研于一体及集急救、预防、保健于一体的公立三级甲等眼科医院。

医院眼科被评为河北省重点学科和河北省临床重点专科，其中医眼科被评为国家临床重点专科和国家重点学科。医院现设有河北省眼科学重点实验室、河北省眼科研究所、河北省眼部疾病临床医学研究中心、河北省眼病治疗中心、河北省中医眼科研究所、河北省眼科司法医学鉴定中心、博士后科研工作站，为国家级住院医师规范化培训基地。

近年来，医院先后荣获"全国百姓放心示范医院"、"全国平安医院"及"邢台十大金名片"等荣誉称号。

16. 山西省眼科医院　位于太原市，于1978年在原山西省工农兵医院的基础上建成，是华北地区最早建成的省级三级甲等眼科专科医院，同时还是山西医科大学附属眼科医院、山西省眼科研究所、山西省红十字眼科医院、国际奥比斯地面培训中心和卫生部国际紧急救援网络医院、山西省眼科住院（专科）医师培训基地。

医院设有14个眼科临床亚专科，其中玻璃体视网膜科、角膜病科、白内障科、斜视与小儿眼科、准分子激光科为省级重点学科，玻璃体视网膜科、眼底病科、白内障科为省级重点专科。其特色专科斜视与小儿眼科是由国际奥比斯和香港渣打银行按照国际标准建设的中国第一个小儿眼病中心，是全国小儿眼科医师培训基地。医院现建有细胞实验室、病理实验室、中心实验室等基础研究中心，为科学研究提供了平台。

医院近5年开展和引进多项新技术、新项目，荣获省部级科学技术进步奖4项；率先在国内开展25G微创玻璃体切割手术、27G微创玻璃体切割手术、视网膜移植、内界膜移植治疗1000微米的难治黄斑裂孔、飞秒激光辅助白内障超声乳化手术等先进技术；开展内镜睫状体光凝治疗新生血管性青光眼、内镜下房角分离、内镜下鼻泪囊手术、白内障三焦点人工晶状体屈光手术、飞秒准分子激光角膜原位磨镶术（LASIK）等。

医院积极开展国际交流，先后与国际奥比斯、国际克里斯多夫（CBM）、国际狮子会、亚洲防盲基金会和香港盲人辅导会建立长期合作关系。奥比斯眼科飞机医院曾5次飞抵山西，开展眼病诊疗、疑难病例手术及眼科技术人员培训，在该院建立全球第一个地面培训中心，捐赠眼科图书，开展防盲项目。2013～2018年，与奥比斯合作开展全球眼公益项目"看得见的希望"，取得骄人成绩。2016年，该院眼科队伍赴喀麦隆圆满完成"援喀光明行"项目，28天实施白内障手术627例，并为6名喀方医务人员提供来院学习的机会与平台，向世界展示了中国眼科的实力和风采。

山西省眼科质量控制部和山西省防盲治盲工作站也设在该院，主要负责制订山西省眼科质控的相关计划、实施方案；指导、规范、监督全省眼科诊疗技术与质控工作；承担全省防盲工作，制订省防盲规划，组织全省防盲活动，培养基层眼科人才。

17. 山西医科大学第一医院眼科 山西医科大学第一医院位于太原市，建于1957年，该院眼科成立于1958年，是山西省最早开展眼科临床治疗、科研及教学的单位之一。1976年在全国较早开展眼底荧光血管造影和激光治疗眼底病的工作。该院眼科是我国硕士学位授予学科，是国家级眼科学住院医师规范化培训基地。

科室开设白内障、青光眼、角膜病、眼底病、葡萄膜炎、斜弱视、屈光不正、眼整形及眼眶病等专科门诊。

该院眼科获山西省科学技术进步奖二等奖6项，山西省科学技术进步奖三等奖2项，省高校科学技术进步奖二等奖1项，省教育委员会进步奖二等奖2项，太原市科学技术进步奖一等奖1项。

18. 内蒙古医科大学附属医院眼科 内蒙古医科大学附属医院位于呼和浩特市，始建于1958年，该院眼科同年成立，是内蒙古自治区教育厅重点科室，1982年起成为硕士学位授予点，是"健康快车"显微手术培训中心。

该院眼科亚专科齐全，包括白内障、青光眼、角膜及眼表疾病、眼底病、眼外伤、视神经及眼眶病、眼部整形、眼免疫病、眼屈光、小儿眼科等，已经形成了完善的诊疗体系，包括与国内先进水平同步的检查方法、多种激光治疗手段、玻璃体视网膜手术、远程会诊等，成为自治区眼底病会诊中心。小儿眼科亚专科依托屈光专业，可以诊断复杂斜视，进行弱视治疗，并完成垂直及旋转斜视的手术治疗。青光眼亚专科可开展激光治疗、常规小梁切除滤过手术治疗、复杂青光眼阀植入等治疗复杂青光眼。

二、东 北 地 区

1. 哈尔滨医科大学附属第一医院眼科医院 哈尔滨医科大学附属第一医院始建于1949年，该院眼科于同年由著名眼科专家石增荣创建，2002年3月成为哈尔滨医科大学附属第一医院眼科医院，2012年9月成为哈尔滨医科大学眼科医学院。

该眼科医院是国家临床重点专科建设项目单位、眼科国家临床医学研究中心分中心、眼科新型医疗设备国家地方联合工程研究中心、国家药物临床试验机构。拥有黑龙江省眼科基础研究与临床转化重点实验室、中俄医学研究中心眼科研究所、哈尔滨医科大学眼科研究所，是黑龙江省眼科临床医学研究中心、黑龙江省视光学中心、黑龙江省眼库、黑龙江省眼科医疗质量控制中心、黑龙江省白内障医疗诊疗质量控制中心、黑龙江省中俄眼科工程技术研究中心、全国角膜移植质量控制联盟成员单位，是全国住院医师、专科医师培训基地。眼科医院设有角膜病、泪器病、白内障、青光眼、葡萄膜病、视网膜及玻璃体病、眼视光学、眼眶及眼肿瘤、眼整形、眼外伤、小儿眼科、斜视弱视等亚专科。

2. 哈尔滨医科大学附属第二医院眼科 哈尔滨医科大学附属第二医院创建于1954年，该院眼科同年组建，2000年获批黑龙江省重点学科，2003年成为眼科学博士学位授予点，2005年获得国家食品药品监督管理局药物临床试验机构资格认定，2009年获批卫生部专科医师规范化培训基地，2010年获批哈尔滨医科大学眼科基础与理论研究重点实验室，2012年获批国家临床重点专科。

该院眼科设青光眼、白内障、眼底病、斜视与弱视及小儿眼科、眼整形与眼外伤、角膜病与泪器病等专业组和专病诊室，并有视光学（准分子激光近视眼治疗中心、屈光诊室、隐形眼镜诊室）、眼部假体开发与制造专业；设有专家特诊、专家门诊、专病门诊、普通门诊等各个层次门诊，以方便患者就医并满足患者不同需求；同时与国际奥比斯组织合作，建立了国际眼科疑难疾病远程会诊；拥有先进的大型诊疗仪器与设备，是我国复杂疑难眼病会诊和治疗中心之一。

3. 哈尔滨医科大学附属第四医院眼科 哈尔滨医科大学附属第四医院始建于1902年，原名中东铁路医院，是一所集医疗、教学、科研为一体的三级甲等综合性医院。2004年并入哈尔滨医科大学。

目前该院眼科年门诊量2万余人次，年住院患者1000余人次，年手术量900余次；注重国内外学术交流与合作，每年有国内外知名专家来讲学、指导与交流。

该院眼科目前已获黑龙江省科学技术进步奖三等奖2项，黑龙江省卫生厅医疗新技术应用奖12项，每年举办黑龙江省省级继续教育项目"白内障超声乳化学习班"。

4. 黑龙江省眼科医院（黑龙江省眼病防治所） 位于哈尔滨市，始建于1959年，为一所集医疗、科研为一体的国家三级甲等专科医院。

医院以白内障、眼底病、斜弱视治疗为省内优势专科，负责管理"复明五号"眼科流动手术车，为该省60多个市县的白内障患者提供减免费手术。

该院获得黑龙江省医药卫生科学技术进步奖三等奖1项；省医疗卫生新技术应用奖21项，其中一等奖4项、二等奖9项、三等奖8项；为黑龙江省住院医师规范化培训基地，自2019年协同中国人民解放军联勤保障部队第九六二医院开展住院医师规范化培训眼科专业培训，定期选派人员赴俄罗斯友谊大学眼科教研室及哈萨克斯坦国立眼病研究所研修。该院先后获得"消除白内障盲突出贡献单位""援毛里塔尼亚医疗队援外医疗队先进集体称号"等荣誉称号。

5. 吉林大学白求恩第一医院眼科 吉林大学白求恩第一医院始建于1949年，位于吉林省长春市，该院眼科成立于1960年，历任眼科主任为于军、宋鄂、贾卉等。年均入院患者4000余人次。眼科诊疗范围包括角膜病及角膜移植、眼表疾病、眼眶病、青光眼、白内障、近视眼矫治及屈光手术、斜视、弱视、甲状腺相关眼病、泪道疾病、眼底病（包括视网膜脱离、视网膜血管病，如糖尿病、动脉硬化及高血压等所致的眼底病变）。该院眼科是吉林省眼科临床药物实验观察基地。

6. 吉林大学白求恩第二医院眼科 参见本章第一节"吉林大学白求恩第二医院眼科诊疗中心"相关内容。

7. 延边大学附属医院眼科 延边大学附属医院创建于1946年，前身为吉林省省立医院。延边大学附属医院（延边医院）眼科是延边朝鲜族自治州的眼科医疗、教学和科研中心。2000年成为硕士学位授予点，2011年延边大学将其定为11个重点发展学科之一。该院眼科分为眼科一科室与眼科二科室。眼科一科室开展眼后节疾病、眼前节疾病、眼视光和眼眶整形、眼部美容等特色诊疗项目。眼科二科室主要诊治范围包括泪道疾病，眼眶病，斜视，白内障，青光眼，手术矫正近视、远视和散光，干眼等眼表疾病及复杂性视网膜脱离，增殖性玻璃体病变等各类复杂疑难眼底疾病，并于2021年增设干眼症门诊。

8. 中国医科大学附属第一医院眼科 中国医科大学附属第一医院位于沈阳市，诞生于20世纪初，其眼科已有百余年历史，是我国首批硕士、博士学位授予点之一，卫生部首批全国专科医师培训基地。

该院眼科拥有中国医科大学眼科中心、中国医科大学视光学系，为辽宁省高校重点学科、辽宁省糖尿病眼病防治中心、辽宁省斜弱视防治中心、国际角膜接触镜协会会员单位、"视觉第一 中国行动"东北培训中心、中日角膜捐赠中心、国家临床药理基地。

近年来，该院眼科在眼底血管疾病、眼底病的光动力治疗（PDT）、青光眼激光小梁成形术（SLT）、复杂眼底病玻璃体手术治疗等领域取得了优异成绩；其糖尿病眼病的流行病学研究取得重大成果；开展白内障生物学特性研究及超声乳化手术等临床技术、复杂斜视的病因学诊治、早产儿视网膜病变筛查等。

目前科室已形成眼表及角膜病、白内障、青光眼、眼底病、眼眶病、眼外伤、神经眼科、视光学及小儿眼科、眼免疫病等专业方向。

9. 中国医科大学附属盛京医院眼科 中国医科大学附属盛京医院位于沈阳市，前身是1883年英国苏格兰教会在沈阳兴建的盛京（施）医院，是东北第一家西医院。该院由司督阁（Dugald Christie）创立，并于1912～1923年担任奉天医科大学（后并入中国医科大学）校长兼眼科主任。著名眼科专家高文瀚亦担任过该校校长。

盛京医院眼科已有100多年的历史，下设眼底病、青光眼、白内障、眼外伤、飞秒激光治疗近视、眼眶病、斜视等亚专业学组，可开展各类眼科手术及激光治疗等。

10. 中国医科大学眼科医院 位于沈阳市，始建于1909年，历称中国红十字会辽宁医院、沈阳铁路中心医院等。该院于2004年并入中国医科大学，成为中国医科大学附属第四医院，2008年正式建成中国医科大学眼科医院。2004年中国医科大学附属第四医院眼科成为卫生部"视觉第一 中国行动"东北培训中心；2005年成立中国医科大学眼科学系；2007年获批辽宁省高校晶状体学重点实验室，并设有中国医科大学眼病基因检测生物治疗中心；2008年成立中国医科大学眼科医院和国家级眼科手术技能培训中心，下设16个亚专业，包括白内障、视网膜玻璃体疾病、屈光手术治疗与视光学3个重点专业和13个特色专业，涵盖眼科各领域，可开展各项临床诊治技术。

11. 辽宁中医药大学附属医院眼科 辽宁中医药大学附属医院暨辽宁省中医医院建于1956年，位于沈阳市，现已成为东北地区一所集医疗、科研、教学、康复、保健于一体的大型综合性三级甲等中医院。

该院眼科已成立近50年，经多年发展及众多专家的不懈努力，现已成为集医疗、教学、科研于一体的综合性科室，科室在发展过程中始终坚持弘扬祖国传统医学，博采现代医学诊疗技术，形成了传统中医特色、现代诊疗技术结合的中医、中西医结合专科。科室拥有大量临床设备，为临床、科研、教学提供了准确的实验数据和治疗措施，为高质量的医疗服务提供了良好的技术支持。科室学术活动活跃，多次主持辽宁省中医药学会眼科专业的学术活动，先后承担了多项国家级、省级科研课题，并取得相应成果。

12. 大连医科大学附属第一医院眼科 大连医科大学附属第一医院始建于1930年，该院眼科于同年成立，1986年成为硕士学位授予点，2010年成为博士学位授予点。该院眼科是国家眼耳鼻喉疾病临床医学研究分中心，国家首批住院医师培养基地之一，国家眼科药物医疗器械研究基地，国家视光学准分子培训基地，中国医师协会人文科室，中美遗传眼病诊疗研究中心，辽宁省眼科临床重点专科，辽宁省玻璃体视网膜疾病重点实验室，辽宁省"防盲治盲"基地，辽宁省眼科医疗名医单位，东北内蒙四省区小儿眼病专科联盟主委单位，大连市一级重点学科，大连市医疗名科，大连市眼科工程中心。

该院眼科临床亚专科设置齐全，拥有角膜眼表疾病、白内障、青光眼、葡萄膜炎及免疫眼科、眼底病（内、外）、眼眶病及眼整形、眼外伤及神经眼科、斜弱视、遗传眼病、视光学、中西医结合眼病等亚专科，专科特色明显，10余项新技术填补了国内及省市空白。

13. 大连市第三人民医院眼科　是大连市眼病诊疗中心、国家级住院医师规范化培训基地协同单位、大连医科大学硕士研究生联合培养基地和临床医学博士专业学位联合培养基地，是全国角膜屈光手术及有晶状体眼人工晶状体植入术（ICL）手术培训中心、全国角膜移植质量控制联盟成员单位、全国角膜塑形镜质量监控哨点单位、辽南地区角膜病诊疗中心、辽南地区唯一眼组织库单位、大连市生物工程角膜移植中心。下设亚角膜病、屈光手术、眼视光、白内障、青光眼、眼底外科、眼底内科、眼外伤、斜视与小儿眼科、眼整形、泪器病、眼眶与眼肿瘤病、神经眼科等亚专科。

该院眼科较早在大连地区建立角膜病专科门诊及干眼门诊；2015年开设屈光治疗中心，建立儿童近视防控档案；2016年成立辽南地区第一个眼组织材料库；开设糖尿病眼病专诊及黄斑变性门诊，已为近万名患者建立就诊档案，并定期进行随诊及医学科普教育工作。

该院眼科每年派遣多名骨干医师赴国内顶尖眼科中心和国际眼科知名学校进行访学进修培训；近年共承担国家级继续教育项目10余项，完成及在研省部级课题多项，发表论文数百篇；其眼科团队连续两年荣获国家卫生健康委员会"改善医疗服务优质服务奖"；2019年9月被任命为大连市眼科质控中心承担单位。

三、西北地区

1. 新疆医科大学第一附属医院眼科　新疆医科大学第一附属医院位于乌鲁木齐市，始建于1956年，是国家第一个五年计划中156个重点建设项目之一。

该院眼科是集医疗、教学、科研为一体的临床科室，开设白内障与晶状体疾病、玻璃体视网膜疾病、屈光手术、小儿眼科与斜弱视、青光眼及视神经疾病、眼眶病等亚专业，开展白内障超声乳化术及手法小切口白内障摘除手术，对疑难复杂白内障手术具有丰富的临床经验；建立自治区白内障复明中心，完成大量白内障复明手术；设有激光治疗室、眼底照相室、眼底荧光血管造影及光学相干断层成像（OCT）室、视觉电生理室、视光学检查室、眼科A/B超检查室、自动视野检查室、斜弱视检查治疗室等。

2. 新疆维吾尔自治区人民医院眼科 新疆维吾尔自治区人民医院始建于1934年，位于乌鲁木齐市，是大型综合性三级甲等医院。该院眼科于1942年4月12日设立（附属五官科），1979年独立建科，经过几代眼科医护人员的努力，现已成为专业齐全、临床技术突出、设备先进的专科。

该院眼科下设白内障、青光眼、眼底病、斜弱视、眼眶病、眼表疾病、葡萄膜炎、神经眼科等多个亚专科，另设眼科专用动物实验室及自治区人民医院眼库。临床开展诊治项目包括各种眼科常见病及眼科疑难病，尤其在准分子激光近视眼手术、白内障超声乳化、眼底病、眼外伤、青光眼、角膜移植、激光诊疗等领域，特别是眼后段玻璃体视网膜手术，复杂青光眼引流钉、引流阀手术，由波前像差仪引导的准分子激光手术，复杂白内障（先天性白内障、外伤性白内障、小瞳孔下行白内障摘除术等）的手术治疗，术后疗效明显。另外，眼部肿瘤及各种眼外伤的治疗，眼病激光治疗，眼前段疾病的激光治疗，新生儿视网膜病变的筛查，角膜移植手术，眼肌病的诊治及手术治疗，干眼症筛查、诊断与治疗等也是该科的特色。

3. 青海大学附属医院眼科 青海大学附属医院始建于1959年，位于西宁市，现已成为大型综合性三级甲等医院。

新中国成立初期青海只有一名眼科医生，1959年青海医学院建成并设置了眼科教研室，1960年青海医学院与青海工学院等合并为青海大学。1960年吕殿元等组建了眼科，附属五官科，组成人员有吕殿元、薄时元、陈玉华、贺昌玉、倪艳娥、周树德，在医务人员少、医疗条件简陋的环境下，开设门诊和病房，开展大量医疗和教学工作，为医院眼科事业奠定了坚实的基础。20世纪70年代，在完成医学院理论教学的同时，该院眼科还培养了藏族、土族、撒拉族、回族等少数民族进修医生。20世纪80年代初期，该院眼科成为一个独立的医疗单元，床位增加至22张。

该院眼科致力于高原眼病的观测、诊断及治疗，主要研究方向为高原人群的视网膜及血管观测，糖尿病、高血压性视网膜病变，高原紫外线角结膜炎，翼状胬肉，高原视野变化，结膜微循环改变，光敏度、视敏度与色觉异常，高原性白内障等高原眼病的研究。医疗队下乡，建立"帐篷医院"，解除农牧民眼疾病痛；积极参加全国"光明行动"等防盲工作。2003年该院眼科获国务院、中国残疾人联合会、民政部颁发的"全国防盲治盲先进集体"。

4. 青海省人民医院眼科 青海省人民医院位于西宁市，其前身为1927年创建的平民医院，该院于1929年被命名为省立中山医院，1956年迁址后更名为青海省人民医院，是青藏高原上成立时间最早的省级大型综合性三级甲等医院。

该院眼科成立于1929年，2006年成为该院首批硕士学位授予点之一，2007年被评为青海省重点学科，由临床医师、护理部及眼科功能检查室三部分组成，集医疗、教学、科研三位一体。科室下设白内障、眼底病、斜弱视、青光眼、视光学等亚专科；是省级重点专科、省级会诊中心、苏州大学临床附属医院、苏州大学博士/硕士研究生培养点、青海大学硕士研究生培养点、眼科住院医师规范化培训基地、眼科名医工作室。目前科室开展白内障、青光眼、斜视弱视、眼外伤、眼视光、眼底病等专科门诊。

5. 甘肃省人民医院眼科 甘肃省人民医院建于1950年，位于兰州市，是甘肃省的综合性三级甲等医院。

该院眼科始建于1950年，经历几十年的发展，已成为甘肃省医疗卫生重点学科，在省内享有较高声誉。目前该科有6个亚专科，特别是在玻璃体视网膜手术、屈光性白内障手术及角膜移植手术等方面处于省内领先水平。近年来科室开展内界膜剥除术、视网膜脱离最小量手术、各种抗青光眼手术、ICL植入术等，特别是在省内率先开展超声睫状体成形术（UCP）治疗难治性青光眼。

6. 兰州大学第二医院眼科 兰州大学第二医院（简称兰大二院）前身为1928年建立的兰州中山医院，该院于1932年成为甘肃医学院的教学医院，是甘肃省最早建立的公立医院。1946年更名为兰州大学附设医院，1959年成为兰州医学院第二附属医院。

兰大二院眼科从1998年起率先在甘肃省眼科界对亚专科进行明确分工，成立眼底病亚专科，并在国内较早开展玻璃体切割手术。

2010年兰大二院眼科被甘肃省卫生厅设立为甘肃省眼科临床医学中心，成立眼底病科，下设眼底病治疗中心、眼底病激光中心、光动力治疗中心、眼底病研究室。

该院眼科分三个病区，其中眼科一病区是甘肃省眼底病诊疗、科研和硕士研究生及基层眼科医师教学基地。眼科二病区率先在全省成立白内障亚专科，目前在各类型白内障，尤其是复杂性白内障超声乳化手术方面具备较强的优势，年白内障手术量1500多例。近年来，随着大量功能型人工晶状体面世，配合人工晶状体度数测量仪、白内障超声乳化仪等设备，该科为白内障患者提供个性化手术治疗方案，将白内障手术从治疗性复明手术真正转变为屈光性手术，最大限度恢复患者的视觉。眼科三病区开展青光眼的筛查与早期诊断工作、青光眼激光治疗（包括经巩膜与经瞳孔睫状体光凝术、选择性小梁激光成形术、虹膜周边成形术、周边虹膜激光切开术等）及各类青光眼手术，特别是难治性青光眼的手术治疗。

7. 宁夏眼科医院 是西北地区分科齐全，集医疗、教学、科研、保健和防盲治盲为一体的现代化多功能眼科医院之一，位于宁川市，其前身是宁夏人民医院眼科，创建于1972年，创始人是袁佳琴。在袁佳琴、胡怡芳、杨巧玲等眼科专家的不懈努力下，2005年宁夏眼科医院正式挂牌成立。2010年，该院成为自治区首批医学优势专科；2012年，成为西北五省唯一一家国家临床重点专科建设单位。该院设有8个专业科室：宁夏眼视光诊疗中心、宁夏白内障诊疗中心、眼底病科、青光眼科、斜视与小儿眼科、眼眶和眼整形美容科、角膜和眼表疾病科、中西医结合眼科。开放床位200余张，2014年年门诊量达15万余人次。该院白内障诊疗中心作为宁夏眼科医院的优势专科，每年承担全区近50%的白内障复明手术，治疗效果达到国内先进水平。青光眼科拥有国内外一流的检查和治疗设备，能够有效开展新生血管性青光眼、先天性青光眼、急性闭角型青光眼、恶性青光眼等难治性青光眼的治疗，达到国内先进水平。眼底病科是宁夏眼科医院特色专科。此外，该院还设立了儿童门诊，成为西北五省医院首家开设儿童眼病专科的医院。

8. 宁夏医科大学总医院眼科 宁夏医科大学总医院前身为宁夏省立医院，位于宁川市，2010年更名为宁夏医科大学总医院。

该院眼科成立于1958年，已设有青光眼、角膜病与眼表疾病、眼底病、白内障、泪道病、斜视与弱视、屈光不正矫治、眼肿瘤等专业病组，广泛开展各类青光眼手术、角膜移植术、视网膜脱离复位术、玻璃体切割术、白内障超声乳化术和人工晶状体植入术，以及各种泪道手术、斜视矫正术、磁性及非磁性眼球异物取出术、眼科美容整形术、羟基磷灰石义眼座植入术、眶内肿瘤摘除术等，并开展眼内激光、YAG激光、医学验光配镜、准分子激光角膜切削术等。该科是宁夏地区防盲治盲指导小组成员之一，与宁夏回族自治区残联合作，积极开展"复明行动"，还经常派医生下基层，开展防盲治盲工作，培训基层眼科医生。

9. 陕西省眼科医院 前身为西安市人民医院眼科。20世纪50年代初，该科率先设计制作有机玻璃后房人工晶状体，开展后房型人工晶状体植入术。20世纪70年代建立眼病研究室，开展视觉电生理检查及眼底荧光血管造影、氩激光眼底病治疗。20世纪80年代中期在西北率先开展现代显微镜手术及玻璃体切除治疗玻璃体积血及复杂视网膜脱离、眼内异物取出等。20世纪90年代由西安市科技局批准设立西安市眼底病研究所。2003年率先在西安地区引进可调节式人工晶状体植入手术。2003年9月成立世界眼科组织（WEO）西安眼科中心。2004年获陕西省卫生厅批准成立陕西省眼科医疗中心。2015年与陕西省13家医院联合成立陕西省眼科医疗集团。2017年作为牵头单位联合西部地区116家医疗机构眼科组成西部眼科联盟，并大规模开展眼科日间手术诊疗，现已涵盖65个病种、89种术式。2018年成立陕西省眼科医院。

2020年获批国家眼部疾病临床医学研究中心陕西省分中心和陕西省眼视光疾病临床医学研究中心。

陕西省眼科医院现设有眼底疾病中心、白内障人工晶状体中心、眼视光中心、眼屈光中心、眼外伤中心、青光眼中心、眼整形眼眶病和泪道疾病中心、中西医结合眼病诊疗中心、眼表疾病中心、儿童眼病中心、葡萄膜炎和眼免疫疾病中心（筹建中）等，还拥有眼部激光和眼库平台、眼科日间手术部、陕西省眼视光疾病临床医院研究中心和眼底病研究所、《西部眼科》杂志社等。

10. 西安交通大学第一附属医院眼科 1937年抗日战争全面爆发，北平大学医学院部分师生西迁，组建西安临时大学医学院，其附属医院随之诞生，复经西北医学院、西北大学医学院、西安医学院等母体的发展演化，1956年搬迁至现址，命名为西安医学院第一附属医院，2000年与西安交通大学合并，定名为西安交通大学第一附属医院。

西安交通大学第一附属医院眼科现有五大特色专业：白内障（日间手术中心）、眼视光中心与屈光手术中心、眼底病与眼外伤（糖网中心）、眼库与角膜移植、青光眼与神经眼科。该科现已成为陕西省防盲治盲指导小组成员单位，并与国际、国内著名大学及科研机构的多名知名专家建立了良好的合作交流关系，举办自主学术会议"眼科长安论坛"（CSO）。

四、华 中 地 区

1. 河南省立眼科医院 参见本章第一节"河南省眼科研究所"相关内容。

2. 郑州市第二人民医院（郑州市眼科医院） 郑州市第二人民医院始建于1942年，是一所现代化综合医院、三级眼科医院。

该院由院本部、高新区分院、长江路社区卫生服务中心组成。郑州市眼科研究所、郑州市儿童眼病医院、中华健康快车白内障治疗中心、糖尿病视网膜病变筛查中心等均设在该院。

3. 武汉大学人民医院眼科 参见本章第一节"武汉大学人民医院眼科中心"相关内容。

4. 武汉市第一医院眼科 武汉市第一医院始建于1927年，是湖北省成立最早的公立医院之一。

武汉市第一医院眼科是武汉市临床重点专科，武汉市低视力残疾康复技术指导中心，开展各种复杂白内障超声乳化人工晶状体植入术，视网膜脱离、黄斑裂孔等复杂眼底病手术和眼科激光治疗，在青光眼、泪道疾病、斜弱视、眼外伤等方面也有丰富的临床经验。该院眼科也是华中科技大学同济医学院和湖北中医药大学眼科临床实习基地及硕士学位授予点。

5. 中南大学湘雅医院眼科　中南大学湘雅医院始建于1906年，位于长沙市，该院眼科创建于1940年，由美国耶鲁大学和湖南省政府联合创建，是我国最早的西医眼科发源地之一，张俊杰、高梅贞、刘久春、王成业、黄佩刚、刘双珍等先后主持眼科工作，为科室的发展壮大奠定了坚实的基础。

该院眼科成立后最初5年，仅有创始人张俊杰1人。从1945年起，毕业于湘雅医学院的劳远琇、吴振中、高梅贞、聂爱光、刘久春、蒋幼芹、王成业、黄佩刚等相继加盟，全面开展教学、医疗、科研工作。目前，该院眼科已发展成集门诊、病房、眼科准分子激光治疗中心、湖南省眼视光学中心、中国医师协会-湘雅白内障超声乳化培训中心、湖南省低视力康复中心等于一体的国内一流眼科医疗、教学、科研中心之一，目前设10个亚专科，包括斜弱视、眼眶病眼整形泪道病、青光眼、白内障、视光学、眼底病、葡萄膜炎、神经眼科、眼表角膜病和低视力。

6. 湖南省人民医院眼科　眼科创建于1924年，现已发展为集天心阁、马王堆两大院区及眼视光中心为一体的眼科医学中心。为卫生部指定的"视觉第一 中国行动"湖南省白内障防治培训基地，以及健康快车-安达信教育基金-眼科显微手术培训中心和国内"健康快车"糖尿病视网膜病变指定筛查医院。科室致力于眼科各种疾病的病理、生理及病因研究，大力开展眼科各类疾病的诊断、治疗与科研、教学工作。

五、华 南 地 区

1. 中山大学附属眼科医院　参见本章第一节"中山大学中山眼科中心"相关内容。

2. 暨南大学附属第一医院眼科　该院眼科是广东省临床重点专科，位于广州市，由国内著名眼科专家李辰、徐锦堂创立，是集医疗、教学、科研为一体的临床二级学科，分为临床眼科、准分子激光中心、眼视光及配镜中心、眼科研究所四部分。1986年成为博士研究生培养基地，1991年成立眼科研究所，2003年获批国务院侨办重点学科，2007年获批第八轮广东省高等学校重点学科，2008年获批暨南大学"211工程"三期重点建设学科。研究成果获得国家科学技术进步奖二等奖等各级政府奖励，多种手术技术处于行业领先水平。目前该院眼科与美国、德国、日本等国家有广泛的国际交流与合作。

3. 南方医科大学南方医院眼科　南方医科大学南方医院创建于1941年，2004年8月随南方医科大学（原第一军医大学）由军队移交广东省。医院现下辖院本部及5个分院，为大型三级甲等医院。

该院眼科临床开展诊治项目包括各种眼科常见病及眼科疑难病，其中眼部整形及眼肿瘤手术治疗是其特长，多联复明手术、眼后段玻璃体视网膜手术、眼外伤的治疗、眼病激光治疗等是其特色。

4. 南方医科大学珠江医院眼科　南方医科大学珠江医院是南方医科大学第二附属医院、第二临床医学院，创建于1947年，为大型三级甲等医院。

该院眼科为我国博士、硕士学位授予点，承担博士生、硕士生、本科生、大专生及进修生多个层次的教学及科研任务。

5. 广东省人民医院眼科　广东省人民医院（广东省医学科学院）创建于1946年，前身为广州中央医院，位于广州市。

该院眼科在张峨、粟惜兰等几代人的努力下，已建设有眼视光学、白内障、青光眼、眼底病、眼表疾病、糖尿病眼病、葡萄膜炎等亚专科，可开展飞秒激光、个性化准分子激光切削术、白内障超声乳化手术、玻璃体视网膜手术、斜弱视矫治、糖尿病视网膜病变和早产儿视网膜病变筛查与个体化防治、角膜移植、眼眶病与眼整形等先进的医疗技术。

该院眼科为广东省医师协会防盲专业组组长单位，曾圆满完成卫生部组织的"视觉第一 中国行动"项目第一至第三期，"百万贫困白内障患者复明工程"、南太平洋岛国巡回医疗、"侨心光明万里情"等各类防盲治盲任务，举办国家级继续教育学习班，建立南粤护眼联盟，举办广州市疑难眼病论坛。与东莞、顺德、普宁等地的基层医院开展合作医疗，定期举办多项公益义诊活动。

6. 广东省中医院眼科　广东省中医院始建于1933年，是我国近代史上最早的中医医院之一，被誉为"南粤杏林第一家"。

该院眼科是其优势专科之一，创建于1933年。自建科以来，眼科运用中医、中西医结合的方法治疗眼科疾病，发展至今建有广东省中医院总院眼科和珠海分院眼科，开设3个亚专科及1个研究室，包括白内障及视光学专科、眼底病专科、儿童低视力专科及张梅芳名老中医研究室。目前可开展多种手术，具有丰富的急危重症抢救经验，尤其是在中西医综合疗法治疗视网膜动脉阻塞、急性闭角型青光眼、视神经炎、玻璃体积血、渗出性视网膜脱离、增殖性糖尿病视网膜病变、新生血管类眼部疾病方面具有特色和优势。同时眼科开展了丰富的中医特色诊疗活动，包括多种院内自制中成药治疗眼科疾病、针灸治疗视神经萎缩、综合疗法防治青少年近视等，在中医药治疗视网膜静脉阻塞、糖尿病性视网膜病变、玻璃体积血、老年性黄斑变性、角膜病变、葡萄膜病变、视神经萎缩、儿童近视弱视等方面积累了丰富经验，在难治性眼科疾病防治方面独具优势和特色。

7. 广州中医药大学第一附属医院眼科　广州中医药大学第一附属医院是一所大型综合性中医医院，创建于1964年，2015年获批成立广东省中医临床研究院，是我国高等中医药临床教学、医疗、科研重要基地之一，为全国首批三级甲等中医医院。

该院眼科是广东省中医药管理局重点专科，是我国最早的具有中医、中西医结合眼科博士及硕士学位授予权的单位之一，是华南地区中西医结合眼科临床、科研和教学培训中心之一。该院眼科拥有先进的检查、诊断、治疗设备和技术，在中西医结合治疗各种眼底出血性病变、视神经病变、黄斑变性、高度近视、葡萄膜炎、青少年近视、小儿斜弱视等方面具有特色，同时在各种复杂白内障、青光眼、玻璃体视网膜疾病、眼部整形、角膜移植、准分子激光治疗屈光不正等手术方面也达到国内先进水平。

8. 广州市第一人民医院眼科　广州市第一人民医院始建于1899年，是广东省首批三级甲等医院之一，1997年挂牌广州医科大学附属市一人民医院，2017年挂牌华南理工大学附属第二医院。

该院眼科是医院传统优势科室，首任眼科主任为沈毅。现该科为广州市白内障复明中心、穗港光明眼库所在地，开展白内障超乳人工晶状体植入术、角膜移植术、视网膜脱离术、抗青光眼手术、玻璃体切割术等，同时积极参与眼科扶贫及复明工作，当前也关注青少年的近视防控。

9. 深圳市眼科医院　位于深圳市福田区，创建于1983年，是集医疗、教学、科研为一体的现代化眼病防治专科医院。

该院开设了青光眼、白内障、眼底内科、眼底外科、眼眶病与眼肿瘤、斜视与小儿眼科、角膜病与眼表疾病、中医眼科、神经眼科、视光学、低视力康复等11个专业组。其中，青光眼学科被评为广东省特色专科，眼外伤科为深圳市重点学科，中医眼科为深圳市特色专科。

10. 广东医科大学附属第二医院眼科　广东医科大学附属第二医院（湛江市第二人民医院），创建于1922年，前身是法国广州湾公使署兴办的爱民医院，是湛江市历史最悠久的综合性医院和西医传入粤西城乡的标志。该院经过多年的发展，已成为一所大型综合医院。

该院眼科是医院品牌科室之一,可开展白内障超声乳化术、青光眼小梁穿透或非穿透切除术、复杂视网膜脱离玻璃体切割术、翼状胬肉切除+干细胞移植术、眼内异物摘除、各类眼部肿瘤摘除术、泪囊鼻腔吻合术、眼睑成形术、角膜移植术、角膜缘干细胞移植术、眼科激光治疗;主要开展激光后囊膜切开术、激光虹膜周切术、视网膜光凝术,以及眼底荧光血管造影、眼科超声诊断、屈光及立体视觉检查与训练等项目。

11. 广西医科大学第二附属医院眼科　广西医科大学第二附属医院(第二临床医学院)是广西医科大学直属附属医院,成立于2003年,位于南宁市。

该院眼科由眼科门诊、眼科病区和视光部组成,是集临床、教学、科研为一体的学科。目前该科设青光眼及视功能保护、白内障、眼底内外专科、眼整形与美容、斜弱视及眼视光等亚专科方向,并在青光眼及眼底病诊疗方面居全区先进行列。

12. 广西眼科中心　广西壮族自治区人民医院创建于1941年,是广西壮族自治区卫生健康委员会直属三级甲等公立医院,位于南宁市。

广西眼科中心建于自治区人民医院内,是国家临床重点专科、广西卫生系统的重点建设学科、广西眼科诊疗质量控制中心、广西眼科疾病临床医学研究中心等挂靠单位。眼科在学科建设上共分为白内障组、青光眼组、眼表角膜病组、眼底病及玻璃体视网膜手术组、斜视和小儿眼科组、眼外伤及整形组、眼眶病组及视光学组8个专业组。1990年该中心被确定为广西白内障手术复明指导中心和广西低视力康复指导中心以来,为广西8个地区、59个市县培养了眼科医护人员,使广西眼科医护人员的整体业务水平得到了极大提高,是广西眼科医师培训中心。

13. 桂林医学院附属医院眼科　创建于1958年,是广西眼科医疗、教学、科研中心之一,广西眼科住院医师培训基地,国家硕士学位授予点,拥有国内外先进诊疗设备,为眼科疾病的诊断、治疗提供了良好条件。科室全面开展眼科疾病的诊疗,眼科手术技术处于区内先进水平。近年承担国家级、省部级、厅局级科研课题10余项。

14. 海南医学院第一附属医院眼科　海南医学院第一附属医院始建于1973年,位于海口市,是一所集医疗、教学、科研、预防、保健、急救于一体的三级甲等综合医院。

该院眼科是集眼病诊治、防盲、教学、科研于一体的大型眼病防治中心,已形成准分子激光屈光手术、白内障与青光眼、视网膜脱离与眼底病、眼外伤与眼整形、屈光与弱视眼肌病、眼表与泪道病等优势亚专科,多个亚专科处于省内领先水平。

15. **中山大学中山眼科中心海南眼科医院**（海南省眼科医院） 于2012年成立，位于海口市，是一所三级甲等专科医院，由海南省政府出资、香港言爱基金捐资共同兴建，委托中山大学中山眼科中心独立运营管理，是海南省2012年十大重点民生工程之一，为海南省疑难眼病诊疗中心。目前该院设有眼科门诊、急诊、临床检查室、病房和手术室，现开设白内障、青光眼、眼底疾病、角膜眼表疾病、小儿眼病及斜弱视、眼整形美容、眼眶病与眼肿瘤、激光治疗近视及医学验光配镜等专科。

六、华东地区

1. **山东第一医科大学附属眼科医院**（山东省眼科医院） 于2004年由中国工程院院士谢立信创办，是我国角膜病诊疗、科研重点单位，位于济南市。该院在各种眼烧伤、角膜感染、圆锥角膜、飞秒激光辅助的角膜移植、内皮移植等疑难角膜病治疗方面具有技术优势和创新能力；曾荣获国家科学技术进步奖二等奖2项。自2008年起，医院先后被省级有关部门批准为山东省眼科临床专业质量控制中心、山东省眼科医学临床中心、山东省角膜病防治与功能重建技术工程中心，也是国家住院医师规范化培训基地、亚洲角膜病协会（Asia Cornea Society）国际住院医师培训单位。开设有角膜病、白内障、眼底病（内、外）、青光眼、眼肌屈光、眼眶病眼整形、角膜屈光、验光配镜（含塑形镜验配）等临床专业科室。其也是我国较早开展各类角膜移植手术、白内障超声乳化联合人工晶状体植入术、青光眼手术、眼底手术、近视激光矫正术的医院之一，年均完成各类手术10 000余例。

2. **山东第一医科大学附属青岛眼科医院**（原山东省医学科学院眼科医院） 成立于1991年，是集科研、教学、医疗、防盲和视光产业于一体的三级甲等专科医院。医院设角膜病、白内障、眼底病内科、眼底病外科、青光眼、角膜屈光、斜视与小儿眼科、眼视光学和角膜接触镜、眼眶病与眼整形等亚专科，在感染性角膜病、复杂性角膜移植、儿童先天性白内障的诊治方面处于国际领先水平。医院拥有细胞生物学研究室等10个研究室平台。

3. **山东大学齐鲁医院眼科** 齐鲁医学是我国近代西医教育的源头之一。1890年，美国北长老会传教医师聂会东奉调济南创建了华美医院（齐鲁医院的最早源头），之后医院先后改称共合医院、齐鲁医院、山东医科大学附属齐鲁医院等，2000年10月更名为山东大学齐鲁医院。

该院眼科创立于1934年，由从美国约翰斯·霍普金斯大学威尔玛眼科研究所回国的陈耀真任首届眼科主任，1937年他率领学生随校西迁至四川成都。抗日战争胜利后，齐鲁大学回迁济南，1950年附属医院眼科由留英归国的孙桂毓任眼科主任，先后设立了眼科教研室、眼科门诊、眼科病房和眼科实验室，现有角膜病、白内障、青光眼、玻璃体及视网膜病、斜视与小儿眼科、眼外伤、眼部整形及美容、视光学等多个亚专科。现年门诊量达6万多人次，年住院患者千余人，承担着学校医学院、护理学院、医学英语班、七年制及巴基斯坦班的眼科学教学和见习、实习工作。1978年获批硕士学位授予权，2001年获批博士学位授予权。

4. 山东大学第二医院眼科　山东大学第二医院成立于1997年5月18日，位于济南市。该院眼科于同年创立，现已形成具有自身特色和学术风格的专业。该学科在白内障领域处于先进水平，较早开展白内障超声乳化人工晶状体植入等技术，对白内障、眼底病、青光眼、小儿斜弱视、小儿眼底病、眼眶病、眼部整形美容等专业也进行了深入细致而富有特色的研究。2001年获批硕士学位授予权，2005年被评为卫生部临床药理基地，并建立山东大学眼科中心，2015年被国家卫生和计划生育委员会批准建立山东省重点专科，2017年获批博士学位授予权。

5. 山东省立医院眼科　山东省立医院始建于1897年，由德国天主教会创办，最初名为万国缔盟博爱恤兵会医院。1915年医院由日本同仁会接管，改名为同仁会济南医院。1938年抗日战争中流亡在外的山东省政府建立了山东省政府诊疗所，1942年更名为山东省立医院，1945年抗日战争胜利后山东省立医院接管并兼并了同仁会济南医院。1948年由华东国际和平医院（前身为1938年成立的新四军卫生部直属医院）接管山东省立医院。此后几经改名，于1959年复名为山东省立医院。

山东省立医院眼科始建于20世纪40年代，现已成为集眼科医疗、教学、科研和防盲治盲为一体的现代化眼科中心；学科建设在山东省居一流水平，其中斜视弱视、青光眼、眼外伤、视光学、眼底病、眼眶与整形、眼肿瘤等专业在省内处于领先水平。近年来年门诊量超过10万余人次，年手术量超过6000余台次，手术数量和难度均居全省领先水平；是山东省白内障复明技术指导中心、山东省低视力康复技术指导中心及省级重点临床药理基地。

目前科室开设角膜病、白内障、青光眼、眼底病、斜视与小儿眼病、眼肿瘤、眼外伤、眼眶病、眼整形、眼视光等临床亚专科，能够进行包括全角膜移植术、晶状体脱位伴白内障囊袋张力环植入术、各种复杂抗青光眼手术、眶内肿瘤切除术、视神经减压术、眼眶爆裂性骨折修复术、复杂性视网膜脱离的玻璃体视网膜手术等多种疑难复杂手术。其中，小儿眼科、青光眼、眼外伤及眼底病等专科为该科传统优势专科。

6. 济南市眼科医院（济南市第二人民医院）　始建于1923年，前身是由美国伊利诺伊州天主教圣方济各会出资建立的济南若瑟医院，现已发展成为公立三级专科医院。

该院设置了眼底病、白内障、角膜病、眼外伤、泪器病、青光眼、眼眶病、激光、眼肌、中医眼科、眼整形、眼内科，以及屈光手术中心、医学验光配镜中心等临床专业和两大诊疗中心。

该院自20世纪50年代起就闻名于华北地区，医院眼科专家曾为刘伯承、越南国家主席胡志明治疗过眼疾，《激光眼科学》杂志和红宝石激光治疗仪也于本院相继问世。

该院被评为山东省医药卫生重点学科、省级临床重点专科等，拥有全国弱视斜视防治中心济南市分中心、山东省糖尿病眼病防治中心、济南市眼科研究所、济南市眼病防治所等省、市级诊疗中心；设有临床医学教育教学基地，长期承担山东第一医科大学眼视光专业教学工作，是国家级眼科住院医师规范化培训基地协助单位、山东省医学科学院研究生教育中心研究生教学培养基地、博士后创新实践工作站、德国卡尔蔡司眼底病培训中心、山东省后房型有晶状体眼人工晶状体植入术（ICL）手术技术培训基地、Intralase飞秒激光手术培训基地等。

7. 南京医科大学眼科医院　南京医科大学起源于1934年在镇江建立的江苏医政大学，于抗日战争时期内迁，1938年在湖南与南通医学院合并为江苏医学院。抗日战争胜利后该院迁回镇江，1956年迁至南京，改名为南京医学院。1958年改名为南京第一医学院，1993年改名为南京医科大学。

南京医科大学眼科医院于2004年10月建立，为江苏省红十字眼科医院、三级甲等眼科医院，隶属南京医科大学第四临床医学院，是在1994年建立的中日友好南京眼科医院的基础上创建的。

目前，该院设有眼底病、眼外伤、白内障、青光眼、角膜病等专科，白内障科为江苏省临床重点专科，眼底病科为南京市重点专科。

医院现有眼科实验室是南京医科大学重点实验室，主要从事眼科基础学研究；多次承办"金陵眼科论坛""眼底病疑难病例讨论学习班"等全国性学术会议，不定期与国内外著名眼科机构进行学术交流。医院眼科为国家临床重点专科、南京市医学重点专科。

8. 苏州大学附属第一医院眼科　苏州大学附属第一医院始创于1883年，当时名为苏州博习医院，为私立教会医院。2000年医院更名为苏州大学附属第一医院。

该院眼科始于1922年设立的眼耳鼻喉科，现为江苏省及苏州市临床重点专科、苏州大学眼科学博士和硕士学位授予点。眼科现设有眼视光学和角膜屈光手术、角膜及眼表疾病、白内障、青光眼、玻璃体视网膜疾病、斜视及小儿眼科、眼眶病和眼整形等亚专科。

9. 苏州大学理想眼科医院　是三级甲等眼科医院，江苏省临床重点专科。2010年6月6日奠基，由宋鄂任院长，增列为苏州大学附属医院。眼科专业设置有角膜病、准分子激光、斜视与小儿眼科、眼视光、眼整形与眼眶病科、白内障、青光眼、眼外伤、眼底病、泪道科，同时还设有医学验光配镜中心、苏州红十字理想眼库、眼科研究实验室、动物眼球技能训练室、苏州市儿童青少年近视防控科普馆。

10. 南通大学附属医院眼科　南通大学附属医院为江苏省省属综合性教学医院，创建于1916年，前身为通州医院，由张謇先生协同其兄张詧于1911年创办。2010年成立眼科，是江苏省医学重点学科、临床重点专科、省高校重点建设学科，中国眼科博物馆等主建单位，省准分子激光角膜屈光手术及白内障超声乳化技术培训基地，省医学会眼科主任委员及白内障、眼底病、角膜病、斜弱视学组组长/副组长所在单位。1996年获批眼科学硕士学位授予点，2014年获批博士学位授予点。眼科包括眼科门诊、3个病区、眼科手术室、眼科研究所、南通眼病防治所、南通红十字眼库，设有白内障防治中心、眼科激光中心、视光学特诊部，以及白内障、青光眼、眼外伤、斜视弱视、眼表整形眼眶病、玻璃体视网膜疾病等亚专科。由其主建的中国眼科博物馆等是促进交流、普及眼科常识、开展眼保健宣传的重要平台。

11. 复旦大学附属眼耳鼻喉科医院　是一所集医疗、教学、科研为一体的三级甲等眼耳鼻喉专科医院。1952年，胡懋廉创办耳鼻喉科，郭秉宽创办眼科，创办时名为上海医学院眼耳鼻喉科学院。2001年更名为复旦大学附属眼耳鼻喉科医院。

该院眼科为教育部重点学科、国家卫生健康委员会重点学科、国家临床重点专科；教育部首批硕士、博士研究生培养点和博士后流动站之一。目前眼科拥有国家卫生健康委员会近视眼重点实验室、上海市视觉损害与重建重点实验室、上海市眼科临床质量控制中心，是国家卫生健康委员会和上海市眼科住院医师规范化培训基地，同时也是上海市红十字眼库常设机构。眼科下设眼表疾病、白内障与晶状体疾病、玻璃体视网膜疾病、青光眼及视神经疾病、眼眶及眼肿瘤、小儿眼科与斜弱视、视光学等亚专科，开设遗传性眼病咨询门诊、疑难眼病会诊门诊和近视门诊等。

12. 上海市第一人民医院眼科临床医学中心　上海市第一人民医院始建于1864年，

最早名为公济医院，为我国当时规模最大的西医医院，也是我国建院最早的西医综合性医院之一。

该院眼科临床医学中心由我国著名眼科学家、视网膜脱离手术治疗专家赵东生于1948年创立，经过赵东生、张皙、许迅等几代学科带头人的共同努力，目前是国家眼部疾病临床医学研究中心、国家临床重点专科、上海市"重中之重"临床医学中心、上海市眼科研究所、上海市眼底病重点实验室、上海交通大学眼科研究所、上海市眼科住院及专科医师培训基地、上海交通大学眼科学博士点及博士后流动站、南京医科大学眼科学博士点和博士后流动站，以及上海交通大学医学院眼科及视觉科学系所在地。

2012年，上海市眼病防治中心归该院眼科管理。

13. 上海交通大学医学院附属第九人民医院眼科　上海交通大学医学院附属第九人民医院的前身为伯特利医院，于1920年创立，2005年改名为上海交通大学医学院附属第九人民医院。

该院首任眼科主任为曹福康，继任眼科主任为陆道炎，现任眼科主任为范先群。陆道炎是我国白内障专家，中华医学会眼科学分会白内障专题组创建组长。

该院眼科是国家临床重点专科建设学科、上海市重点学科，以眼整形眼眶病为特色，设有白内障、青光眼、视网膜病、眼表角膜病、屈光斜弱视等各亚专科。学科附设上海交通大学医学院眼科视觉科学研究所和上海市重点学科眼科实验室，是目前我国眼整形眼眶病领域主要的研究和治疗基地。

14. 上海交通大学医学院附属瑞金医院眼科　上海交通大学医学院附属瑞金医院成立于1907年，由法国天主教会创建，当时名为广慈医院，是我国法派医学的代表性基地。1952年改名为上海第二医学院附属广慈医院，后依所在地路名（瑞金二路）改名为瑞金医院。2005年并入上海交通大学，更名为上海交通大学医学院附属瑞金医院，是一所三级甲等大型综合性教学医院。

瑞金医院眼科以激光为医疗特色，自1973年起开展激光治疗眼底病方面的研究，在我国首先用氩激光治疗眼底血管病变，并建立了一支专业队伍，从检查、诊断到手术技能等都积累了丰富的经验，使瑞金医院眼科成为国内外享有较高声誉的眼科治疗中心。目前服务项目包括准分子激光手术治疗各种屈光不正，激光治疗各类眼底病（近视、糖尿病、高血脂引起的视网膜病变，脉络膜血管瘤及黄斑变性等）、激光治疗白内障的后发障，对超高度近视进行有晶状体眼人工晶状体植入术等。在科研教育方面，先后开展了数十项临床和基础研究课题，举办多次国内外眼科激光医学研讨会、学习班及培训班等。

15. 上海交通大学附属第六人民医院眼科　上海交通大学附属第六人民医院是上海市卫生厅直属的三级甲等大型综合性医院，始建于1904年，2002年成为上海交通大学附属第六人民医院，是上海交通大学博士研究生及博士后培养基地。

该院眼科成立于1950年，由我国现代眼科先驱之一的周诚浒担任主任。在周诚浒领导下，该院眼科设计了我国第一张全国通用的国际标准视力表，发现了污染眼药液可引起严重的铜绿假单胞菌性角膜炎，并于20世纪50年代中期引进并报道了激素治疗眼科炎症，对我国眼科发展做出了贡献。

16. 上海交通大学医学院附属仁济医院眼科　上海交通大学医学院附属仁济医院是上海历史最悠久的西医医院，始于1844年英国伦敦会医药传教士雒魏林（W. Lockhart）在上海大东门开设的施医院，1846年改名为仁济医馆，2005年并入上海交通大学，此后更名为上海交通大学医学院附属仁济医院。

1949年以后仁济医院眼科主任为曹福康，1957年后由王永龄接任，眼科专长为眼肌、眼屈光与眼科器械。著名眼科中医前辈陆南山亦在仁济医院参加医疗和教学工作。

仁济医院眼科是上海交通大学医学院博士学位授予点、上海交通大学医学院眼科视觉科学研究所、上海市眼科住院医师规范化培训基地，也是上海眼科学会眼底病学组组长单位、上海眼科学会小儿眼病及斜弱视学组副组长单位。

17. 上海交通大学医学院附属同仁医院眼科　上海同仁医院与上海圣约翰大学医学院关系深远。上海圣约翰大学医学院是我国早期西医的重要教学及医疗基地，在我国近代眼科史中占有重要地位。

圣约翰大学创建于1879年，原名圣约翰书院，最初仅有神学院。1896年上海同仁医院附属医校并入该校，成立圣约翰大学医学院。1906年圣约翰大学医学院医科改为七年制，是我国最早授予医学博士学位的两所学校之一。1927年北京协和医院主任李清茂来沪任上海圣约翰大学眼科教授。该院眼科的张福星是我国眼科早期领路人之一，是中华眼科学会第一届（1937年）委员会七名委员之一，并兼任秘书。1952年圣约翰大学医学院并入上海第二医学院。上海同仁医院眼科由毕业于圣约翰大学医学院的葛成筠主持，2013年改为上海交通大学医学院附属同仁医院眼科。

18. 上海中医药大学附属曙光医院眼科　上海中医药大学附属曙光医院是上海一所百年老院，原为西医的南洋医院，此后改为中医的曙光医院，是三级甲等综合性中医院。

科室在"目以气为用，目以血为养"的理论思想指导下，关注眼病过程中气血的维护和调养，在手术后的血-眼屏障重建和视功能康复方面经验丰富。对于高复发性眼病，如葡萄膜炎、角膜炎、视神经炎，采用中西医结合治疗以减少复发，减轻激素的副作用；在眼底病治疗中采用中药联合光凝以减轻网膜水肿，改善眼底微循环，起标本兼治的作用。科室积极探索、挖掘整理中医外治疗法，结合医院综合治疗室平台，采用多种传统治法改善视疲劳。

眼科白内障专科不断探索屈光性白内障的个性化治疗，并能处理各种复杂白内障；眼底病专科除开展各类玻璃体视网膜手术外，拥有眼底荧光血管与脉络膜血管同步造影、OCT等先进仪器，对复杂疑难性脉络膜视网膜炎及葡萄膜炎等眼底疾病的中西综合治疗具有丰富经验。

19. 上海中医药大学附属龙华医院眼科 上海中医药大学附属龙华医院创建于1960年7月，是全国最早建立的四大中医临床基地之一。医院坚持中医为主、中西医结合的道路，已成为集医疗、教学、科研为一体的中医特色鲜明的中医医院。

龙华医院眼科成立于1960年，范新孚为首任眼科主任。该院眼科是一个以中医为主的中西医结合治疗眼病的临床优势学科，不仅继承和发扬中医眼科理论，通过传统中医辨证与辨病相结合治疗各种眼病，将糖尿病视网膜病变、老年黄斑变性、老年性白内障等眼病作为临床重点研究病种，对青光眼、葡萄膜炎、眼底病、角膜病、青少年近视等常见眼病采用中西医结合治疗，运用中药饮片、熏洗、耳穴等，疗效明显。同时还能够吸收应用现代医学诊疗技术，包括眼底荧光血管造影、眼科AB超、视野、眼底激光等，开展各种眼科显微手术，如白内障超声乳化手术、人工晶状体植入术、青光眼小梁切除术等。

20. 浙江大学医学院附属第一医院眼科 浙江大学医学院附属医院（浙大一院）位于杭州市。该院眼科前身是眼耳鼻喉科，创立于1947年，之后眼科与耳鼻喉科分别建科。1979年浙大一院眼科被批准为我国首批硕士学位授予点，1988年又获批博士学位授予点，是浙江省最先开展角膜移植术的单位之一，也是我国最先开展有晶状体眼人工晶状体植入矫正高度近视的单位。眼科亚专科门类齐全，包括屈光手术、眼底病、角膜病、斜弱视、青光眼、眼部整形、眼眶肿瘤、神经眼科、葡萄膜炎、眼外伤等。

21. 浙江大学医学院附属第二医院眼科 参见本章第一节"浙江大学医学院附属第二医院眼科中心"相关内容。

22. 温州医科大学附属眼视光医院 温州医科大学1958年8月从浙江医学院分出，命名为浙江第二医学院，同年10月改名为温州医学院，2013年改名为温州医科大学。温州医科大学在我国最先开展眼视光学研究和高等教育。1978年在我国首先招收眼科光学研究生，1988年开设我国第一个眼视光学专业，1992年卫生部批建视光学研究中心，1998年建立眼视光学院。

温州医科大学附属眼视光医院于2009年经浙江省卫生厅批准增挂"浙江省眼科医院"，是浙江省三级甲等眼科专科医院。医院是国家临床医学研究中心（眼耳鼻喉疾病）、眼视光学和视觉科学国家重点实验室、国家眼视光工程技术研究中心、国家药监局眼科疾病医疗器械和药物临床研究与评价重点实验室及国家眼科学临床重点专科、教育部近视防控与诊治工程研究中心等挂靠单位。

医院专科齐全，目前共设24个临床亚专科，包括视光学专科、眼鼻相关专科、屈光手术专科、角膜病专科等。医院含眼（眼视光）全科门诊、专科门诊、专家团队诊疗、疑难眼病多科联合门诊"四位一体"的分级诊疗模式；牵头组建全国眼视光联盟、浙江省眼视光专科联盟和医疗联合体；开设全国首家5G眼科远程门诊，打造眼视光诊疗中心暨联合远程诊疗中心；2018年10月正式成立温州医科大学眼视光医院集团。

医院受教育部和国家卫生健康委员会等委托起草全国综合防控儿童青少年近视考核方案等，并成立浙江省儿童青少年近视防控工作指导中心，创办全国首家眼健康科普馆，牵头成立全国眼健康科普馆联盟，并在全国设立分馆10余家。受教育部委托牵头组建全国近视防控专家宣讲团，成立浙江省近视防控专家宣讲团、全国首个大学生近视防控科普团，在全国各地举办科普讲座200余场。

中国眼谷·中央孵化园是温州医科大学及其附属眼视光医院与温州高新区（龙湾区）共建的校地合作示范园区，于2020年6月正式开园，初步形成集科创平台、金融投资、企业孵化于一体的全国眼健康产业服务中心。

23. 安徽医科大学第一附属医院眼科　安徽医科大学第一附属医院前身为上海东南医学院附属东南医院，创立于1926年。1949年内迁至安徽怀远县，1952年迁至合肥市，1993年成为卫生部首批三级甲等医院。该院是大型综合性教学医院，为国家卫生应急医疗移动救治中心和安徽省紧急医疗救治基地。

1926年东南医科大学（1930年更名为东南医学院）创建伊始，由兼职教授讲授眼科学，1931年2月张锡祺正式任眼科教室主任。抗日战争期间，东南医学院及其附属医院均被炮火破坏。在十分艰难的环境中，张锡祺坚持将自己创办的光华眼科医院作为学生实习基地。1952年东南医学院迁至合肥并改称安徽医学院，张锡祺被任命为院长。1960年李同济、黄叔仁先后任眼科副主任。1976年后，黄叔仁担任眼科主任。1982年该院眼科成为安徽省首批具有医学硕士学位授予权的单位。医院主办《临床眼科杂志》杂志等。

石锦辉与安徽大学、中国科学技术大学等合作研制的JSB-1型激光散光斑电脑验光仪是我国第一台应用激光散斑效应和电脑技术进行验光的新型实用仪器，该成果于1986年获安徽省科学技术进步奖一等奖，1987年获国家科学技术进步奖三等奖。石锦辉与合肥工业大学等合作研制的JGB-激光干涉视力仪为我国首创，1986年获机械工业部科学技术进步奖二等奖。

由黄叔仁、陈逖任主编的《临床眼科杂志》于1993年7月创刊，在全国发行。

1994年该院眼科被省卫生厅首次评定为卫生系统重点学科。眼科积极参加全省防盲治盲工作，1997年接待奥比斯眼科飞机医院来皖进行讲学、手术示范及培训医务人员。1997～2000年参加完成以防治白内障盲为主的全球防盲治盲"视觉第一 中国行动"项目。

24. 中国科学技术大学附属第一医院（安徽省立医院）**眼科**　该院前身为合肥基督医院，始建于1898年，现已发展为省级大型三级甲等综合性医院。

该院眼科创建于20世纪50年代，目前是眼科硕士学位授予点、省防盲技术指导中心所在单位、眼科专科医师基地单位、合肥市防盲手术定点医院，《实用防盲技术》杂志编辑部所在单位，拥有安徽省第一家公立角膜库。

25. 南昌大学附属眼科医院　于2012年5月正式运行，是江西省眼科学与视觉科学研究所、江西省眼科学重点实验室、江西省眼科疾病临床医学研究中心、江西省红十字眼库、南昌大学眼科研究所、江西省儿童青少年近视防控中心、南昌大学儿童青少年近视综合防控研究平台挂靠医院。医院设有眼底病、眼眶病、眼肿瘤、眼外伤、耳鼻喉、白内障、青光眼、角膜病、屈光、儿童眼科、眼肌科、眼整形、中医眼科、神经眼科、低视力和视觉康复、整形美容等临床科室，以及视光部、功能检查、影像、检验、病理等医技科室，在省内率先开设干眼门诊，其中眼眶病眼整形科获批江西省医学领先建设学科。

该院眼科积极探索儿童青少年近视综合防控工作，成立江西省儿童青少年近视防控中心，在江西省率先开展中小学生入校筛查建档，已筛查10余万人，初步形成医院—学校—家长—学生视力健康实时监测与预警的多点互联机制。该院承担的国家卫生健康委会员中乍眼科中心建设项目，于2019年9月正式挂牌，并于2018～2019年先后赴乍得开展"光明行"活动，多次捐赠药械，实施免费手术1083例，填补了9项乍得眼科技术空白，分别受到中、乍卫生部门的嘉奖和表扬，以及我国驻乍得共和国大使馆致信感谢。

26. 南昌大学第一附属医院眼科　南昌大学第一附属医院始建于1939年，1949年后医院历经11次易名，于2005年最终更名为南昌大学第一附属医院。

该院眼科创建于1952年，是眼科学博士、硕士学位授予点，为江西省临床眼病研究中心（培育中心）、江西省眼底病领先学科挂靠单位。科室设有白内障、青光眼、眼底病（玻璃体、视网膜）、斜弱视及小儿眼科、眼表与角膜病、眼整形、眼外伤、视光学等专科。年门诊人次、年住院量、手术量等主要医疗指标均居江西省同行前列。每年在省内外主持召开眼科学术会议。

27. 南昌大学第二附属医院眼科 南昌大学第二附属医院始建于1927年，现已发展成为现代化大型三级甲等综合医院。

该院眼科创建于1952年，附设南昌大学医学院眼病研究所，是江西省最早的眼科学硕士学位授予点，每年在全省主持召开眼科学术会议数次。近年来眼科年门诊量均在12万人次以上。目前全科设有7个专业学科组：眼底病组、眼外伤组、青光眼组、眼眶及整形组、白内障组、角膜及眼表疾病、屈光组。

28. 中山大学中山眼科中心南昌眼科医院 该院的前身为南昌市第一医院眼科，经过几十年的传承与积淀，相继成为南昌市名科、南昌市眼科研究所、江西省眼视光学领先学科、国家药物临床试验基地眼科专业组、江西省住院医师规范化培训基地，并于2013年成立南昌市眼科医院，集临床、科研、教学和预防于一体。2016年成立江西省首个眼科医联体，2017年获批南昌市眼科重点实验室，2018年获南昌市科学技术协会十佳创新团队。2019年12月11日，中山大学中山眼科中心南昌眼科医院正式挂牌成立。现医院长期由中山大学中山眼科中心进行管理，并定期指派相关专家坐诊、开展手术。

29. 福建医科大学附属第一医院眼科 参见本章第一节"福建医科大学附属第一医院眼科中心"相关内容。

30. 福建医科大学附属第二医院眼科 福建医科大学附属第二医院始建于1881年，原名惠世医院，为英国教会医院。1973年整建制划归福建医科大学，更名为福建医科大学附属第二医院，位于福州市。

该院眼科作为百年老院的优势科室，是福建省建立较早、规模较大、实力较强的眼科之一。科室设于1955年5月（当时眼科、耳鼻喉科和口腔科合并在五官科内），1963年眼科业务独立分科，2019年7月眼科住院部正式从鲤城旧院搬迁至东海新院。该院眼科擅长于各种屈光疾病、泪器病、角膜病、眼底病、青光眼、斜视、弱视、眼外伤和眼部整形手术，也是"视觉第一 中国行动"眼科医师的培训基地和眼科临床医学硕士点，科室每年招收硕士生及培养本科生和进修生。

31. 福建省立医院眼科 福建省立医院创建于1937年，由华侨胡文虎先生捐资兴建，是福建省最早创办的公立医院之一，是福建省卫生健康委员会直属的、非营利性三级甲等综合医院，位于福州市。

该院眼科自1947年创建以来，经几代人的不懈努力，目前已形成集医、教、研为一体的眼科疾病诊疗中心，为福建医科大学硕士点、福建中医药大学硕士点、福建省重点学科、国家级住院医师规范化培训基地、福建省巾帼文明示范岗、福建省立医院重点学科，下设白内障、青光眼、视网膜病、斜视与弱视及眼眶病等多个亚临床专科。科室特色有白内障、视网膜脱离手术、糖尿病后段玻璃体切除手术、黄斑手术（省内领先）、青光眼手术、斜视、眼眶手术、干眼门诊、眼底病诊疗、屈光手术中心和近视门诊。

七、西南地区

1. 四川大学华西医院眼科　1894年美以美会的甘来德（Harry Lee Canright，医学博士）在成都陕西街建立了存仁医院。1928年存仁医院院长斐伦招聘美国眼耳鼻喉科医学博士毕德生，并将存仁医院改为眼耳鼻喉疾病专科医院，这也是我国最早的眼耳鼻喉专科医院。1937年抗日战争全面爆发，中央大学、燕京大学、齐鲁大学、金陵大学、金陵女子文理学院内迁成都，与华西协合大学联合办学办医。1946年华西协合大学医院在现址全部建成，简称华西医院。1955年存仁眼耳鼻喉专科医院撤销，合并到华西医院，即华西医院眼科。

目前华西医院眼科已成为我国眼科学在医疗、科研、教学方面最具实力的学科之一。该院眼科在本部和永宁院区开展眼科日间手术和眼科门诊，拥有泪道疾病、角膜病、白内障、青光眼、眼底病、眼眶病、小儿眼科、眼部整形、神经眼科等亚专科，设立了屈光手术中心和视光中心，并负责《中华眼底病杂志》出版工作。

2. 四川省人民医院眼科　四川省人民医院建于1941年，前身是中央大学医学院附属医院，1952年改名为四川省人民医院，位于成都市。

四川省人民医院眼科是四川省首批甲级重点学科之一，是四川省眼病防治中心，四川省防盲办公室和四川省青少年近视防控中心也设在这里。该院眼科开展飞秒激光角膜屈光手术，有晶状体眼人工晶状体植入术，青光眼引流物植入术，屈光性白内障手术，微创玻璃体切割手术治疗复杂视网膜脱落、黄斑病变，各种眼肌眼眶手术，规范化角膜塑形镜和硬性透氧性角膜接触镜（RGP）验配，双眼视觉异常的训练等技术。

3. 成都中医药大学银海眼科医院　为成都中医药大学附属眼科医院，于2016年由成都中医药大学段俊国创立。医院按照中西医并重、协同、结合、融合的办院理念，成立了中医眼科、眼视光、白内障屈光、眼底病、糖尿病视网膜病、眼影像诊断与眼底读片、眼整形与医美、眼健康管理等主要科室，以及18个业务科室和专病专科。医院定位为研究型医院，同时开展眼科医疗服务、眼科人才培养和眼健康科学研究与产业化发展。

该院以成都中医药大学眼科学院为依托，坚持"突出中医特色，提高临床疗效"为核心，充分发挥传统中医药优势，不断探索中医药治疗眼科疑难重症的新途径、新方法。在中医"辨证论治"理论体系指导下，结合眼科五轮、八廓、六经学说，灵活应用中药方剂、针灸疗法，发挥中医药防治眼病的优势。同时引进先进的设备与技术，广泛开展全飞秒激光手术、飞秒激光辅助下的白内障超声乳化术、三焦点人工晶状体植入术、青光眼小梁切除术、视网膜脱离复位术、玻璃体切割术等各种眼科手术，创建眼影像分析与诊断中心。

4. 重庆医科大学附属第一医院眼科　重庆医科大学附属第一医院于1957年由上海第一医学院附属医院迁渝创建，为全国首批三级甲等医院之一。医院牵头成立了重庆市首家医院集团（医联体），即重医一院医院集团。

该院眼科是集临床、科研、教学为一体的综合性科室，由上海医科大学著名眼科专家、学者来渝创建。2008年杨培增主持眼科工作。该院眼科是国家临床重点专科（建设项目）、国家眼部疾病临床医学研究中心重庆市分中心、眼科学重庆市重点实验室、重庆市眼科研究所、眼科国家药物临床试验基地、重庆市眼科医疗质量控制中心、重庆市眼部疾病临床医学研究中心、重庆市眼库、重庆市儿童青少年近视防控基地、五年制《眼科学》教材及《中华眼科学》总论部分主编单位、眼科学英文教材 *Essentials of Ophthalmology* 主编单位、重庆市眼科专科医师及住院医师规范化培训基地等。眼科在葡萄膜炎领域已达世界领先水平，患者遍布全国，部分来自美国等10余个国家，并在角膜病、白内障、玻璃体视网膜疾病、青光眼、斜弱视、眼外伤及泪道眼眶疾病等方面也较有特色。

5. 贵州医科大学附属医院眼科　贵州医科大学附属医院建于1941年，由李宗恩创建，已成为贵州省集医教研为一体的大型三级甲等医院，位于贵阳市。

该院眼科成立于1941年，初期由郭秉宽、梁树今、袁佳琴、安作楫等前辈奠定了良好基础，1956年眼科成为独立科室。现设有10个亚专科，开展飞秒激光及新型眼内镜手术治疗近视、远视、散光，开展视网膜脱离复位手术、玻璃体切割手术、白内障超声乳化及人工晶状体植入术、抗青光眼手术、角膜移植及羊膜移植手术、斜视矫正手术、复杂眼外伤、眼眶肿瘤、泪道疾病、眼部整形美容手术等，以及儿童的弱视规范诊疗及医学验光配镜、RGP及角膜塑形镜验配等技术。

20世纪90年代该院眼科成为贵州省首个白内障手术复明中心，2001年成立贵州省第一个眼科学硕士学位授予点，2008年贵州省卫生厅将贵州省防盲治盲技术指导组设在该科，2013年该科成为国家卫生和计划生育委员会"视中项目三期"执行单位，同年又被评为省级临床重点专科，2014年成为中国妇女儿童发展基金会"弱视诊疗项目"执行单位。

6. 贵州省人民医院眼科　贵州省人民医院始建于1947年，为三级甲等综合性医院，是省红十字医院、贵州医科大学附属人民医院，位于贵阳市。

该院眼科设有白内障、眼底外科、眼底内科、眼眶病及泪道、眼整形、角膜病、斜弱视、青光眼、眼外伤、眼科特检中心等临床亚专科。

7. 云南省眼科医院　1928年，万国红十字会昆明分会医院成立，位于昆明市。1946～1952年，医院开设沙眼防治所、牙病防治所等。1986年，医院设立云南省眼病防治研究所。2020年更名为云南大学附属医院（云南省第二人民医院，云南省眼科医院）。

1948年至今，云南省眼科医院逐渐发展成为云南省及西南地区享有盛名的眼科中心。1987年开始医院按亚专业开展临床、教研、科研工作，并设有眼表疾病、角膜病、白内障、青光眼、小儿眼科及视光学、眼外伤、眼眶病、眼整形美容、葡萄膜病及眼底病亚专业。

医院成立的云南红会眼视光中心是以儿童眼病为基础，以视光专业为辅助的视光中心，主要服务于临床眼科，致力于各年龄段屈光不正、斜视、弱视的矫正及后期康复性辅助治疗。

8. 昆明医科大学第一附属医院眼科　1941年云南大学医学院建附属医院，1963年改名为昆明医学院第一附属医院，眼科为其重点学科。

目前该院眼科包括门诊、病房、眼科准分子激光中心、云南省眼病防治中心、云南省院士工作站，也是云南省重点学科，下设泪道病、眼表和角膜病、白内障、青光眼、眼底病、眼眶病、眼肿瘤、眼整形、斜视与小儿眼科、视光学、眼肌等专业组。

9. 昆明医科大学第二附属医院眼科　昆明医科大学第二附属医院建于1952年10月，原名为昆明市工人医院，2012年更名为昆明医科大学第二附属医院，为三级甲等医院。

该院眼科成立于1972年，设有云南省中心眼库。该科于1995年被批准为眼科学硕士学位授予点，2018年被批准为眼科学博士学位授予点。科室以精准屈光性白内障手术及复杂白内障手术、儿童白内障手术为特色，常规开展白内障超声乳化联合人工晶状体植入术、眼内镜片植入治疗高度近视、角膜移植术、青光眼小梁切除术、玻璃体切割术、外路及内路视网膜复位术、各种复杂斜视矫正术、眼科整形手术、开放及微创泪道手术、眼外伤等的手术治疗。

10. 西藏自治区藏医院眼科　西藏自治区藏医院（西藏自治区藏医药研究院）前身为拉萨"门孜康"（藏医星算院），始建于1916年，位于拉萨市。1959年西藏民主改革后，拉萨"门孜康"与药王山医学利众院合并组建拉萨藏医院，1980年改为西藏自治区藏医院。

2018年该科挂牌西藏自治区眼科中心，现已成为西藏自治区现代化大型眼科中心，其立足藏医药特色优势，挖掘和加强对传统藏医药各种眼科疑难常见疾病的诊治，充分发挥藏医眼科诊疗技术和藏医眼科同现代眼科医学技术相结合的特殊作用，特别是对春季结膜炎、翼状胬肉、黄斑病变、球后视神经炎、弱视等眼科疾病具有疗效。

11. 西藏自治区人民医院眼科　西藏自治区人民医院始建于1952年，位于拉萨市，同年设立眼科，1958年开始开展白内障囊内摘除术。科室主要诊治各种眼科常见病、眼科疑难病，各种结膜炎、角膜炎、眼部肿瘤、眼眶疾病、各种原因引起的眼底出血、糖尿病性眼底病变、葡萄膜炎、巩膜炎等。目前开展的手术有白内障囊外摘除+人工晶状体植入术、青光眼小梁切除术、泪囊鼻腔吻合术、水平肌性斜视矫正术、翼状胬肉切除+干细胞移植术、羊膜移植术、眼球内异物取出术、各种眼睑内翻和外翻矫正术、部分眼部美容手术。

八、港澳台地区

1. 香港眼科医院　20世纪70年代，政府眼科服务中心顾问廖启澄医生提出建立眼科医院。1992年香港亚皆老街眼科中心成立，1993年改名为香港眼科医院。1994年香港中文大学眼科及视觉科学系融入该院。

林顺潮、谭智勇等曾担任该院主管。该院擅长白内障手术、角膜病、青光眼、眼底内外科、神经眼科、眼眶及眼整形手术、儿童眼科与斜视和葡萄膜炎等。综合服务包括眼科门诊（包括综合门诊和专科门诊）、眼科手术和激光治疗、验光及矫正服务和患者教育。该院也为香港中文大学的医科学生、护士学生、视光学生及香港医院管理局的医生提供培训活动。

2. 镜湖医院眼科　镜湖医院是澳门较大规模的民间慈善机构——镜湖医院慈善会

下属的非牟利综合医院，创立于1871年，初创时期是一所庙宇式传统中医院。1892年，孙中山先生在香港雅丽士西医书院毕业即来镜湖医院担任义务西医。1935年，柯麟医生来镜湖担任义务西医，组织西医顾问团，向澳葡当局争取澳门华人医生手术权。1946年，镜湖医院实施院长制，柯麟担任首任院长。随着1999年澳门回归祖国，镜湖医院的专科医疗技术得到较大发展。

镜湖医院眼科检查和治疗项目齐全，不断引进新设备和开展新技术，与国际接轨，现已可开展白内障超声乳化吸除+人工晶状体植入手术、青光眼手术、玻璃体视网膜显微手术、眼外伤手术、斜视矫正术、角膜移植术、胬肉切除术等，最近更引入屈光性人工晶状体手术，积极开展激光治疗、光动力学疗法和激光矫视手术。

3. 荣民总医院眼科　荣民总医院位于台北市，最初眼科是由林和鸣带领两位医师提供临床服务，当时隶属外科。1975年8月该院成立独立眼科。1982年刘荣宏担任第二任主任，引进玻璃体切除仪、超声波晶状体乳化仪等手术设备。1989年1月眼科升格为眼科部，下设五科：一般眼科、视网膜科、青光眼科、眼肌神经科和眼矫形重建科。1998年后，许纹铭、李淑美、李凤利和刘瑞玲等相继任部主任，更新设备、扩展临床服务和学术交流。

4. 台湾大学医学院附设医院眼科　台湾大学医学院附设医院创建于1895年，培养医学生、专科医师、药师、护理师等。

该院眼科成立于1897年，为医院第3个设立的专科，内设小儿眼科及屈调科、眼角膜科、青光眼科、视网膜科、眼整形科、神经眼科及葡萄膜炎科7科，并积极培养各分科专科医师。

其中，眼角膜科在角膜溃疡诊治和准分子激光屈光手术方面发表相当多的国际论文，使该院成为台湾地区首先引进准分子激光近视手术的医院；小儿眼科及屈调科自1983年开始，从事台湾地区学童屈光变化的流行病学调查工作，并在近视的基因与药物治疗、斜弱视及立体感的研究方面有所成果；青光眼科对于闭角性青光眼的诊疗有独到之处；眼整形科在甲状腺眼疾和眼眶肿瘤诊治方面较突出；视网膜科在视网膜脱离和血管性脉络膜视网膜疾病方面，除了手术方式不断创新外，在激光、药物治疗与细胞激素的基础研究方面也有成果。

九、军队医院

1. 中国人民解放军总医院眼科医学部　中国人民解放军总医院创建于1953

年，是集医疗、保健、教学、科研于一体的大型现代化综合性医院。眼科医学部于2020年6月在解放军总医院8个医学中心的基础上组建而成，包括：①眼科亚专科，成立于2020年6月，下设角膜病、白内障、青光眼、眼底病、眼外伤、小儿眼病、泪器病等11个专业主诊组。②神经眼科，成立于2020年11月30日。③眼眶病外科，前身为武警总医院眼眶病研究所，2002年开展眼眶肿瘤切除术、甲状腺相关眼病个性化眶减压术、眼眶骨折修复。④眼科医学部眼科门诊部，成立于2020年12月1日，以诊断、治疗眼科常见病、多发病及疑难病症为主，开展眼前节激光治疗和眼底激光治疗，门诊手术室开展翼状胬肉切除+角膜缘干细胞移植等眼表手术及斜视手术等。⑤派驻第一（原解放军总医院）、第四（原解放军第304医院）、第六（原海军总医院）、第七（北京军区总医院）、第八医学中心眼科。

2. 上海长海医院眼科 医院创建于1949年，1962年起对外称长海医院，2017年建制为海军军医大学第一附属医院。

该院眼科成立于1949年，曾有林文秉、杨德旺、计尚年等著名专家。长海医院眼科医疗设备先进、亚专业分类齐全，逐渐形成了以眼外伤、眼底病及屈光不正微创治疗为特色的学科方向，包括眼科病房、门诊、急诊、屈光外科中心、眼科教研室和实验室等；开展微切口白内障超声乳化术、青光眼术、微创玻璃体切割术、视网膜脱离复位术、激光角膜屈光术、眼成形术、眼眶肿瘤摘除术、复杂性眼外伤修复术、老年黄斑病变眼内注药术及微创泪道逆行置管术等高新技术，逐步形成了眼外伤急救、视网膜病变诊治和眼屈光治疗的学科特色。

3. 上海长征医院眼科 上海长征医院是一所三级甲等医院，医院前身是1900年创办的德国宝隆医院，1966年9月起改为上海长征医院。

该院于1959年创建眼科，1986年设眼科学教研室，为硕士学位（1984年）和博士学位（2003年）授权学科。科室设有眼科门诊、病房、近视眼激光中心、白内障手术中心等；2013年被批准成为第二军医大学眼眶病研究中心；现已形成以眼眶肿瘤手术治疗为主，以甲状腺等相关眼眶病的综合治疗、眼眶血管畸形的介入治疗、眼眶骨折的修复治疗、眼眶整形美容的手术治疗为特色的学科格局。

4. 陆军军医大学西南医院眼科 陆军军医大学西南医院前身系第三军医大学第一附属医院，是一所三级甲等医院。

西南医院眼科始建于1929年，现开展的专科项目包括角膜病、白内障、青光眼、眼底内外、小儿眼科及斜视、眼眶病和眼整形、屈光手术、眼视光学、护理学。

开展多项与细胞移植有关的临床试验，重点开展干细胞移植研究及临床视觉电生理研究。

5. 空军军医大学西京医院眼科　空军军医大学西京医院前身是1939年在延安成立的中央医院，1954年原第四、第五军医大学合并，其附属医院也相应合并为第一附属医院。

该院眼科创建于1955年，2001年成立全军眼科研究所，是我国眼科学博士学位授权点，现为国家重点专科。西京医院眼科已成眼科亚专业齐全、技术领先的眼科中心，有独立的门诊、病房、手术室和实验室，开展视觉电生理研究。

6. 空军军医大学第二附属医院眼科（第四军医大学唐都医院）　空军军医大学第二附属医院前身亦为延安中央医院，1951年定点西安市灞桥区，1955年归建第四军医大学，2017年转隶空军后，称为空军军医大学第二附属医院，是一所三级甲等医院。

该院眼科创建于1951年，1981年国家教育委员会批准其成为硕士学位授权点，1994年为博士学位授权学科。目前眼科开设床位48张，眼科专业齐全，设有眼底病、眼肿瘤和眼眶病、白内障、青光眼、眼部整形、小儿眼科、泪道病、眼外伤、屈光及低视力康复等亚专业，开展多项特色诊疗技术。承担国家自然科学基金项目等10余项，主编《弱视》等专著多部。

第三节　民营眼科集团

1949年以后，我国医疗体系以国有医院为主，建立起由公费医疗、劳保医疗、合作医疗组成的福利性医疗保障制度。1979年我国医疗体制改革开始，呈现以公立医院为主，民营医院、外资医院、合资医院并存的医院所有制形式。

1. 爱尔眼科医院集团　1997年，爱尔眼科的创始人陈邦与长沙市第三人民医院、湖南中医学院（现湖南中医药大学附属第二医院）分别合作投资白内障医疗项目、准分子近视眼治疗中心。

2000年，我国出台了允许民营医院运营的相关政策。爱尔眼科开始投资兴办自有品牌爱尔眼科医院。2003年1月2日，爱尔眼科在长沙成立长沙爱尔眼科医院有限公司，2003年1月24日，成立爱尔眼科首家医院——长沙爱尔眼科医院。2004年4月，公司以长沙爱尔眼科医院为母公司加上武汉爱尔眼科医院、成都爱尔眼科医院、衡阳爱尔眼科医院等，正式成立长沙爱尔眼科医院集团，并先后在黄石、常德、株洲、广州、上海等地建立医院。2007年7月更名为爱尔眼科医院集团有限公司。2009

年10月30日，爱尔眼科在深圳证券交易所挂牌上市，成为我国第一家上市的医疗机构，也是深圳创业板第一批上市公司之一，并在欧洲、美洲、亚洲等地成立爱尔眼科医院。

2013年，爱尔眼科医院全面进军科研与医学教育，踏上了产、学、研一体化的发展道路，在长沙成立眼科研究所，通过研究解决临床问题，开发新技术；与中南大学联合建立中南大学爱尔眼科学院，这是社会资本办医联合办学的有益探索。

2022年，爱尔眼科医院发展为全球700多家医疗机构，服务近2亿人次，医疗服务网络覆盖亚洲、美洲、欧洲三大洲，成为世界上规模最大的眼科医院集团之一。

2. 朝聚眼科医院集团 前身是1988年由张朝聚医生在包头市创建的民营眼科诊所，在此基础上建立的包头朝聚眼科医院，奠定了朝聚眼科医院集团的发展基础。

1998～2014年朝聚眼科医院集团完成了在内蒙古包头、呼和浩特、赤峰、乌兰察布，以及浙江嘉兴、杭州建院布局，以内蒙古为主的格局。2008年包头朝聚眼科医院住院楼建成，医院员工发展至120多人，临床科室增加至13个，眼科年门诊量突破万人大关，可以开展视网膜复位、玻璃体切割等高难度手术。2009～2014年，朝聚眼科医院组建成医院集团。2021年公司在香港联交所上市。

通过与红十字会合作，朝聚眼科医院集团先后在天津、内蒙古、河北、山西、黑龙江、浙江、江苏、宁夏等省（自治区）建立25家眼科医院和公司。

3. 华厦眼科医院集团 前身是厦门眼科中心，于1997年11月落成。1997年12月，与新加坡国立眼科中心签订近视临床基础研究等合作项目。2000年厦门眼科中心、眼科研究所承担了厦门大学医学院眼科学教学任务。2004年5月，厦门眼科中心通过严格评审，成为福建省首家，也是目前唯一一家三级甲等眼科医院。2006年6月，厦门眼科中心正式成为厦门大学附属医院。2007年1月，厦门眼科中心投入200万元设立"光明基金"，用于眼科公益事业。2010年11月，厦门眼科中心获批国家博士后科研工作站；2010年12月，控股上海和平眼科医院；2011年12月，荣获卫生部"2011医院改革创新奖"；2012年8月，经卫生部评审，授予国家临床重点专科，成为福建地区唯一入选的眼科专科医院；2014年9月，正式更名为华厦眼科医院集团。2016年8月，由华厦眼科医院集团打造的互联网眼科医疗服务平台"眼科通"正式上线。2022年11月，华厦眼科（301267.SZ）在创业板成功挂牌上市，正式登陆A股。

4. 辽宁何氏眼科医院集团（简称何氏眼科） 何氏眼科创建于1995年，1997年沈阳何氏眼镜有限公司成立，1999年与沈阳医学院合作创办辽宁何氏医学院，2001年与大连医科大学合作创办大连医科大学何氏眼科研究生院，2002年创建大连何氏眼科医院，2004年创建葫芦岛何氏眼科医院，2005年创建沈阳何氏生物工程有限公司，并投资创建沈阳绿谷生物技术有限公司，2006年创建辽宁爱之光防盲基金会。目前，何氏眼科医院集团发展为一个具有28家眼科医院、45家视光中心、1座医学院、1个眼产业科研基地，集医、教、产、学、研于一体的国际化眼科集团。2022年，何氏眼科成功加入世界眼科医院协会（WAEH），成为WAEH的正式会员，并于同年凭借"三级眼健康医疗服务模式"获得我国第十九届"人民匠心服务奖"。

5. 香港希玛国际眼科医疗集团 由林顺潮教授于2012年1月在香港创立，是一家集临床医疗服务、教育培训及科研于一体的现代化眼科医疗集团。总部坐落于中国香港，于2018年在香港主板上市，现在香港、深圳、北京、昆明、上海、惠州、珠海、广州等地均设有眼科医疗机构。2022年10月，香港中文大学（深圳）希玛国际眼科研究中心成立，林顺潮教授任中心主任。

医院目前开设的亚专科包括白内障、斜弱视及小儿眼科、青光眼、玻璃体及视网膜、眼眶、医学验光配镜、眼角膜与眼表。

医院开展各领域眼科手术，并配合针灸辅助治疗和医学验光配镜等治疗项目，以玻璃体及视网膜、黄斑病变等眼底疾病、近视和小儿眼病的诊治为重点。

（胡诞宁 吴乐正 黄厚斌 林子晴 吴雨璇 赖旭佑 罗冰玉 许纹铭）

参考文献

爱尔眼科医院集团股份有限公司，2021. 2021年度社会责任报告 [R]. 长沙：爱尔眼科医院集团股份有限公司，11-13.

陈绍福，王培舟，2012. 中国民营医院发展报告：1984-2012[M]. 北京：社会科学文献出版社.

Li E，Lee V，2022. History of Hong Kong Ophthalmological [EB/OL]. [2023-10-30]. http://www. hkos. org. hk/?section= Top&id= 7&la=0.

作者简介

胡诞宁 见主编简介。

吴乐正 见主编简介。

黄厚斌 医学博士，主任医师、教授、博士研究生导师，中国人民解放军总医院眼科研究所所长、海南医院眼科主任。解放军总医院眼底病专业首席专家，海南省眼科学术带头人，英国Moorfields眼科医院访问学者，任中华医学会眼科学分会视觉生理学组副组长、海南省医学会眼科分会主任委员，《中华眼底病杂志》《眼科》《中华眼科医学杂志》及《神经眼科杂志》(*Journal of Neuro-ophthalmology* 中文版)编委、《眼科学报》青年编委,主编(译)专著7部,发表论文140余篇,获国家专利6项;获军队医疗成果奖二等奖,荣立中央军委后勤保障部三等功。

林子晴 见第四章作者简介。

吴雨璇 女,中山大学中山眼科中心在读博士研究生,研究方向为人工智能与大数据在眼科的应用,发表SCI论文5篇。

赖旭佑 见第三章作者简介。

罗冰玉 见第三章作者简介。

许纹铭 见第三章作者简介。

第六章 我国眼科期刊史

第一节 近代眼科期刊发展史（1840～1949年）

近代西方传教士在我国借助医学推动传教的同时，也创建了我国最早的医学团体——博医会（1887年），此后我国的西医也建立了自己的学术团体——中华医学会（1915年），两者都有自己的学术刊物。博医会有英文版《博医会报》（*The China Medical Missionary Journal*），1887年3月创刊。中华医学会则有《中华医学杂志》，1915年创刊。1932年两会合并，《博医会报》和英文版《中华医学杂志》合并为英文版《中华医学杂志》，为月刊。而中文版《中华医学杂志》则与《齐鲁医刊》合并，为双月刊。

《博医会报》和《中华医学杂志》都是综合性医学刊物，当时还没有全国性的眼科期刊，眼科著作要在国内公开发表，只能投向这两家综合性医学刊物。从1930年开始，毕华德、周诚浒等争取到在当时《中华医学杂志》中文版及英文版编辑出版眼科专号，截至1948年共刊出16期，较集中地刊出了我国学者撰写的眼科相关论著。

1931年高文翰、石增荣等在东北创办《启明眼科杂志》，后因经费困难，不久停刊。1937～1947年，陈耀真在成都继续支持《中华医学杂志》刊登眼科学术论文。总之，1949年以前，我国虽然没有一本正常出版发行的眼科专业期刊，但眼科前辈们认为期刊对于学术交流和学科发展有重要作用，并为创办眼科期刊打下了基础。

第二节 现代眼科期刊发展史（1949年至今）

一、1949～1976年

1950年8月在北京举行中华医学会第八届全国会员代表大会时，与会眼科专家毕华德、周诚浒、陈耀真、高文瀚等倡议创办一本全国性的眼科期刊，作为眼科工作者的交流平台。通过努力，终于在1950年10月1日正式创办第一本全国性眼科期刊——《中华眼科杂志》，由毕华德和罗宗贤分别担任正、副总编。此后在历届中华医学会全国代表大会上均同时召开《中华眼科杂志》编委会会议。在1956年的第三届编委会上，《中华眼科杂志》副总编增至8位，分别为罗宗贤、刘家琦、张晓楼、唐亮臣、周诚浒、高文瀚、陈耀真、郭秉宽，如此包括了我国各地的眼科专家，且增加了一位中医眼科专家（唐亮臣）。

1964年以前，国外眼科文摘一般发表在医学综合性文摘刊物（如《世界医学文摘》、《国外医学文摘》和《医学文摘》）的眼科栏目内。此后为便于眼科医师交流，1964年由中华医学会与北京市眼科研究所共同主办了一本全国性的眼科信息性期刊《国外医学眼科学分册》（现为《国际眼科纵览》），该刊物以介绍国外眼科进展为主，对集中交流国外眼科进展起了作用。

二、1977年至今

1978年《中华眼科杂志》在北京复刊，成立了第五届编委会，由张晓楼任总编，毛文书、刘家琦、周诚浒、胡铮、郭秉宽任副总编。《国外医学眼科学分册》也在1977年复刊（更名为《国外医学参考资料眼科学分册》）。

改革开放后，我国眼科事业进入蓬勃发展期，也出现了大批新的全国性眼科期刊，这一时期也成为我国眼科期刊快速发展的黄金时代。这些期刊可分为两大类，即眼科综合性期刊及眼科二级专业性期刊。在综合性期刊中，按出版时间排列，分别为《眼科新进展》（1980年）、《实用眼科杂志》（1983年）、《眼科研究》（1983年）和《眼科学报》（中、英文版，1985年）。在眼科二级专业性期刊中，按出版时间排列，分别为《眼外伤职业眼病杂志》（1979年）、《角膜病杂志》（1980年）、《青少年近视防治》（1980年）及《眼底病》（1985年）。

1990年以后，又有2本眼科二级专业性期刊问世，即《中国斜视与小儿眼科杂志》（1983年）和《眼视光学杂志》（1999年），这促进了眼科二级专科的建立和水平提高。

此外，还有兼眼科与耳鼻喉科的眼耳鼻喉科期刊，如《中国眼耳鼻喉科杂志》（1996年）。

中华医学会从20世纪90年代开始收编一些眼科期刊，并冠以"中华"标志。最早是将《眼底病》收编至《中华眼底病杂志》（1993年）。最集中的收编发生于2010年，将《眼科研究》、《眼视光学杂志》和《眼外伤职业眼病杂志》收编至《中华实验眼科杂志》、《中华眼视光学与视觉科学杂志》和《中华眼外伤职业眼病杂志》，组成了5家中华系列的眼科期刊。

进入21世纪，国内眼科期刊开始走向世界。最早被美国《科学引文索引》（SCI）收录的是中华医学会西安分会主办的 *International Journal of Ophthalmology*（《国际眼科杂志》英文版），该杂志2008年创刊，2010年被SCI收录，影响因子从略低于1.000逐渐攀升至1.779。第二本是温州医科大学主办的 *Eye and Vision*，总编为瞿佳，该杂志2014年创刊，在被SCI收录后影响因子很快达到3.257，在国际眼科期刊中成为位居前1/3的较高端刊物（位于Q2区）。

最近又有浙江大学医学院附属第二医院眼科中心主办的 *Advances in Ophthalmology Practice and Research*，该期刊于2021年创刊，由姚克与R. Abbott（美国）任主编。

从20世纪末到21世纪初，随着电子计算机和网络技术的普及与发展，我国眼科期刊均改为在线投稿和审稿。此外，我国逐步建立了各种评估医学期刊的定量指标及期刊评价体系，使眼科期刊的分级和评价进一步规范化。

第三节 现代眼科期刊简介

一、《中华医学杂志 眼科专号》

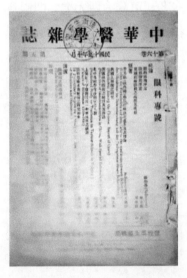

图6-1 《中华医学杂志》1930年第十六卷第五期眼科专号
（山东眼科博物馆藏）

1. 历史沿革 1949年以前国内只有少许地方性眼科刊物，且只在局部地区发行，如哈尔滨出版的《启明眼科杂志》。当时的眼科论文多在《中华医学杂志》零星刊出。在毕华德、周诚浒、陈耀真等的努力下争取到了不定期在《中华医学杂志》上出版眼科专号。

目前1930～1948年《中华医学杂志》中文版与英文版仅保留300余册，其中中文版眼科专号9期（图6-1），英文版眼科专号3期。

2. 内容 包括论著、病例报告、国外眼科文摘、评论、中华眼科学会成立与改选消息等。论著中包括各种常见眼病和致盲性眼病的调查报告，主要是感染性眼病（如沙眼、淋菌性结膜炎、梅毒性眼病等）和营养缺乏性眼病（如维生素A缺乏性角膜软化症）。病例报告以各种罕见病为主。抗日战争前以上海、北平等地的作者为主。抗日战争开始后部分医学院校和医院的眼科医师内迁，除上海、北平外，也有较多作者来自成都等地。在这12期眼科专号中共有文章近百篇，是了解1930～1948年我国眼科情况的重要信息来源。

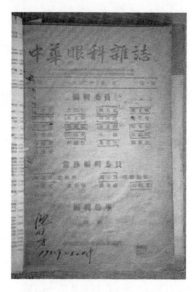

图6-2 《中华眼科杂志》创刊号
（山东眼科博物馆藏）

二、《中华眼科杂志》

1. 历史沿革 1950年创刊（创刊号见图6-2），其间中断2次，1978年复刊。

2. 创刊日期 1950年。

3. 历届总编辑及副总编辑 见表6-1。

表6-1 《中华眼科杂志》历届总编辑及副总编辑

届数	总编辑	副总编辑
第1届	毕华德	罗宗贤
第2届	毕华德	罗宗贤、张晓楼
第3届	毕华德	罗宗贤、刘家琦、张晓楼、唐亮臣、周诚浒、高文瀚、陈耀真、郭秉宽
第4届	毕华德	罗宗贤、刘家琦、张晓楼、唐亮臣、周诚浒、高文瀚、陈耀真、郭秉宽
第5届	张晓楼	毛文书、刘家琦、周诚浒、胡铮、郭秉宽
第6届	张晓楼	毛文书、刘家琦、胡铮、郭秉宽
第7届	胡铮	李凤鸣、杨钧、嵇训传
第8届	李美玉	张士元、李子良、嵇训传、吴乐正
第9届	李美玉	张士元、李子良、嵇训传、吴乐正
第10届	李美玉	张士元、李子良、李绍珍
第11届	赵家良	李子良、褚仁远、谢立信、葛坚
第12届	赵家良	何守志、赵红梅、葛坚、赵堪兴、褚仁远、谢立信
第13届	赵堪兴	王宁利、孙兴怀、阴正勤、何守志、姚克、崔浩、惠延年、葛坚、谢立信、黎晓新
第14届	王宁利	葛坚、何守志、黎晓新、刘祖国、史伟云、孙兴怀、汤欣、魏文斌、姚克、阴正勤
第15届	姚克	葛坚、刘祖国、史伟云、孙兴怀、魏文斌、许迅、杨培增

4. 主办单位　中华医学会。

5. 刊期　1950～1951年为季刊；1952～1959年、1965年及1981～2001年为双月刊，2002年至今为月刊。

6. 内容　包括眼科临床与实验研究，有专家述评、论著、技术交流、图像精粹、专家讲坛等栏目。

7. 可引用及检索工具　所载论文目前已被国内外多个重要数据库收录，如美国《医学索引》（IM/MEDLINE）、《化学文摘》（CA）、《荷兰医学文摘》（EMBASE）等数据库。目前中国科学技术信息研究所（简称中信所）、中国科学院文献情报中心、北京图书馆、中国医学科学院信息研究所等均将该刊列为核心期刊。Medline及PubMed亦有收录。

8. 影响因子等指标　位于Q1区，影响因子1.509（该数据来源于清华同方《中国学术期刊影响因子年报》，2021年）。中信所：影响因子0.954，综合评分71.5（2020年）。曾先后获国家科学技术委员会（简称国家科委）全国优秀科技期刊三等奖，中国科学技术协会（简称中国科协）全国优秀学术期刊二等奖及"百种中国杰出学术期刊"称号。2006～2011年连续6年获"中国科协精品科技期刊工程示范项目"称号。

9. 出版物编号　国内统一连续出版物号：CN 11-2142/R；国际标准连续出版物号：ISSN 0412-4081。

三、《国际眼科纵览》

1. 历史沿革　前身为1964年1月13日北京市眼科研究所、中国国外科学技术文献编译委员会、中国医学科学院科学情报研究室主办的《医学文摘 第十分册 眼科学》，后改名为《国外医学眼科学分册》（卫生部主管，中华医学会与北京市眼科研究所共同主办）。1966～1976年停刊，1977年复刊，更名为《国外医学参考资料眼科学分册》。从1979年第3期开始，改名为《国外医学眼科学分册》。1981年开始，经中国科技情报编译出版委员会批准，转为北京市眼科研究所出版，主管单位为卫生部（现为国家卫生健康委员会）。2003年调整为中华医学会主办，北京市眼科研究所为第二主办单位。2006年更名为《国际眼科纵览》。

2. 创刊日期　1964年。

3. 历届总编辑及副总编辑　见表6-2。

表6-2 《国际眼科纵览》历届总编辑及副总编辑

届数	总编辑	副总编辑
第1届	张晓楼	一
第2届	张士元	经宝隆
第3届	张士元	经宝隆、张帼蓉
第4届	徐亮	经宝隆、张帼蓉
第5届	徐亮	一
第6届	徐亮	一
第7届	王宁利	范先群、胡爱莲、孙兴怀、王雨生、魏文斌、杨培增

注："一"表示无。

4. 主办单位 中华医学会、北京市眼科研究所。

5. 刊期 双月刊。

6. 内容 主要栏目有综述、学术简讯、述评、会议纪要、消息等，以中级和高级眼科临床、教学与科研工作者为主要读者对象。

7. 可引用及检索工具 北京大学《中文核心期刊要目总览》来源期刊（1992年第一版），被中国知网、万方数据知识服务平台、维普资讯网等数据库收录。

8. 影响因子等指标 位于Q4区，影响力指数94.12，影响因子0.246（以上数据来源于清华同方，2020年）。

9. 出版物编号 国内统一连续出版物号：CN 11-5500/R，国际标准连续出版物号：ISSN 1673-5803。

四、《中华眼外伤职业眼病杂志》

1. 历史沿革 原刊名为《眼外伤职业眼病杂志》，2011年1月更名为《中华眼外伤职业眼病杂志》。

2. 创刊日期 1979年。

3. 历届总编辑及副总编辑 见表6-3。

表6-3 《中华眼外伤职业眼病杂志》历届总编辑及副总编辑

届数	总编辑	副总编辑
第1届	张效房（眼外伤）、袁佳琴（职业性眼病）	杨敬文、冯葆华
第2届	张效房（眼外伤）、杨敬文（职业性眼病）	冯葆华、楼苏生
第3届	张效房（眼外伤）、杨敬文（职业性眼病）	冯葆华、楼苏生
第4届	张效房	楼苏生、刘雪公、魏念凤、杨景存
第5届	张效房	楼苏生、刘雪公、魏念凤、杨景存
第6届	张效房	楼苏生、刘雪公、魏念凤、杨景存
第7届	张效房	楼苏生、杨景存、魏念凤、张金嵩
第8届	张效房	楼苏生、杨景存、魏念凤、张金嵩
第9届	张效房	马志中、王明进、朱秀安、张金嵩、吕勇、沈念慈、曹永葆、楼苏生
第10届	张效房	马志中、王明进、朱秀安、张金嵩、吕勇、沈念慈、曹永葆、楼苏生
第11届	张金嵩	曹永葆、雷方、吕勇、马志中、杨培增
第12届	吕勇	郭海科、孙兴怀、王雨生、颜华、杨培增、张凤妍

4. 主办单位　中华医学会。

5. 刊期　1979～1981年为半年刊，1982～1996年改为季刊，1997～2002年改为双月刊，2003年至今为月刊。

6. 内容　论著（实验研究、临床研究、调查研究）、临床报道、经验介绍、病例报告、护理技术、综述等。

7. 可引用及检索工具　北京大学《中文核心期刊要目总览》来源期刊（1992年第一版、1996年第二版、2000年版、2004年版），中国科技论文统计源期刊，被中国知网、万方数据知识服务平台、维普资讯网等数据库收录。

8. 影响因子等指标　中国高质量科技期刊分级眼科学：T3级（中华医学会）。位于Q4区，影响因子0.393（以上数据来源于清华同方，2020年）

9. 出版物编号　国内统一连续出版物号：CN 11-6022/R；国际标准连续出版物号：ISSN 2095-1477。

五、《眼科新进展》

1. 创刊日期　1980年。

2. 历届总编辑及副总编辑　见表6-4。

表6-4　《眼科新进展》历届总编辑及副总编辑

任职年份	总编辑	副总编辑
1980～2007年	余戎	胡诞宁、李子良
2008～2009年	杨尊之	何守志、余腾、陈家祺、赵家良、徐锦堂、惠延年、葛坚、谢立信、褚仁远、黎晓新
2010～2011年	杨尊之	王雨生、何守志、余涵、陈家祺、赵家良、惠延年、葛坚、谢立信、褚仁远、黎晓新
2012～2016年	杨尊之	刘雪立（常务副主编）、王雨生、何守志、余涵、陈家祺、惠延年、葛坚、谢立信、褚仁远、黎晓新
2017～2018年	杨尊之	刘雪立（常务副主编）、王雨生、何守志、余涵、陈家祺、惠延年、葛坚、谢立信、褚仁远、黎晓新
2019～2020年	余涵	刘雪立（常务副主编）、王雨生、何守志、余涵、陈家祺、惠延年、葛坚、谢立信、褚仁远、黎晓新
2020至今	余涵	葛坚、惠延年、黎晓新、瞿佳、王雨生、许迅、杨培增、赵堪兴、颜华、万光明

3. 主办单位　新乡医学院。

4. 刊期　1980～1998年为季刊，1999～2005年为双月刊，2006年至今为月刊。

5. 内容　包括述评、实验研究、应用研究、文献综述等。

6. 可引用及检索工具　被科技部"万方数据系统科技期刊群"、清华同方、维普资讯网、CA数据库、日本科学技术振兴机构（JST）数据库、荷兰Scopus数据库、北京大学《中文核心期刊要目总览》、中国科技核心期刊目录等收录。

7. 影响因子等指标　位于Q1区，影响因子1.072（以上数据来源于清华同方，2021年）。中信所：影响因子0.902，综合评分65.3（2020）。

8. 出版物编号　国内统一连续出版物号：CN 41-1105/R；国际标准连续出版物号：ISSN 1003-5141。

六、《中华实验眼科杂志》

1. 历史沿革　1980年6月《角膜病杂志》创刊，为季刊，国内外发行。1983年更名为《眼科研究》，成为我国当时唯一定位于眼科基础应用研究的科技期刊。2010年改名为《中华实验眼科杂志》。

2. 创刊日期　1980年。

3. 历届总编辑及副总编辑　见表6-5。

表6-5　《中华实验眼科杂志》历届总编辑及副总编辑

届数	总编辑	副总编辑
第1届	马镇西	—
第2届	郭希让	—
第3届	郭希让	—
第4届	郭希让	徐锦堂、何世坤
第5届	郭希让	陈祖基、徐锦堂、何世坤、赵东卿
第6届	王丽娅	陈祖基、黎晓新、何世坤、赵东卿
第7届	王丽娅	葛坚、黎晓新、孙兴怀、王宁利、姚克、赵堪兴
第8届	王丽娅	葛坚、郭海科、黎晓新、瞿佳、孙兴怀、王宁利、杨培增、姚克、阴正勤
第9届	王丽娅	黎晓新、刘奕志、刘祖国、瞿佳、宋宗明、孙兴怀、王宁利、许迅、杨培增、姚克

4. 主办单位　《眼科研究》主办单位为河南省眼科研究所。《中华实验眼科杂志》主办单位为中华医学会，承办单位为河南省立眼科医院。

5. 刊期　1983～1999年为季刊，2000～2006年改为双月刊，2007～2010年改为月刊。

6. 内容　期刊栏目包括专家述评、实验研究、临床研究、调查研究、标准与规范、争鸣、综述、短篇论著、病例报告、技术方法、调查报告等，内容涉及眼科学的基础理论及临床研究。

7. 可引用及检索工具　被世界卫生组织西太平洋地区医学索引（WPRIM）、CA数据库、Scopus数据库、EMBASE、JST数据库、美国《乌利希期刊指南》、中国科学引文数据库（CSCD）、万方数据库、中国知网（CNKI）、中华医学期刊全文数据库、中文生物医学期刊文献数据库（CMCC）、中国生物医学文献数据库（CBMdisc）、维普中文科技期刊数据库、中国期刊全文数据库（CJFD）等收录。

8. 影响因子等指标　位于Q1区，影响因子1.103（该数据来源于清华同方《中国学术期刊影响因子年报》，2021年）。中信所：影响因子0.775，综合评分49.9（2020年）。

9. 出版物编号　国内统一连续出版物号：CN 11-5989/R；国际标准连续出版物号：ISSN 2095-0160。

七、《眼科学报》

1. 历史沿革　创刊于1985年，当时由中山大学中山眼科中心主办。学报刊登中、英文稿件，为季刊。1989年起为中、英文版各两期/年。学报与重大国际会议，如我国首届国际眼科会议（1985年）、黄斑病国际会议（1986年）、粤港澳临床眼科学术会议（1986年起）等合作。被EMBASE等数据库收录，并与五大洲11国30种国外医学期刊保持长期交换。2016年承自《眼科学报》英文版，创办姐妹刊 *Annals of Eye Science*。

2. 创刊日期　1985年。

3. 历届总编辑及副总编辑　见表6-6。

表6-6　《眼科学报》历届总编辑及副总编辑

届数	总编辑	副总编辑
第1届	陈耀真（名誉主编）、毛文书	—
第2届	吴乐正	李绍珍、周文炳
第3届	李绍珍	周文炳、陈家祺、葛坚
第4届	葛坚	胡世兴、杨培增、唐仕波、王宁利
第5届	葛坚	何明光、康南（Nathan Congdon）、刘奕志、唐仕波、余敏斌、张清炯
第6届	葛坚、刘奕志	何明光、康南、唐仕波、余敏斌、张清炯
第7届	葛坚、刘奕志、林浩添	何明光、康南、唐仕波、余敏斌、张清炯

4. 主办单位　中山大学主办，中山大学中山眼科中心承办。

5. 刊期　1985年至2021年5月为季刊，2021年6月起改为月刊。

6. 内容　有论著（包括临床论著和基础研究）、述评、综述、病例报告、会议报道、医学信息等栏目。

7. 可引用及检索工具　被CA数据库、美国Ocular Resources Review数据库、EMBASE，以及CJFD、中国核心期刊（遴选）数据库（万方）、维普中文科技期刊数据库等国内外重要数据库收录。

8. 影响因子等指标　位于Q4区，影响因子0.152（以上数据来源于清华同方，2020年）。

9. 出版物编号　国内统一连续出版物号：CN 44-1119；国际标准连续出版物号：ISSN 1000-4432。

八、《中华眼底病杂志》

1. 历史沿革　《眼底病》创刊于1985年，1993年改名为《中华眼底病杂志》。

2. 创刊日期　1985年。

3. 历届总编辑及副总编辑　见表6-7。

表6-7 《中华眼底病杂志》历届总编辑及副总编辑

届数	总编辑	副总编辑
第1届	罗成仁	张承芬、廖菊生、严密
第2届	罗成仁	张承芬、廖菊生、严密
第3届	罗成仁	张承芬、廖菊生、严密
第4届	严密	张承芬、廖菊生、王文吉、惠延年、曹安民
第5届	严密	张军军、黎晓新、惠延年、王文吉、曹安民
第6届	严密	张军军、黎晓新、惠延年、曹安民
第7届	黎晓新	张军军、惠延年、唐仕波、许迅、张卯年、张康、徐格致
第8届	黎晓新	张军军、唐仕波、许迅、张卯年、张康、徐格致、王雨生、魏文斌、赵明威
第9届	许迅	张明、唐仕波、徐格致、王雨生、魏文斌、赵明威、陈有信、吕林、孙晓东、陆方

4. 主办单位　中华医学会主办，委托四川大学华西医院承办。

5. 刊期　1998～2002年为季刊，2003～2019年改为双月刊，2020年至今为月刊。

6. 内容　专家述评、论著、短篇论著、病例报告、图片报道、文献综述等。

7. 可引用及检索工具　被CA数据库、俄罗斯《文摘杂志》（AJ，VINITI）数据库、CBMdisc、中国科学引文数据库（CSCD）等收录。

8. 影响因子等指标　位于Q2区，影响因子0.8（以上数据来源于清华同方，2020年）。中信所：影响因子0.668，综合评分45.4（2020）。

9. 出版物编号　国内统一连续出版物号：CN 51-1434/R；国际标准连续出版物号：ISSN 1005-1015。

九、《中国中医眼科杂志》

1. 历史沿革　1991年由唐由之教授创办。

2. 创刊日期　1991年。

3. 历届总编辑及副总编辑　见表6-8。

表6-8 《中国中医眼科杂志》历届总编辑及副总编辑

届数	总编辑	副总编辑
第1届	唐由之	杨钧、蔡松年、高健生
第2届	唐由之	杨钧、蔡松年、高健生
第3届	唐由之	杨钧、高健生

届数	总编辑	副总编辑
第4届	庄曾渊	杨钧、高健生、韦企平、吴烈
第5届	亢泽峰	韦企平、吴烈、吴星伟、毕宏生、金明、巢国俊、彭清华
第6届	亢泽峰	韦企平、吴烈、吴星伟、毕宏生、金明、巢国俊、彭清华、张铭连

4. 主办单位 中国中医科学院。

5. 刊期 1992～2016年为季刊，2017～2019年改为双月刊，2020年至今为月刊。

6. 内容 以中医和中西医结合眼科临床为主，有专家论坛、临床研究、实验研究、药物与临床、临床经验、传承与发扬、个案报告、学术讨论、系统评价、医史文献、护理天地、思路与方法、书刊评介、会议报道等栏目。

7. 可引用及检索工具 被中国科技核心期刊目录、中国科技论文统计源期刊目录、全国中医药优秀期刊目录、《中国学术期刊综合评价数据库》统计源期刊目录、中国期刊全文数据库收录。

8. 影响因子等指标 位于Q3区，影响因子1.353（以上数据来源于清华同方，2021年）。曾获国家中医药管理局第二届、第三届（2000年，2007年）全国中医药优秀期刊奖。

9. 出版物编号 国内统一连续出版物号：CN 11-2849/R；国外标准连续出版物号：ISSN 1002-4379。

十、《中国斜视与小儿眼科杂志》

1. 创刊日期 1993年。

2. 历届总编辑及副总编辑 见表6-9。

表6-9 《中国斜视与小儿眼科杂志》历届总编辑及副总编辑

届数	总编辑	副总编辑
第1届	郭静秋	张方华、孟祥成、汪芳润、陈瑞英
第2届	郭静秋	张方华、孟祥成、汪芳润、甘晓玲
第3届	郭静秋	张方华、汪芳润、甘晓玲
第4届	任华明	张方华、汪芳润、甘晓玲
第5届	李巧娴	甘晓玲、付晶、陶黎明、金姬、杨素红
第6届	李巧娴	付晶、陶黎明、金姬、杨素红

3. 主办单位 北京大学。

4. 刊期 季刊。

5. 内容 包括临床研究、经验介绍、调查研究（流行病学）、短篇报道、文献综述、专家论坛等栏目。

6. 可引用及检索工具 1996年编入《中国学术期刊（光盘版）》，1999年收录于中国科技论文统计源期刊，成为有纸载体、光盘版和网络三种形式的专业期刊。

7. 影响因子等指标 位于Q4区，影响因子0.449（以上数据来源于清华同方，2020年）。

8. 出版物编号 国内统一连续出版物号：CN 11-3256/R；国际标准连续出版物号：ISSN 1005-328X。

十一、《中华眼视光学与视觉科学杂志》

1. 历史沿革 前身为《眼视光学杂志》，创办于1999年，主办单位为温州医科大学和卫生部视光学研究中心，主编为瞿佳。2010年起收入中华医学会系列杂志，并更名为《中华眼视光学与视觉科学杂志》。

2. 创刊日期 1999年。

3. 历届总编辑及副总编辑 见表6-10。

表6-10 《中华眼视光学与视觉科学杂志》历届总编辑及副总编辑

届数	总编辑	副总编辑
第1届	瞿佳	范先群、刘祖国、吕帆、孙兴怀、王宁利、许迅、杨培增、阴正勤
第2届	瞿佳	—

4. 主办单位 中华医学会。

5. 刊期 1999～2011年为双月刊，2012年起改为月刊。

6. 内容 主要栏目有专家述评、专题论著、论著、临床研究、病例报告、文献综述等。

7. 可引用及检索工具 被CA数据库、JST数据库（2018年）、波兰《哥白尼索引》、英国《科学文摘》数据库、CSCD来源期刊（2019～2020年度）（含扩展版）收录。

8. 影响因子等指标 位于Q2区，影响因子0.934（以上数据来源于清华同方，2021年）。中信所：影响因子0.448，综合评分24.8（2020年）。曾获中国高校优秀期刊奖。

9. 出版物编号　国内统一连续出版物号：CN 11-5909/R；国际标准连续出版物号：ISSN 1674-845X。

十二、《国际眼科杂志》

1. 历史沿革　2000年《美国中华眼科杂志》创刊，2001年更名为《美中国际眼科杂志》（季刊），2003年更名为《国际眼科杂志》。2012年1月《国际眼科杂志》中文版英文刊名由原来的 *International Journal of Ophthalmology* 更改为 *International Eye Science*（IES），英文版专用刊名为 *International Journal of Ophthalmology*（IJO）。

2. 创刊日期　2000年。

3. 历届总编辑及副总编辑　见表6-11。

表6-11　《国际眼科杂志》历届总编辑及副总编辑

届数	总编辑	副总编辑
第1届	胡秀文、W. E. Smiddy	高丹宇、马志中、孙旭光、陈伟能（中国香港）
第2届	胡秀文、W. E. Smiddy	高丹宇、马志中、孙旭光、胡世兴、朱秀萍、王雨生
第3届	胡秀文、惠延年、R. D. Yee	高丹宇、王雨生、L. Y. Cheng、黎晓新、王宁利、胡世兴、孙旭光
第4届	胡秀文、惠延年、G. C. Y. Chiou	黎晓新、王宁利、L. Y. Cheng、王雨生、高丹宇、张劲松、徐国兴
第5、6届	胡秀文、惠延年、G. C. Y. Chiou	王宁利、姚克、刘奕志、王雨生、高丹宇、张劲松、徐国兴
第7届	胡秀文、惠延年、P. Wiedemann	王宁利、姚克、孙兴怀、刘奕志、王雨生、高丹宇、张劲松、徐国兴

4. 主办单位　中华医学会西安分会。

5. 刊期　2000～2003年为季刊，2004～2007年改为双月刊，2008年起改为月刊。

6. 内容　有中英文论著、实验论著、临床论著、专题讲座、Meta分析、文献综述、调查研究、教学研究、临床研究、临床报告、短篇报道、中医及中西医结合、防盲治盲及继续教育等栏目。

7. 可引用及检索工具　被中国知网、万方数据库、中国科技论文与引文数据库（CSTPCD）等，以及Scopus、EMBASE、瑞典开放存取期刊目录（DOAJ）、《化学索引》（IC）、CA和WPRIM等收录。

8. **影响因子等指标** 位于Q1区，影响力指数811.5，影响因子1.09（以上数据来源于清华同方，2021年）。中信所：影响因子0.753，综合评分52.4（2020年）。

9. **出版物编号** 国内统一连续出版物号：CN 1672-5123，国际标准连续出版物号：ISSN 61-1419/R。

十三、*International Journal of Ophthalmology*

1. **历史沿革** 参见本章"《国际眼科杂志》"相关内容。

2. **创刊日期** 2008年。

3. **历届总编辑及副总编辑** 见表6-12。

表6-12 *International Journal of Ophthalmology* 历届总编辑及副总编辑

届数	总编辑	副总编辑
第1届	胡秀文、惠延年、G. C. Y. Chiou	黎晓新、王宁利、王雨生、L. Y. Cheng、J. S. Schuman、W. E. Smiddy
第2届	胡秀文，惠延年，P. Wiedemann	王宁利、姚克、孙兴怀、刘奕志、王雨生、J. S. Shuman、W. E. Smiddy

4. **主办单位** 中华医学会西安分会。

5. **刊期** 2008～2010年为季刊，2011～2015年改为双月刊，2016年至今为月刊。

6. **内容** 有论著（基础研究、临床研究）、Meta分析、调查研究、文献综述、述评、短篇报告、读者来信等栏目。

7. **可引用及检索工具** 被SCI、PubMed、CA、Scopus、EMBASE、DOAJ、中国知网、万方数据等国内外重要数据库收录。

8. **影响因子等指标** 《期刊引证报告》（JCR）2020年影响因子为1.779，眼科杂志排名51/62；引用指数（Cite Score）2020年为2.5，眼科杂志排名48/116。

9. **出版物编号** 国际标准连续出版物号：纸质本为ISSN 2222-3959，电子本为ISSN 2227-4898。

十四、*Eye and Vision*

1. **创刊日期** 2014年（网络版）。2015年获批国内统一刊号，国内外公开发行。

2. **历届总编辑及副总编辑** 见表6-13。

表6-13　*Eye and Vision* 历届总编辑及副总编辑

届数	总编辑	副总编辑
第1届	瞿佳	Steven J. Fliesler，Jorge Alio，Chi-Pui Pang

3. 主办单位　温州医科大学。

4. 刊期　网络版在线连续出版，仅有卷数及文章编号，无刊期。

5. 内容　与眼及视觉研究有关的论著、综述、评论、案例报告、观点、短篇报告等内容。

6. 可引用及检索工具　被SCI及Scopus数据库收录，被美国国家医学图书馆生物技术信息中心开发的PubMed/PubMed Central全文收录，被瑞典隆德大学图书馆创建的开放获取期刊目录（DOAJ）全文收录，入选2021～2022年度中国科学引文数据库（CSCD）核心库。

7. 影响因子等指标　SCI引用指数：影响因子（2020年）3.257，5年影响因子5.106。

8. 出版物编号　国内统一连续出版物号：CN 33-1397/R；国际标准连续出版物号：网络版为ISSN 2326-0254，纸质版为ISSN 2326-0246。

十五、*Advances in Ophthalmology Practice and Research*

1. 创刊日期　2021年。

2. 历届总编辑及副总编辑　见表6-14。

表6-14　*Advances in Ophthalmology Practice and Research* 历届总编辑及副总编辑

届数	总编辑	副总编辑
第1届	姚克，Richard Abbott	Andrzej Grzybowski，Martine J. Jager，孙兴怀、王宁利，Peter Wiedemann，谢立信

3. 主办单位　浙江大学医学院附属第二医院眼科中心。

4. 刊期　月刊。

5. 内容　与眼科相关的新型诊断方法、治疗及用药的临床研究，眼病病例报告，眼科与相关学科的交叉研究等。

附：另有《青少年视力保护》《中国实用眼科杂志》2个期刊，先后于1986年和2019年停刊，未在本章叙述。

我国眼科期刊发展概况见表6-15。

表6-15 我国眼科期刊发展概况（1949～2021年）

期刊名称	原刊名	创刊时间（年）	主办单位	刊期
《中华眼科杂志》	—	1950	中华医学会	月刊
《国际眼科纵览》	《医学文摘第十分册·眼科学》《国外医学眼科学分册》	1964	中华医学会 北京市眼科研究所	双月刊
《中华眼外伤职业眼病杂志》	《眼外伤职业眼病杂志》	1979	中华医学会	月刊
《眼科新进展》	—	1980	新乡医学院	月刊
《中华实验眼科杂志》	《角膜病杂志》《眼科研究》	1980	中华医学会	月刊
《中国实用眼科杂志》	《实用眼科杂志》	1983	中华医学会	月刊
《眼科学报》	—	1985	中山大学	月刊
《中华眼底病杂志》	《眼底病》	1985	中华医学会	月刊
《山东大学耳鼻喉眼学报》	《耳鼻喉学报》《山东大学基础医学院学报》	1987	山东大学	双月刊
《美国医学会眼科杂志中文版》	—	1988	中华医学会	2007年停刊
《中国中医眼科杂志》	—	1991	中国中医科学院	月刊
《眼科》	—	1992	北京市眼科研究所、北京同仁医院、中日友好医院	双月刊
《临床眼科杂志》	—	1993	安徽医科大学 安徽眼科研究所	双月刊
《中国斜视与小儿眼科杂志》	—	1993	北京大学	季刊
《中华眼视光学与视觉科学杂志》	《眼视光学杂志》	1999	中华医学会	月刊
《国际眼科杂志》中文版	《美中国际眼科杂志》	2000	中华医学会西安分会	月刊
《中国眼耳鼻喉杂志》	—	2001	复旦大学眼耳鼻喉医院	双月刊
《实用防盲技术》	—	2006	安徽省立医院	季刊

续表

期刊名称	原刊名	创刊时间（年）	主办单位	刊期
《国际眼科杂志（英文版）》（International Journal of Ophthalmology）	—	2008	中华医学会西安分会	月刊
《中医眼耳鼻喉杂志》	—	2009	成都中医药大学	季刊
《中华眼科医学杂志》电子版	—	2011	中华医学会	双月刊
Eye and Vision	—	2014	温州医科大学	双月刊
Advances in Ophthalmology Practice and Research	—	2021	浙江大学医学院附属第二医院眼科中心	季刊

备注：①中国眼科专业学术期刊在1949年以前为0；20世纪50年代、60年代和70年代各创刊一种，80年代创刊7种，90年代创刊5种，2000～2021年共创刊8种。②本次统计排除了短期创刊及影响力微弱的少数期刊，如《青少年视力保护》及《世界核心医学期刊文摘眼科学分册》。③本表由胡秀文提供。

（胡诞宁 胡秀文 刘雪立 高 华）

参 考 文 献

河南省眼科研究所，2012. 光明路上——河南省眼科研究所50载风雨路程 [M]. 郑州：河南大学出版社，162-165.

胡诞宁，2020.《眼科新进展》的孕育、创建与发展 [J]. 眼科新进展，40（10）：902-904.

肖宏，2020.中国学术期刊影响因子年报（自然科学与工程技术）[R]. 北京：《中国学术期刊（光盘版）》电子杂志社有限公司.

张效房，2010. 张效房传 [M]. 张瑛，整理. 郑州：河南人民出版社.

赵红梅，2000. 回顾办刊50年，再谱世纪新篇章 [J]. 中华眼科杂志，36（3）：171-176.

作 者 简 介

胡诞宁　见主编简介。

胡秀文　教授，曾任中国人民解放军第四五一医院眼科主任医师，现任《国际眼科杂志》社长/总编辑，兼任亚非眼科学会亚洲办（AACO-AO）信息专员，曾兼任国家医学教育发展中心眼科专业学术委员会第一届副主任委员，陕西省眼科学会第七届、第八届常委，美国眼科学会国际会员。获国家发明专利6项、军队科技进步奖8项。发表论文60余篇。在国内首创利用瞳孔对光反射诱发调节反射防治近视理论及红光闪烁增视疗法。

刘雪立　二级教授、编审，硕士研究生导师，《眼科新进展》常务副主编。中国科技期刊编辑学会常务理事，河南省高校学报研究会副会长，河南省科技期刊学会副会长。发表论文180余篇，其中社会科学引文索引（SSCI）和中文社会科学引文索引（CSSCI）收录论文132篇，获河南省社会科学优秀成果奖二等奖、三等奖各1项。河南省教育奖章获得者。

高　华　见第四章作者简介。

第七章　我国眼屈光学和眼视光学史

我国眼屈光学发展历程大致可以分为2个阶段：传统眼屈光学阶段和眼视光学阶段。传统眼屈光学阶段时间较长，随着眼屈光手术在我国的开展和西方视光学概念的引入，我国开始从传统眼屈光学阶段进入眼视光学阶段。屈光手术由最初的直视下角膜环状切开术发展到现在的全自动激光精准角膜内皮镜、球内镜植入和巩膜屈光术。

第一节　传统眼屈光学阶段

眼屈光学是从光学的角度来研究眼的光学结构，正常和病理情况下的成像原理及屈光成像异常的发病机制、诊断和治疗。古希腊学者阿里斯托芬（Aristophanes）于公元前434年描述了凸透镜，希腊数学家欧几里得（Euclid）在公元前280年记述了"光沿直线传播"及"入射角和反射角相等"。我国古代学者认为，人通过光看到东西是神不可测的，故称为神光。后来先辈对光有了认识，《墨经》论述了光与影的关系，《考工论》、《淮南子》及《博物志》这三部古代科学技术文献中有凹透镜取火和凸透镜折光聚焦取火的记载，《梦溪笔谈》对光照与飞鸟影动的关系进行了详细的说明，指出鸟在空中飞行时，地面的直接影子是正的，但如果光照鸟后穿过窗上的小孔，所成的影子是倒的，同时还详细叙述了镜子的大小与曲度成像的关系。

（一）眼屈光学与眼镜

没有眼镜就没有眼屈光学的发展。眼镜起源众说不一，早在2700多年前伊拉克人的祖先和巴比伦人就使用水晶制作眼镜，国际上公认的是13世纪意大利人通过玻璃技术制造凸透镜并将之作为眼镜使用，而这被视为眼屈光学的萌芽。也有文章指出世界上最先使用眼镜的是中国人。意大利人马可·波罗于1270年到北京时，看到元朝官员戴凸透镜阅读文件，他回国后，告诉威尼斯的工匠设法仿制，因而传入欧洲。聂崇侯的《中国眼镜史考》认为第一副眼镜是在南宋时期发明的。根据徐善卿1989年出版的《中国眼镜史新探》中的资料记载，在扬州汉墓中发现了水晶放大镜，可将物体放大四五倍，从而把我国的眼镜史从南宋时期又上溯了1200年。我国眼镜技术的发源地是苏州，明朝崇祯初年（1628年）苏州有一位杰出的眼镜技师孙云球，他掌握了"对光"（现称验光）技术，可按照人的年龄和不同的视力研制出老花、近视、远视等品种及各种光度的镜片，并留下著作《镜史》。清朝嘉庆年间苏州又出现一位会制造眼镜的褚三山。随着欧洲自然科学的发展和文艺复兴的影响，人们对眼光学的认识有了很大提高，认识了眼的屈光和成像，证明了人眼是一个高倍凸透镜，外物与视网膜上的像呈倒像关系。16世纪后，眼屈光学在欧洲得到飞速发展，证明眼调节功能是由晶状体表面弯曲度的改变，提出检影法，诞生检眼镜和裂隙灯，奠定了眼屈光科的基础。德国蔡司（ZEISS）公司最先研制出了矫正近视的光学玻璃镜片，1937年美国Pittsburg玻璃公司用己丁烯树脂制作出了品质与性能良好的CR-39镜片，该镜片具有重量轻、强度高、不易破碎等优点，此后树脂镜片不断被完善，基本取代了玻璃镜片。1840年后，西方的配镜技术传入我国，首先是英国人约翰·高德（Goddard）在上海开设高德洋行，废除沿用已久的对光牌验光配镜，采用了主客观相结合的验光技术。1911年曾经在高德洋行工作的中国人筹资开设了首家民族品牌眼镜店精益眼镜公司，打破了外国人独占中国市场的局面，由于精益眼镜公司制作的眼镜售价低于高德洋行，很快在全国占领了市场，孙中山先生前往配镜并为其题词"精益求精"。1935年上海开设茂昌眼镜公司和吴良才眼镜公司等大型专业眼镜公司，1937年北京开设慎昌钟表眼镜行和大明眼镜公司。由于设备和技术门槛，1949年之前开设的眼镜生产企业寥寥无几，直到19世纪末，江苏创建耀徐玻璃厂，我国生产的玻璃镜片数量随之增多，出现一定规模的眼镜生产企业，如上海眼镜一厂、北京眼镜厂和苏州眼镜厂等。目前我国已形成丹阳、温州、深圳和厦门眼镜生产基地，供应全球60%以上眼镜片和眼镜架，是名副其实的世界眼镜工厂。

（二）眼屈光学与角膜接触镜

角膜接触镜对眼屈光学的发展产生了积极的推进作用。1946年上海吴良材眼镜店最早引进国外生产的接触镜；1962年上海眼镜二厂与上海医学院联合研制生产了我国最早的聚甲基丙烯酸甲酯（PMMA）硬性和软性接触镜；1986年第一家中外合资接触镜企业上海海昌公司成立；1987年博士伦、卫康、视康等公司陆续进入中国市场，并且协助高等学校启动我国视光学教育，目前我国已能独立研发和生产各类角膜接触镜。

（三）眼屈光学起步

眼屈光学的发展与眼科发展密切相关。1914年我国出版了第一本眼屈光学方面的中文译本，原著是美国费城眼科医生 Thorington 的 *Refraction and How to Refract*，由在北京协和医学院工作和精通汉语的美国传教士医生 Ingram 翻译而成。

（四）眼屈光学先行者

北京协和医学院毕华德教授是我国眼屈光学的奠基人和推动者。毕华德1918年毕业于北京协和医学院，1924年赴维也纳大学留学并获眼科学博士学位，回国后在北京协和医院任眼科副教授，1946年起任北平医学院第一医院眼科主任。他于1928年发表《中国眼镜史》，考证和总结了我国眼镜事业的发展史。1934年毕华德翻译 Thorington 的《屈光学》，1955年编译出版的《眼科屈光学及其测定方法》最新版，为我国眼屈光学工作者提供了又一本理论结合实际的完整教材。他认为"一部眼科学，半部屈光学"，国外也有类似比喻，这表明屈光不正是最常见的眼部问题，是眼科门诊中最主要的问题。1936年刘以祥所著《近世眼科学》对眼屈光及调节进行了较系统叙述，但由于该书中很多眼科中文术语与之前毕华德翻译的不一致，故该书使用频率较低。山东医学院孙桂毓所著《眼的屈光学概论》是1949年左右出版的眼屈光学专著。浙江医学院吴燮灿于1950年出版的《眼科临床检查法》是最早的眼屈光学检查工具书，并在眼调节机制和眼镜光学方面进行了广泛且深入的研究。上海市第六人民医院孙济中于1950年初设计了用小数记录、以"E"为视标的"国际标准视力表"，用于检查远视力。第二军医大学徐广第于1955年设计了与上述远视力表相对应的"标准近视力表"，并提出用远视力和近视力互相配合初步诊断眼屈光不正，他还通过双眼分视2个近目标（双眼合像）模拟看远，用于诊疗假性近视和预防真性近视。20世纪60年代温州医学院缪天荣设计了视标增率均匀并可用于统计的"标准对数视力表"，该表中的5项标准成为我国视力表设计的国家标准，他还对各种模型眼和眼用光学仪器的研制进行了深入研究。还有不少眼屈光学专家在各自的研究领域对眼屈光学做出了贡献。胡诞宁认为，中国人的高度近视为单基因遗传，中低度近视为多基因遗传，遗传和环境对眼屈光的影响各占约50%。哈尔滨医科大学徐宝萃对眼屈光学的客观检查和立体视觉有研究。上海交通大学王永龄推广带状光检影法。海军总医院颜少明设计了立体视觉检查和双眼影像不等检查图。河南医学院杨沛霖设计了动态模型眼。第二军医大学计尚年在检影工作中发现了S图像，并出版《检影研究及其应用》。

（五）眼屈光学术组织和学术交流

我国眼屈光学是在眼科学术机构的推动下不断发展的。1982年中华医学会眼科学会正式成立眼屈光学组，这是我国眼屈光学领域开展学术交流的专业组织，由钟润先、吴燮灿任组长，徐广第、徐宝萃、王永龄、缪天荣、胡诞宁、冯葆华、关征实、计尚年、葛熙元、黄玲雄等任副组长。该学组成立后于1983年在杭州举办第一届全国屈光学习班，学习班上提出对近视防控必须采取普查和筛查等科学手段，认为我国屈光手术技术尚未成熟，建议眼科医师慎重对待。1985年制订的《真、假性近视的定义与分类标准》（草案），指导学生近视发生率计算和近视眼的防治工作。1985年在广州举行全国第一届眼屈光学术交流会议。1986年该学组与香港视光学会在深圳联合举办第一届眼屈光新技术专题讨论会。《中华眼科杂志》自1983年开始单独出版由眼屈光学组编写的《眼屈光专刊》，刊登了很多近视研究与防治相关论著，但该专刊几年后停刊。吴燮灿1996年抱病完成专著《实用眼镜光学》。

第二节　眼视光学阶段

随着人类对眼和光学的充分认识，16世纪后出现了眼屈光学，因为其知识体系除医学和生理外，还涉及光学、工程和视觉科学等领域，以欧美为代表的大部分国家没有把它纳入眼科学（ophthalmology），而直接将之单独成科，称为视光学（optometry）。最初的视光学定义为"研究光与视力的科学"，矫正视力离不开眼镜，初期视光学的兴起和发展与眼镜息息相关。一直以来，眼科医师和视光从业人员在工作范围上存在交叉，有合作，也有纷争，从学科发展的角度来看，眼科医师还是起到关键作用。美国第一所视光学院的创始人August Klein，就是一位眼科医师，很多早期的眼屈光学相关专著也是由眼科医师编写的，说明视光学的发展起源于眼科学。20世纪50年代后，欧美和苏联等各国报道在角膜上完成屈光手术，1995年美国食品药品监督管理局（FDA）批准准分子激光治疗低、中、高度近视眼，1998后以角膜专科医生为主的准分子激光角膜屈光手术在我国广泛开展，对我国传统眼屈光学的发展产生了很大的影响，我国眼科医师参考西方视光学模式，结合我国实际情况，将眼屈光向眼视光转型。

（一）眼视光学的发展

1997年，温州医学院瞿佳领队，组织广州中山医科大学中山眼科中心葛坚、上海医科大学眼耳鼻喉科医院褚仁远、天津医科大学眼科医院赵堪兴和成都华西医科大学严密等，在国际眼镜公司博士伦、强生和视康的支持下，与美国部分著名视光学院讨论中美眼视光学人才资源发展计划（China Optometry Resource Development Project，CORD），美方的视光学院包括新英格兰视光学院、加州大学伯克利分校视光学院和休斯敦大学视光学院。CORD由温州医学院瞿佳任中方主席，新英格兰视光学院的教务长David Heath任美方主席，目标是培养中国视光学高等教育人才，促进中美之间视光学教育和学术的交流与合作，推进全球视光学发展的进程。CORD的主要内容是我国各医科大学定期选派优秀的青年教师前往美国的视光学院进修视光学课程、编辑视光学教材，美国各视光学院教授赴中国进行视光学教育、交流等，同时在各医科大学之间形成资源共享的合作格局，争取在中国主要的几所医学院建立5～6个比较完善的眼视光学教育系统，并以此为契机，促进中国眼视光学学科的发展，提高眼视光学卫生保健水平。该计划的实施对我国眼视光学的发展及国际地位的提升发挥了重要作用。随后，1998年温州医学院建立我国首家眼视光医院，开始以眼视光业务为主，后期发展为眼科综合医院。2010年温州医科大学在原校办《眼视光学杂志》基础上获中华医学会系列杂志批准，发行《中华眼视光学与视觉科学杂志》，瞿佳任主编，内容以眼视光学为特色，全面反映我国眼科学、视光学、视觉科学的最新进展，促进我国眼视光学与视觉科学学术交流和发展，杂志初期为双月刊，2012年改为月刊。2017年温州医科大学成立我国首个眼视光学和视觉科学国家重点实验室，学术委员会主任是复旦大学杨雄里院士。

（二）眼视光学的教育

我国眼视光教育是从眼镜技术开始的，广州是我国最早开设眼镜技术中等专科教育的城市。广州市百货公司的5家眼镜店因人才短缺与广州市第一商业中专学校合作于1976年开设全国第一个眼镜班。1980年受中国商业部委托，建立了全国验光配镜专业技术培训中心，为全国各省市培训了大批眼镜行业的技术人员，1995年经广州市劳动和社会保障局批准，建立了广州市眼镜专业技能鉴定所，可对初级、中级、高级、技师等技术等级进行技能鉴定。

温州医科大学（原温州医学院）对我国眼视光学的发展起到积极和重要的作用。1975年，时任温州医学院眼科主任的缪天荣在我国首次提出了"眼科光学"的概念，1978年建立我国首个眼科光学研究室，围绕眼的光学特性、眼科检测器械研发、儿童屈光等问题开展系列研究，招收眼科光学研究生，推动了我国眼视光学发展。1988年温州医学院建立眼视光学系，培养三年制视光学专业学生，加快了我国眼视光学专科教育。

1993年温州医学院首次从五年制临床医疗系分流部分学生学习眼视光学，这部分学生与普通医学院学生的差别是需要额外学习眼视光学专业课，毕业生主要从事眼视光临床和教学工作，部分学生在企业从事眼视光培训，学生就业情况非常乐观。1997年卫生部重点院校中山医科大学成立眼视光学系，也从五年制临床医疗系分流部分学生学习眼视光学，后来也曾从药学和公卫等非临床医疗专业分流学生进行学习。2012年教育部增设眼视光医学专业（代码100204TK），学制五年，温州医学院成为国内首家招收五年制眼视光医学专业学生的学校，该专业毕业生可获得医学学士学位，参加国家执业医师考试，通过者可取得临床执业医师资格，成为临床执业医师。2015年教育部批准南京医科大学、天津医科大学、山东中医药大学、福建医科大学招收五年制眼视光医学专业本科生，2016年增加中国医科大学、徐州医科大学、河北医科大学、安徽医科大学、南昌大学和川北医学院。中山医科大学合并到中山大学后，改由中山大学新华学院招收四年制视光学理学本科生，中山眼科中心负责眼视光学专业课教学和实习。为了培养高素质和研究型视光学人才，温州医科大学和中山大学等部分高校小范围招收医技类视光学方向研究生，使我国视光学教育在短时间内实现多层次多学科相结合的局面，为我国视光学转型和高速发展提供了很好的人才基础。

天津是我国最早开设眼镜技术大学专科和视光学本科教育的城市。天津职业大学1985年开设了我国最早的眼镜技术大专班，学制为三年。后来把眼镜技术大专班升级为四年制视光学本科班，毕业生可获得理学学士学位，毕业后可成为眼视光技师，在基础眼保健领域承担视觉矫正与康复工作。2002年该校成立视光工程系，2007年更名为眼视光工程学院，2009年开设眼镜设计专业，进一步打造我国眼视光学多层次和跨学科的特色。

（三）眼视光学的全国和地方组织

1982年中华眼科学会在宁波成立独立的眼屈光研究协作组，这是我国最早的全国性屈光组织，来自全国各地从事屈光研究的33名代表出席该次成立会议。1996年，眼屈光学组更名为眼视光学组，由瞿佳任组长，褚仁远、谢培英、曾骏文、王雁任副组长。2005年中国医师协会眼科医师分会在天津成立，眼视光学组同时成立，2017年温州医科大学吕帆接任中华医学会眼科学分会眼视光学组第二任组长。1984年上海眼科学会成立的验光师学组可能是1949年后最早成立的地方性非眼科医生屈光专业社团组织，首任组长是上海吴良材眼镜店验光师郁彬蔚，学组除讨论眼镜材料、设计和工艺外，还在眼科医生的指导下学习眼解剖和生理、眼病基础知识及屈光不正、验光器械和临床技术，促进了眼科医生与眼镜从业技术人员的合作交流。1997年成立的广东省视光学学会可能是最早成立的地方性眼视光专业社团组织，该组织挂靠在广东省科学技术协会，在广东省民政厅注册和具有法人地位，成员是广东省省内从事视光学临床和研究的眼科医师、验光师和眼镜光学工程技术人员，并设立屈光不正、屈光手术、斜视弱视、隐形眼镜和眼健康等专业委员会，秘书处设在广州中医药大学眼科教研室，每年独立或合办学术交流会，举办验光技能比赛，定期选举理事，历任理事长均由中山眼科中心专科主任担任。目前，多省市已出现眼科背景和非眼科背景的多元化眼视光学社会团体。

（四）眼视光学的学术交流及会议

1983年全国眼屈光学组出版《眼屈光专辑》，主要目的是对近视预防进行广泛的交流和讨论。《眼屈光专辑》1983～1985年每年出版一期，主要包括近视分类和假性近视、流行病学调查、近视遗传和机制、双生子近视和1%阿托品预防近视等，1985年停刊。

1985年在广州举行中华医学会眼科学会眼屈光学组全国第一届眼屈光学术交流大会，收到论文100多篇，会上交流80多篇，250多名眼科专家、验光专家和光学专家参会，苏州医疗器械厂、奉化电影照相器材厂、天津光学仪器厂和上海钟表眼镜批发部主要赞助。会议决定眼屈光学组今后5年的工作重点是青少年近视的发病机制和防治措施，同时要求普及角膜屈光力、晶状体屈光力和眼轴测量，办好各级眼屈光人员培训班和防治近视眼学习班。1987年在大连举行第二届全国眼屈光学术交流大会。

1992年温州医学院建立卫生部视光学研究中心，同年与美国新英格兰视光学院缔结姐妹学校关系，开展眼视光学国际交流。

1996年中华医学会眼科学会视光学组在温州举行全国第一届视光学组学术会议，后来每年在全国各地举行学组学术年会。2001年温州医学院和复旦大学附属眼耳鼻喉科医院在华东六省市眼科年会的基础上联合主办一年一度的国际眼科学和视光学学术会议（COOC），成为眼视光学学术交流与新技术互动的一个新平台。2014年温州医科大学与中国医促会联合主办一年一度的视觉健康创新发展国际论坛（Vision China），突破行业、领域、学科的界限，实现产业、学术、临床的跨界融合，2015年视觉健康创新发展国际论坛启动"中国眼视光英才培育计划——明日之星"项目，经过几年的发展，该平台的国际影响力日益彰显，获得了国际多家眼视光机构的协作支持。2019年第一届亚太近视眼学会学术会议（APMS）在上海举行，会议由亚太近视眼学会、上海市眼视光学研究中心主办，复旦大学附属眼耳鼻喉科医院、香港希玛国际眼科医疗集团联合承办。会议聚集了亚太地区近300名权威眼科专家，共同交流探讨近视流行病学研究、发病机制和防控进展，以及临床工作中如何长期、有效监测及管理近视人群等内容，为探索近视发病机制、采取积极有效的干预措施、优化分配社会医疗资源和整体防控近视发生发展等方面提供经验和开展深度探讨，这充分说明了当前近视研究的多元化及综合性。当时受新冠疫情的影响，第二届亚太近视眼学会学术会议于2021年在线上举行。

（五）眼视光学产业

眼视光产业是由眼科服务与产品销售结合而来，是由传统的配镜发展而来，眼视光学产品主要指框架眼镜、隐形眼镜和视觉训练护眼仪器。

眼视光学产业冲击传统商业眼镜零售业。1985年由国家轻工业部倡导牵头，在江苏省镇江市成立中国眼镜协会，这是由中国眼镜生产、验光配镜、贸易、科研、教学等单位自愿组成的社团法人组织，下设眼镜架、眼镜片及毛坯、角膜接触镜、设备仪器、验光配镜、质量检测和科学教育七个专业委员会，每年在北京和上海举行大型国际眼镜展，负责出版《中国眼镜科技杂志》。随着眼视光学产业的不断发展，以温州医科大学和爱尔眼科集团为主，利用眼视光学人才优势，在国内大力推动传统商业眼镜店向专业化转型。

（六）眼视光学的特色

我国的眼视光学经过近30年的发展，到2021年，全国有近40所高校招收四年制视光学理学本科生，有近30所大学招收五年制眼视光医学本科生。眼视光学与眼科和谐发展，走出了中国特色，有自己的产品、市场和话语权。特殊隐形眼镜角膜塑形镜（又称OK镜），可以阻止或减缓近视发展，针对我国近视高发的现象，OK镜一直在儿童青少年近视防控中占据重要地置，我国OK镜使用量占全球90%左右。其他产品和措施如红光照射预防近视和人工智能预测近视更是开创了国际研发的空白领域。

第三节　近视防控

近视防控是眼视光学的重要内容之一，当前我国近视发生率逐年上升，而高度近视可以发展为不可逆的眼底病，甚至失明。

预防近视的第一关是教育，儿童青少年近视高发与孩子的教育高峰及眼球的发育高峰重叠有关。我国教育系统早在20世纪60年代就意识到教育与近视防控的重要性。1961年上海市眼病防治所创立了眼保健操，并向全国推广。同年，北京市教育局对全市范围的中小学生进行了一次近视普查，结果显示近视率小学生为10%，初中生为20%，高中生为30%，北京市教育局意识到保护中小学生视力已是当务之急，势在必行。北京医学院体育教研组刘世铭主任曾创立眼保健操，并于1963年在北京第二十八中学进行试点。从20世纪60年代中期开始，每所学校都推行眼保健项目，作为我国校园文化的传统，融入了几代人的生活。1964年，卫生部和教育部等六部委颁发了《关于试行中小学校保护学生视力暂行办法（草案）的联合通知》。1982年，教育部和卫生部等十部委颁发了《关于贯彻执行保护学生视力工作实施办法的联合通知》，遗憾的是之后教育系统没有进一步的全国性儿童青少年近视防控通知，加上儿童提前教育和过度教育的明显化，以及电子游戏产品泛滥，我国近视显现高发、早发的特点，高度近视并发症患者人数不断上升，严重影响国民素质，给防盲工作带来隐患。2008年，教育部颁发《关于中小学学生近视眼防控方案》。2018年，中共中央总书记习近平对近视防控作出重要指示，教育部和卫生部等八部委颁发《综合防控儿童青少年近视实施方案》，我国迎来了近视防控的春天，但由于2019年新冠疫情的影响，儿童居家为主和网课用眼过度，2020年九省市的青少年近视抽样检查显示近视发生率上升11%，2021年国家教育委员会全面启动中小学教育改革，原则是减负，短期统计显示近视发生率有所下降。

（曾骏文）

参 考 文 献

毕华德，1930. 我国西医眼科之起源及现状 [J]. 中华医学杂志，16（5）：341-350.

毕华德，1932. 我国眼科今日之地位 [J]. 中华医学杂志，18（5）：884，885.

陈长生，1993. 眼屈光学基础 [M]. 北京：新时代出版社.

褚仁远，1982. 近视眼防治 [M]. 上海：上海教育出版社.

葛坚，2010. 眼科学 [M]. 2版. 北京：人民卫生出版社.

赫雨时，1963. 临床眼肌学 [M]. 上海：上海科学技术出版社.

呼正林，2011. 眼科屈光矫正学：验光后的光学处置 [M]. 北京：军事医学科学出版社.

胡诞宁，褚仁远，吕帆，等，2009. 近视眼学 [M]. 北京：人民卫生出版社.

惠延年，1980. 眼科学 [M]. 5版. 北京：人民卫生出版社.

计尚年，1988. 检影研究及其应用 [M]. 北京：人民卫生出版社.

李凤鸣，谢立信，2014. 中华眼科学 [M]. 3版. 北京：人民卫生出版社.

刘以祥，1936. 近世眼科学 [M]. 北京：商务印书馆.

吕帆，2004. 角膜接触镜学 [M]. 北京：人民卫生出版社.

聂崇侯，1952. 中国眼镜史 [J]. 医史杂志，（1-4）：9-13.

瞿佳，2021. 中国近视临床诊疗手册 [M]. 北京：科学技术文献出版社.

瞿佳，陈浩，1993. 眼镜学 [M]. 北京：中国标准出版社.

瞿佳，吕帆，2018. 眼视光学 [M]. 北京：人民卫生出版社.

日本应用物理学会光学讨论会，1980. 生理光学：眼的光学与视觉 [M]. 杨雄里译. 北京：科学出版社.

孙葆忱，胡爱莲，2013. 临床低视力学 [M]. 北京：人民卫生出版社.

孙桂毓，1988. 实用眼屈光学 [M]. 济南：山东科学技术出版社.

汪芳润，1996. 近视眼 [M]. 上海：上海医科大学出版社.

王幼生，廖瑞端，刘泉，等. 2004. 现代眼视光学 [M]. 广州：广东科技出版社.

吴燮灿，2007.实用眼镜光学 [M].北京：北京科学技术出版社.

谢培英，齐备，2004.临床接触镜学 [M].北京：北京大学医学出版社.

徐宝萃，徐国旭，1992.眼屈光学 [M].哈尔滨：黑龙江科学技术出版社.

徐广第，1987.眼屈光学 [M].上海：上海科学技术出版社.

徐广第，2005.眼科屈光学 [M].4 版.北京：军事医学科学出版社.

颜少明，郑竺英，1985.立体视觉检查图 [M].北京：人民卫生出版社.

杨智宽，2008.临床视光学 [M].北京：科学出版社.

曾骏文，2017.眼视光应用光学 [M].2 版.北京：人民卫生出版社.

赵堪兴，杨培增，2013.眼科学 [M].8 版.北京：人民卫生出版社.

钟兴武，龚向明，2004.实用隐形眼镜学 [M].北京：科学出版社.

May CH，1923.梅氏眼科学 [M].李清茂译.上海：中国博医会.

May CH，1953.梅氏眼科学 [M].4 版.陈耀真译.北京：中华医学会.

Rakusen CP，1936.中国眼镜的历史 [J].梅晋良译.中华医学杂志，22（11）：1077-1107.

Thorington J，1914. Refraction and How to Refract[M]. Philadelphia：Blakiston's Son & Company.

Thorington J，1952.屈光学 [M].3 版.毕华德译.北京：中华医学会.

作者简介

曾骏文　教授，主任医师，博士研究生导师。曾任中山眼科中心副主任，中华医学会眼科学分会视光学组副组长。现任中山大学中山眼科中心屈光与低视力科主任，中国医师协会眼科医师分会临床视光专委会主任，中国残疾人联合会视障与辅具专委会副主任，国家卫生健康委员会近视防控专家组成员，国家卫生健康委员会卫生部近视眼重点实验室专家委员会委员，广东省视光学会屈光与视觉专委会主任。长期从事视光学基础和临床研究，负责多项国家和省部级研究课题。发表论文近百篇，主编专著多部。

第八章　我国现代眼科史上的重大事件

第一节　我国学者对沙眼病原体的研究

沙眼（trachoma）是由沙眼衣原体感染的慢性传染性眼结膜角膜炎，是重要的致盲性眼病。世界卫生组织统计全世界有5亿人感染沙眼（1981年），600万人致盲（2005年）。沙眼的感染率和患病严重程度与居住环境及个人生活习惯等密切相关。沙眼曾在我国广泛流行，但20世纪70年代后沙眼在我国得到明显控制，发病率明显下降。

沙眼病原体的研究曾为20世纪世界致盲性眼病病原体研究中的重要课题。早在1930年，我国微生物学家汤飞凡便开始了对沙眼病原体的研究。最初汤飞凡是复制日本学者野口矢的实验。1935年，他将野口矢发现的颗粒杆菌菌株接种到12个志愿者的眼中测试其病原性，包括他自己，但都无法证实野口矢的发现。1954年，汤飞凡再次尝试找出沙眼的病因，并欲证实他关于"沙眼病毒本质上应该是大病毒"的猜想。他与当时北京同仁医院眼科主任张晓楼合作，由张晓楼提供典型的早期沙眼的样本，设计了一系列实验。

1955年，汤飞凡采用卵黄囊的接种途径，通过在接种鸡胚前控制细菌菌群的污染，最终分离到3株沙眼病原体，并成功在猴子眼中测试出致病性。

1957年春天，汤飞凡和张晓楼将培养出来的病原体接种到自己的眼睛里，之后他们都患上了典型的沙眼。随后，他们在《中华医学杂志》（英文版）发表了题为"沙眼病原学研究：接种鸡胚，分离病毒"的论文。同年9月，英国李斯特研究所沙眼研究组组长科利尔（Collier）教授成功复制了他们的实验。1961年，在美国科学院召开了一场主题为"生物学和沙眼病原学"的国际会议。会议上，科利尔教授进行了纪念汤飞凡教授的演讲，他说"是因为汤教授的成就才有了今天的会议"。

成功分离和培养出沙眼病原体是汤飞凡、张晓楼及其团队对眼科做出的伟大贡献，有了培养的病原体，我们对沙眼的流行病学、诊断、预防和治疗都有了更多的了解。

此后，研究者对沙眼病原体进行了更多的属性研究，发现了一种新的介乎细菌与病毒之间的微生物群，并将之正式命名为衣原体目。

1981年，国际沙眼防治协会特别为汤飞凡颁发了沙眼金质奖章。1982年国家科学技术委员会为汤飞凡成功分离沙眼衣原体追授科学发明奖。

第二节　我国《眼科全书》的出版

《眼科全书》由我国在各专业领域有所造诣的眼科专家集体编写，完成这样一部著作也是我国眼科老前辈和眼科界的夙愿。

20世纪60年代初，中华医学会眼科学会主任委员、北京医学院眼科教研室主任毕华德组织编写《眼科全书》，并于1965年出版了第一卷，后编写工作因"文化大革命"而中止。时隔30年之后，李凤鸣教授再次组织编写《眼科全书》，当时《眼科全书》共12卷，分上、中、下三册，约560万字，对眼科基本理论、基础知识和基本技能有较为详尽的论述；对眼科常见病、多发病和罕见病种也有详简不同的介绍，并尽可能引用我国眼科工作者在实践中积累的资料，全面反映了我国眼科学的现状。

2004年《眼科全书》进行了修订，增补了国内外眼科公认的新理论、新知识和新技能，删除了过时的内容。新修订出版的《眼科全书》为我国老、中、青眼科专家共同完成的一部眼科巨著，从第一版的560万字扩展到第二版的600余万字，编著专家从134位增至194位。应出版社的要求，第二版修订时《眼科全书》更名为《中华眼科学》。

2014年《中华眼科学》进行了第三次修订，编著专家中既有参加过第二版编写的老专家，也有在学术上涌现的优秀中青年学者。第三版主要增加了新理论和新技术，使其拥有与时俱进的学术内容，同时在整体上查缺补漏，对第二版中的交叉重复和文字表述问题进行修订。《中华眼科学》第三版主编为李凤鸣、谢立信，编著专家增至257位，文字内容扩展至700余万字。

第三节　奥比斯眼科飞机医院访华

1982年9月21日，奥比斯眼科飞机医院（ORBIS Flying Eye Hospital）首次访华，在广州驻留18天。之后几十年，奥比斯眼科飞机医院曾多次再临中国，分别到我国多个省市开展眼病诊治。

由美国著名眼科专家大卫·派顿（David Paton）创建的奥比斯眼科飞机医院是医

学发展和交流史上的一项创举。其主旨是通过飞机医院进行教学，传播眼科的先进医疗知识和手术技术，促进发展中国家眼科医学的发展。它所到之处，首要任务是培训当地眼科专业人员，也诊治患者，因而深受各地人民欢迎。2012年正是奥比斯眼科飞机医院巡回全球30周年，此时它已服务了85个国家，为数以千万计的眼病患者提供医疗服务；培训过234 000多名医护人员；建立了全球义工及全职人员网络；有400多名世界各地眼科专家轮班待命。奥比斯眼科飞机医院为全球防盲治盲翻开了新的篇章，中国是它开始起航服务第一年到达的19个国家之一。

（一）奥比斯眼科飞机医院首访中国，凝聚着中美两国眼科专家的深厚友谊

1980年4月，我国的陈耀真和毛文书应邀出席美国约翰斯·霍普金斯大学威尔玛眼科研究所（Wilmer Ophthalmological Institute）主办的科学年会。1929～1934年，陈耀真曾在威尔玛眼科研究所从事眼病研究。这次回到威尔玛眼科研究所，他见到了很多老朋友，其中包括国际现代眼库创始人汤利·派顿（R. Townley Paton）教授的儿子大卫·派顿教授。陈耀真与汤利·派顿教授在事业上和学术上有着深厚的友谊。抗战胜利后，陈耀真曾向他推荐中国年轻医师到纽约眼库进修。见到大卫·派顿教授，老一代的友情在老少两代人之间又播下了新的种子。2010年大卫·派顿教授给吴乐正教授的信中特别记述："我的家庭和我都深爱他们（指陈耀真教授、毛文书教授），赞颂他们。"长年积累的友谊加深了大卫·派顿教授对中国人民的感情，促成他确立奥比斯眼科飞机医院访华的意愿。

（二）奥比斯眼科飞机医院成功中国行，显示了我国改革开放

1981年3月3日，大卫·派顿致函陈耀真和毛文书，提出了奥比斯眼科飞机医院到中国访问的建议。1个多月后，跟随美国眼科学会代表团访华的美国眼科学会副主席斯帕维（Bruce Spivey）在北京会晤陈耀真和毛文书，他回到美国时，带去了两位教授给派顿教授的关于奥比斯眼科飞机医院访华事宜的信息。

1981年5月26日派顿教授复信陈耀真和毛文书，详述了关于奥比斯眼科飞机医院访华的内容，表示将组织最佳的奥比斯眼科飞机医院访华安排，包括由国际著名眼科专家组成的讲学团和眼科先进手术示范计划，以及希望学习中国眼科医师的医疗经验。

1981年8月18日中山医学院向卫生部提交"美国奥比斯飞机及有关医务人员来华教学"的报告。1981年9月22日卫生部将该报告上报国务院，3天后，国务院批准

了该报告。

正是由于我国确立了改革开放的重大决策和积极引进先进科学技术的指导思想，国家领导人对奥比斯项目高度重视，予以大力推动，支持选取象征我国开放前沿的城市广州作为首次接访之站，同时各级相关机构的热情支持，使得奥比斯项目得以完美实现。

（三）奥比斯眼科飞机医院首次访华推动了我国眼科走向世界

奥比斯眼科飞机医院对首访中国也进行了很细致的准备，组织了由美洲、欧洲、亚洲、大洋洲四大洲的著名眼科专家组成的讲学团等，如美国的派顿（Paton）、伊斯帕伦（L'Esperance）、麦克金太（McIntyre），西班牙的多明哥茨（Dominquez），澳大利亚的克拉克（Crock）和新加坡的林少明（Lim）等教授。奥比斯眼科飞机医院还配备了3名眼科医师、6名护士及多名工程技术专家、影像学专家等，在访华期间共举办8次讲座，实施36次手术。

短短10多天，130名中国眼科医务人员聆听讲课、观摩示范手术，进行互动交流，不仅拓宽了视野，更深切地体会到了20世纪80年代世界眼科已是显微手术时代。如当时示范的眼前段三联或二联显微手术，所用仪器先进，疗效明显，使我国眼科医务人员坚定了要尽快掌握先进医疗技术的决心。

首次访华的这些国际眼科专家们非常敬业，从术前开诚布公的讨论，各抒己见，到手术中步步精确到位，手术后亲自观察患者；使用自己改进的医疗器械，发扬创造性的工作精神，这些都带来了生动深刻的教学效果。专家们也赞扬了中国眼科医师的一些手术技巧高超，如硅胶摘除白内障手术等，并表示要学习中医针灸。

（四）奥比斯眼科飞机医院的"中国情结"

1991年奥比斯基金会收到1400万美元捐款，用于购置新的DC-10型大飞机，历经2年完成了安装，新的眼科飞机医院有了更优越的工作条件和更宽敞的工作环境，1994年第二代DC-10型大飞机开始服役。

1982年是奥比斯眼科飞机医院第一架DC-8型飞机起航的第一年，中国是其到访的第一站；1994年7月23日DC-10型飞机升空，它也是从北京开始新项目的首航。几十年来，奥比斯眼科飞机医院不仅多次到访中国，更是将医院首架DC-8型大飞机作为礼物送给了中国，该架飞机现放置于北京的中国航空博物馆，并向公众展出，成为国际眼科医学交流史上不可磨灭的历史见证。现在奥比斯基金会还在中国设立固定办事处，实施长远防盲治盲计划，而中国香港也成为奥比斯基金会世界最大的捐助地区之一。

转瞬几十年过去了，当人们回忆起那开创奥比斯眼科飞机医院访华交流合作的岁月，都对陈耀真教授和毛文书教授为促成奥比斯眼科飞机医院访华而不遗余力、四处奔走的精神感到无比敬佩和感动。

第四节　创建中山大学中山眼科中心

1990年在新加坡举行的第26届世界眼科大会上，颁发了一套关于世界眼科发展史的珍贵汇集，其中《世界最大眼科中心》专门刊载了世界20家著名的眼科中心，包括我国中山医科大学中山眼科中心。

我国现代眼科经历半个世纪的发展，已步入世界先进眼科行列，这与国家的发展、科学技术的进步密切相关。中山眼科中心的建立颇具特色，在眼科专业上，其将面向大学教育、持续创新研究发展、出色的大众医疗服务和全社会的防盲治盲融合在一起。

中山眼科中心不仅在我国眼科发展史上，而且在国际眼科界也具有时代性的象征。中山眼科中心成立于1983年，是当时全世界第二家命名为"眼科中心"的单位，其基础结构包括眼科研究所、眼科医院和防盲治盲办公室，后来还扩展加入视光学系。中山眼科中心将教学、医疗、研究、防盲结合在一起，融合了各方面的优势。中山眼科中心的创建历史如下。

20世纪60~70年代，世界医学迈入新的发展阶段，吴乐正于1979~1982年先后到美国斯坦福大学、威尔玛眼科研究所及美国国立眼科研究所（NEI）访问进修。在斯坦福大学医学中心，吴乐正对该中心的新型医学发展模式深感震撼。该中心集大学医学教育、研究、医疗于一体，组建了新型的综合医学机构——医学中心。该中心不仅具有规模性发展结构，功能完善，还具有更强大的医疗实力，在医学领域迈出全新的步伐。这促使吴乐正思考，眼科学是否也可以建立一个医、教、研、防相结合，以更好地推进眼病防治的新型综合性眼科中心。在1981年陈耀真教授、毛文书教授被美国眼科学会邀请访问美国期间，吴乐正和他们交流了这个想法和提议，得到他们的积极支持和肯定。他们回国后向国务院、卫生部和广东省等领导提议，并得到国家各级领导的支持。经中山医科大学向卫生部申报，1983年6月卫生部批准成立了我国第一个眼科中心——中山医科大学中山眼科中心（现中山大学中山眼科中心）。1985年中山眼科中心在国务院、卫生部和中华医学会的大力支持下，举办了我国首届国际眼科会议，向全世界敞开了中国眼科交流的大门，也传播了我国眼科发展的光辉信息和历程。

中山大学中山眼科中心相关介绍请参见第五章第一节。

（吴乐正　陈又昭）

参考文献

吴乐正，陈又昭，2012. 纪念奥比斯（ORBIS）飞行眼科医院访华30周年 [J]. 中华眼科杂志，48（8）：767，768.

Tang FF，Chang HL，Huang YT，et al，1957. Studies on the etiology of trachoma with special reference to isolation of the virus in chick embryo[J]. Chinese Medical Journal，75（6）：429-447.

Wang KQ. The Pathogen for Trachoma and Professor TANG Feifan//Wu L et al. Advance in Ophthalmology – the 12th AfAsCO. Beijing·New York：Science Press，2003：36-39.

作者简介

吴乐正　见主编简介。

陈又昭　中山大学中山眼科中心副教授，硕士生导师，曾任广州市第一人民医院、北京大学第一附属医院眼科医师，并到美国华盛顿医学中心进修。曾任小儿遗传眼病科副主任、遗传病实验室副主任，参与《眼科全书》及《中华眼科学》"遗传眼病"章节的撰写。

第九章　我国著名现代眼科医师传略

第一节　已故著名现代眼科医师

我国现代眼科学的发展，经历了几代人的不断努力，为了纪念曾为我国现代眼科学事业做出过贡献的已故专家，特选列部分专家简志（以生年为序）。

高文翰（1882～1968年）　辽宁辽阳人。我国东北地区现代眼科学奠基人之一。1917年毕业于沈阳奉天医科大学，曾到奥地利、英国、日本等国进修眼科，回国后继续在奉天医科大学从事眼科医疗和教学工作，曾任该校眼科主任、教授、院长等职，在日本侵占东北期间，曾竭力维护学校的存在。1949年后，该校并入中国医科大学，高文翰任儿科系副主任，中国医科大学第二附属医院眼科主任、教授。他积极组织眼科学会，编著《实用眼科学》《实用眼科手术学》等书。

李清茂（1884～1946年）　广东人。我国第一位专任眼科教授。1906年毕业于美国宾夕法尼亚大学，毕业后在美国任眼耳鼻喉科医师，1916年回国，1921年受聘为北京协和医学院专任眼科医师、襄教授[1]、眼科代理主任，先后共11年。1927年任上海圣约翰大学眼科教授。译有《梅氏眼科学》。

毕华德（1891～1966年）　北京人。我国现代眼科学主要奠基人之一。在组织中华眼科学会、创办《中华眼科杂志》、培养我国现代眼科人才工作中起核心作用，有极大贡献。1918年毕华德自北京协和医学院毕业后，留校任教。曾留学奥地利维也纳大学，获眼科博士学位。回国后继续在北京协和医学院任眼科副教授，并获得医学博士学位。1930年倡议并出版了中文版《中华医学杂志 眼科专号》，1932年在我国首先创立了北京眼科学会并任会长。1946年起任北京大学医学院第一医院眼科主任、教授。1950年当选中华医学会眼科学会主任委员，同年10月1日创办《中华眼科杂志》，这是我国最早的全国性眼科杂志，对提高我国眼科学术水平发挥了作用。20世纪20年代，在北京协和医学院工作时，他积极协助国内外教授举办以中文授

---

1 助理教授，此编制名称在美国常用，但在中国不用。

课的眼科进修班。1949年后，开办眼科进修班，培养了大批专业人才。先后编写了《眼科学及护理》、中级《眼科学》、军医用《眼科学》、《眼科手册》及《眼科全书》等。他治学严谨，不仅擅长英文，而且在古汉语方面也颇有造诣，早在1918年即在当时仅有的英文版《博医会报》上连续发表多篇有参考价值的论文。其中，有我国传统中医眼科学方面的研究报告，包括历史发展、文献考证、专著介绍等，内容精辟翔实，深受学者重视。1925年他翻译出版《眼屈光学》。

林文秉（1893～1969年） 浙江鄞县人。我国现代眼科学主要奠基人之一，专长眼科病理学。1915年就读于上海哈佛医学校（翌年，该校解散，转入美国哈佛大学医学院），1920年毕业，获医学博士学位，曾获"金钥匙奖"。1925～1926在奥地利维也纳大学获眼科学博士学位。归国后任北京协和医学院副教授，后任南京中央医院眼科主任。1937年4月，林文秉任中华医学会眼科学会副会长。1945年任上海医学院兼职教授。1947年被选为第二届眼科学会会长。1949年后任第二军医大学（现中国人民解放军海军军医大学）眼科教授。1950年提出新的沙眼分期，揭示沙眼病理的本质，澄清理论上的混乱。1952年创建中国第一个眼科病理室，为全国各地送来的标本进行病理诊断。1963年著《眼科病理解剖学》一书，该书图文并茂，是我国学者自编的第一部眼科病理学专著。

周诚浒（1896～1978年） 浙江诸暨人。我国现代眼科学主要奠基人之一。1922年毕业于湖南湘雅医学院。1926～1927年在维也纳大学和伦敦大学进修眼科。之后他先在北京协和医学院工作，后任上海医学院眼科主任、教授、教务长等职。1949年后任上海市卫生局眼科总顾问、上海市第六人民医院眼科主任、上海市卫生干部进修学院院长、上海市医学专科学校校长、中华医学会上海分会副会长、中华眼科学会副主委、《中华眼科杂志》副总编等职。在他从事眼科科研、教学和诊疗工作50余年中，曾撰写学术论文多篇，发表在国内外眼科杂志上。在他担任中华医学会眼科学会第一任会长时，曾组织出版了《眼科名词汇》，对统一眼科名词大有助益。1956年后，他积极组织、推动眼病防治工作。

汤飞凡（1897～1958年） 湖南醴陵人。我国著名微生物学家，也是我国第一代病毒学家，是最早研究支原体的微生物学家之一。1921年毕业于湖南湘雅医学院。历任卫生部生物制品研究所所长、中国微生物学会理事长等职。1955年在世界上首先通过鸡胚卵黄囊接种法，改进培养条件后分离出沙眼衣原体，并确认其是人类沙眼的病原体。这项研究获得了国际沙眼防治组织的金奖。他还成功分离出麻疹病毒，并研制出小儿麻痹及麻疹疫苗。1943年他在昆明建立了青霉素车间，研制出我国第一批青霉素。他还是我国首个实验动物饲养场的建立者。

石增荣（1897~1976年） 辽宁辽阳人。我国东北地区现代眼科学奠基人之一，我国防盲治盲工作的先驱。1920年毕业于南满医学堂，1923年考入日本东京帝国大学医学部，1926年获医学博士学位。曾任吉长铁路医院院长、眼科主任，哈尔滨医科大学附属医院眼科主任、教授等职。1931~1940年曾创办《启明眼科杂志》，1931年倡导成立哈尔滨眼科研究会。1950~1953年曾主编《眼科学术汇刊》。1950年开始，积极面向农村开展沙眼防治工作。1959年，黑龙江省成立省沙眼防治所，聘石增荣为所长，其为黑龙江省培养了一批沙眼防治骨干。

张锡祺（1898~1960年） 福建惠安人。我国现代眼科学奠基人之一。1925年毕业于日本千叶医学专门学校。1926在台湾创办光华眼科医院，该院于1930年迁回上海。他行医的同时热心教育，把行医所得全部捐助给东南医科大学（现安徽医科大学）。1949年后东南医科大学内迁安徽，成立安徽医学院，张锡祺任眼科主任、教授、院长等职。经多年努力，他出版了《眼底病图谱》《眼病图谱》等。

陈耀真（1899~1986年） 广东台山人。我国现代眼科学奠基人之一，为创建我国眼科基础学科、交叉学科与临床结合做出了重要贡献。1921年考入美国波士顿大学，1927年获医学博士学位，随后任底特律福特医院实习医师和威尔玛眼科研究所博士后研究员、助教。1934年回国，任齐鲁大学医学院眼科教授、主任。抗日战争爆发后，率学生内迁至成都，开办眼科进修班，倡议成立成都眼科学会，并扩建我国第一所眼耳鼻喉科医院——存仁医院。1949年后，先后任岭南大学医学院、中山医科大学、北京协和医院眼科教授，中山医科大学眼科医院院长、名誉院长，中山大学中山眼科中心名誉主任，卫生部医学科学委员会委员、中华医学会理事，《中华眼科杂志》副总编辑、《中华医学杂志》外文版编委、《眼科学报》名誉主编。还担任《英国眼科杂志》、荷兰《眼科文摘》编委，美国《眼科学时代》杂志咨询编委。他重视教书育人，培养了我国第一批眼科研究生，主编我国高等院校教材《眼科学》，创办了我国规模最大的眼科中心——中山眼科中心，为医疗、教学、科研和防盲建设了良好的基地，也造就了一批眼科优秀人才。他一生勤奋，治学严谨，通晓多国语言，博览中外书刊，曾发表科学论文百余篇，蜚声中外。1986年被国际视觉和眼科研究会议（ARVO）授予特殊贡献奖，是我国唯一荣获该奖项的眼科学家。他还刻苦钻研古汉语、甲骨文等，发现我国古代眼科学的发展和有些成就明显早于西方。他所著《中国眼科学史》受到医学界的普遍重视。

俞德葆（1900~1981年） 浙江绍兴人。我国浙江地区现代眼科学奠基人之一。1937年毕业于上海同济大学，1947年赴哥伦比亚大学、伯尔尼大学进修。1952年，任杭州市第一人民医院眼科主任。著有《眼科学大要》。自制白内障囊内摘除手术镊和前房角镜，在我国首先开展前房角镜下房角切开术。自制倒睫矫正手术钳，在我国较早开展穿透性角膜移植术和异种异体角膜移植实验。

姜辛曼（1901～1973年）　江苏江阴人。我国江浙地区现代眼科学奠基人之一。1924年毕业于江苏公立医学专科学校，历任上海公立医院、苏州省立医院、杭州广济医院、南京鼓楼医院、北平协和医院住院医师、主治医师。1934年任南京中央医院眼科主治医师、副主任、主任。1944年赴美国进修考察。1946年任江苏医学院眼科学教授、主任。1947年任浙江大学医学院附属医院眼耳鼻喉科主任、教授。1929～1949年曾兼任中央高级护士学校、湘雅医学院、贵阳医学院等院校教师、教授、主任、顾问等职。1952年院系调整后任浙江医学院附属第一医院眼科主任、教授。1960～1966年任浙江医科大学眼科研究所所长。1950年12月浙江省医学会眼科学分会成立，姜辛曼任主任委员。1952～1966年任中华医学会眼科学会委员、浙江省医学会眼科学分会主任委员。

张文山（1901～1982年）　湖南长沙人。我国军队医学院校眼科创建人之一。先考入湖南湘雅医学院，之后考入上海圣约翰大学医学院，1929年毕业。曾任青岛信义医院、重庆中央医院、南京中央医院主治医师。1947～1948年在美国宾夕法尼亚大学留学。回国后在广东佛山循道医院（现佛山市第一人民医院）任眼科主任，后参军任第一军医大学眼科主任、教授。院校合并后转至吉林白求恩医科大学任教。他是前房角镜检查法在我国应用的引进者，曾参与编写毕华德主编的《眼科全书》第一卷，撰有《原发性进行性虹膜萎缩》等论文。

张福星（1902～1975年）　福建厦门人。我国军队医学院校眼科创建人之一。1925年毕业于上海圣约翰大学理科，1929年毕业于该校医学院，获医学博士学位。1931年入美国宾夕法尼亚大学学习，获眼科硕士学位，同年回国任上海圣约翰大学医学院教授，上海同仁医院院长、眼科主任。1937年当选中华眼科学会第一届委员会委员兼秘书。1949后任第四军医大学（现中国人民解放军空军军医大学）眼科教研室主任、一级教授，解放军总医院眼科主任等职。

潘作新（1903～1983年）　山东莱州人。我国现代眼科病理学奠基人之一。1930年毕业于北平协和医学院，1936年在奥地利维也纳大学任研究员，回国后继续在北平协和医学院任教。抗日战争时期任西北医学院眼科主任、教授，之后任南京中央医院眼科主任，山东大学医学院、青岛医学院眼科主任、教授、院长等职。是我国最早设立眼病理研究室的学者之一。早年他所设计的切断睑板缝线矫正沙眼性内翻倒睫的手术方法，被称为"潘氏手术"。主要论著有《眼内恶性色素瘤眼外蔓延二例》《虹膜色素瘤》等。

沈毅（1904～1966年）　福建漳州人。我国著名眼科专家、一级教授。历任中华医学会眼科学学会理事、中华医学会理事、中华医学会广东分会常务理事、眼科学会主任委员等职。1928年毕业于北平大学医学院。毕业后被漳州协和医院聘为医师，后赴日本深造，获眼科医学博士学位。1934年底，沈毅应广西医学院聘请，任眼科教授。1946年8月，受聘担任福建医学院眼科主任、教授。1948年至1952年任中山大学医学院眼科教授，兼任广州方便医院眼科顾问、广州市立医院眼科主任。1953年上述两医院合并为广州市人民医院（后改名为广州市第一人民医院），沈毅继续担任眼科主任。1958年，担任广州市沙眼防治所所长，同年任广州市第一人民医院副院长。主要论著有《眼科临症要领》、《沙眼电击新疗法》、《国人正常视力标准单位的研究》及《视神经萎缩》等。主要发明创造有立明式万国视力表、立明式近用视力表、立明式色盲检查图、立明式眼科槌状灯、立明式眼科电疗机及立明式屈折检影镜等。

郭秉宽（1904～1991年）　福建龙岩人。我国现代眼科学奠基人之一。1924年考入北京协和医学院，1927年赴维也纳大学留学，1934年获医学博士学位。毕业后在维也纳市医院任眼科医师。1936年回国，在上海同济大学医学院任教，1937年创办战时重伤医院，任医务长。1938年初任同济大学医学院眼科主任、教授，1938年秋任贵阳医学院眼科主任、教授。后在广西省立桂林医院、重庆江北陆军医院任眼科主任，在重庆时还兼任内迁的同济大学医学院和上海医学院特邀教授，积极进行临床科研，当时他提出的角膜上缘血管翳是诊断早期沙眼的依据的观点，很受同行重视。抗日战争胜利后赴美国进修角膜移植术，回国后在第二军医大学（现中国人民解放军海军军医大学）任教。1949年后任上海中山医院眼科主任，上海眼耳鼻喉科医院副院长、眼科主任、教授，上海第一医学院眼科研究所所长等职。此外，他还担任国务院学位委员会学科评议组成员、卫生部医学科学委员会委员、中华医学会理事、眼科学会副主任委员、《中华眼科杂志》副总编辑等，并编著《眼科学》一书。另外，他还是我国眼遗传学的开拓者之一，提出用优生学预防进行性高度近视的可能性。

罗宗贤（1905～1974年）　湖南浏阳人。我国现代眼科学眼底病学先驱。1932年毕业于北京协和医学院。1940～1941年留学美国。历任北京协和医学院眼科助教、讲师、副教授、眼科主任。后任中和医院（北京大学人民医院前身）眼科主任、北京大学医学院教授等。1949年后历任北京医院、北京军区总医院、北京同仁医院等特约眼科医师，北京市眼科研究所所长，中华医学会理事、眼科学会副主任委员、《中华眼科杂志》副总编、《中华医学杂志》外文版编委、《国外医学·眼科学分册》主编等职。他临床经验丰富，尤其是在眼底病方面。曾指导编写《眼底病学》一书。

蒋医民（1905～1992年） 河北霸州人。1931年毕业于北平大学医学院。曾任重庆中央医院眼科主任，上海医学院副教授，重庆大学医学院眼科学教研室主任、教授，西南军区总医院眼科主任，第三军医大学（现陆军军医大学）眼科教授，第三军医大学大坪医院院长。中华医学会理事，四川省眼科学会副主任委员。

张俊杰（1906～1980年） 辽宁新民人。我国现代眼科学泪道手术先驱。1929年毕业于沈阳辽宁医学院，之后在湖北、广西等地任眼科医师、院长等。1940年受聘于贵阳湘雅医学院，之后在长沙湘雅医学院、湖南医学院从事医疗与教学工作40年，曾任湖南医学院附属湘雅医院院长、眼科主任、教授等职，中华医学会眼科学会湖南分会主任委员，《中华眼科杂志》编委等。

聂传贤（1907～1981年） 江苏镇江人。我国眼科医学教育家。1938年毕业于震旦大学医学院。曾任广慈医院眼科医师、主任，震旦大学医学院眼科教授。1951年，参加上海市第二批抗美援朝医疗手术队，任第四大队大队长，荣立二等功。回沪后任震旦大学医学院副院长。1952年参与上海第二医学院的筹建工作，被任命为教务长。1955年后，任上海第二医学院医学系第二主任、医师进修部主任、医学院副院长、学院顾问和学院学术委员会副主任，对学院的教师队伍、学科和教育制度建设等做出贡献。20世纪40年代，开展眼外伤眼内异物吸出术，成功施行鼻泪道吻合手术，改进视网膜剥离、睑外翻等手术技术，研制眼内异物定位仪。合编《眼科学》教材，发表《关于泪囊手术之商讨》《用植皮手术矫治结痂性睑外翻之探讨》等论文。曾任中华医学会眼科学会副主任委员、中华医学会上海分会副会长、亚非眼科学会第一届理事。

钟润先（1908～2003年） 安徽霍邱人。我国屈光学先驱。1934年毕业于上海东南医学院。此后先后在东南医学院附属医院眼科、卫生署医疗预防总队等处任职。1949年起任上海市沙眼防治所（后改名为上海市眼病防治所）所长。主要从事沙眼、近视等常见眼病防治工作，为推动我国的近视防治和培养群防工作人员发挥了重要作用。20世纪80年代在上海组织开展大规模沙眼防治工作，使沙眼患病率大幅度下降，该项工作由周诚浒教授在第一届亚非眼科大会上报告后，获得国际重视及好评。此后与吴燮灿教授共同创建中华眼科学会眼屈光学组，并任共同主委。担任《青少年近视眼防治》和《青少年视力保护》主编。

齐续哲（1909～1983年） 满族，北京人。军医眼科专家。1933年毕业于北平大学医学院。曾任江西医学院眼科教授，中央大学医学院系主任、教授。1949年后，历任中国人民解放军华东军区医院眼科主任，第五军医大学教授，南京军区总医院眼科主任、主任医师，总后勤部卫生部医学科技委员会委员。早年致力于沙眼的病原及防治研究。1952年开展角膜移植术，并创制角膜移植固定盘。1956年发现丝虫在眼内寄生。对眼外伤、外伤所致脉络膜视网膜炎等均有研究。著有《眼外伤》等。

魏劼沉（1909～2000年） 山东平阴人。1934年毕业于震旦大学医学院，1935年考入北平大学医学院，1936年赴法国留学，1938年获巴黎大学博士学位，同年参加国际抗沙眼协会，在突尼斯实地考察防治工作。1939年回国任北京中央医院眼科主任，1946年起任中法大学医学院教授、顾问，1948年起任云南大学医学院眼科主任、教授，1980年倡办民族眼科专业进修班。曾任中华医学会云南分会眼科学会主任委员，《中华眼科杂志》编委，《眼科研究》《中国实用眼科杂志》《眼外伤职业眼病杂志》顾问编委。编译出版了《虹膜诊断学入门》《荧光原理和荧光造影的临床应用》，合著《角膜病学》《实用玻璃体视网膜手术学》。

刘家琦（1909～2007年） 女，湖北汉口人。我国现代眼科学青光眼、眼肌病学先驱。1937年毕业于北京协和医学院。曾任北平大学医学院副教授。1949年后，历任北京医学院教授，北京大学第一附属医院眼科副主任、主任，中华医学会眼科学会副主任委员。对青光眼、眼肌与弱视学有研究，关于儿童弱视与立体视的研究成果于1985年获卫生部技术先进甲级奖。为我国先后培训了大批弱视斜视防治人员。创建了我国第一家小儿眼科，为建立全国弱视斜视防治网奠定了基础。主编《实用眼科学》，合编《眼科手册》。

毛文书（1910～1988年） 女，四川乐山人。我国现代眼科学先驱。1937年毕业于华西大学医学院，获医学博士学位。1947～1949年在加拿大多伦多大学、美国芝加哥大学留学。1950年起任岭南大学医学院、中山大学、北京协和医院眼科教授，中山医科大学附属眼科医院副院长、院长，中山眼科中心主任，中华医学会眼科学会副主任委员，《中华眼科杂志》副主编，《眼科学报》主编，中国国际文化交流中心广东分会理事。国际防盲组织委员会候补委员，美国眼科学会国际会员，也是亚太地区人工晶状体植入协会创建人之一。曾主编高等医学院校教材《眼科学》第2版和第3版。在我国率先开展眼胚胎学、免疫学、遗传学研究，建立眼生化研究室及遗传学研究室。1965年协助陈耀真教授建起了我国高等院校中规模最大的眼科医院，1983年又投入创建中山眼科中心，任首届中心主任，建立了陈耀真基金。

沈祖寔（1912～1969） 四川成都人。1940年毕业于华西协合大学，同时获该校和美国纽约州立大学医学博士学位，毕业后留任华西协合大学。1947年任华西协合大学眼耳鼻喉医院院长，1951年起任华西协合大学眼科教研室主任，同时任中华医学会成都眼科学分会主任委员、《中华眼科杂志》编委等。主编《眼科学》《急症手册》等。1958年起任四川医学院副教务长，推行医学教育改革。

景崇德（1912～1987年）　辽宁沈阳人。我国现代眼科学房水生化研究先驱。1936年本科毕业于满洲医科大学，1945年获医学博士学位。历任沈阳医学院、中国医科大学、哈尔滨医科大学眼科教授，曾任沈阳医学院附属医院院长、哈尔滨医科大学图书馆馆长、哈尔滨医科大学附属第一医院和附属第二医院院长、中华医学会眼科学会委员、《中华眼科杂志》编委、《实用眼科杂志》副总编等。对眼科生理学、生物化学有研究。曾负责编写《眼科全书》眼生理、生化卷，惜未能出版。在我国首先进行前列腺素在眼外伤性反应中的作用机制及其抑制剂的作用的研究。

吉民生（1912～1989年）　江苏怀安人。沙眼防治专家。20世纪30年代毕业于同济大学医学院，毕业后以沙眼防治为主攻方向。20世纪50年代调至武汉协和医院，依然不辍地研治沙眼。他长期走访农村，发现沙眼并非以公众场合传染为主要途径，而是以家庭接触传染为主。这一发现使沙眼的预防难度大幅降低，并找到防治沙眼的重要途径。他还通过实践简捷易行的切烙法来矫正倒睫。

张　峨（1912～1995年）　女，河北获鹿人。眼屈光学专家。1938年毕业于北京协和医学院。曾任北京协和医院主治医师，兰州医学院教授、眼科主任。1949年后，任广东省人民医院眼科主任，长期致力于农村防盲治盲工作。1984年开展麻风病麻痹性兔眼矫正手术，填补了我国此项治疗的空白。推广老年人用半圆花镜，编有《眼科学讲义》等。

马镇西（1913～1983年）　江苏淮安人。沙眼和角膜病防治专家。1940年毕业于同济大学医学院。曾任江苏省第二医院眼科主任。1950年起任河南省人民医院眼科主任兼河南医学院教授，并于1962年建立河南省眼科研究所，并任所长、研究员直至辞世。一生致力于沙眼和角膜病的治疗及研究，培养和造就了我国一大批擅长角膜与外眼病的眼科医生。在我国较早设立眼科亚专业，在研究所内建立眼科专业图书馆，创办《角膜病杂志》《眼科研究》。

赵东生（1913～2006年）　江苏镇江人。我国现代眼科学眼底病外科先驱。1934年毕业于陆军军医学校。1939年获奥地利因斯布鲁克大学医学博士学位。1944年回国，任江苏医学院教授、上海公济医院眼科主任。1949年后任上海市第一人民医院眼科主任。我国开展视网膜脱离手术先驱之一。上海交通大学附属第一人民医院眼科创始人、终身教授。1970年将国外的巩膜缩短术引入国内，改进巩膜外加压术和环扎术。主编《眼科手术学》及《赵东生视网膜脱离手术学》等。

张晓楼（1914～1990年）　河北正定人。我国沙眼防治先驱。1940年自北京协和医学院毕业后留校任教。1946年起任北平同仁医院眼科主任、医务主任、副院长，1959年起任北京市眼科研究所副所长、所长、名誉所长，北京协和医院教授，北京首都医学院教授，中华医学会常务理事，中华医学会眼科学会主任委员，《中华眼科杂志》总编辑，中华医学会科普工作委员会副主任委员，美国《国际代谢及儿童眼科杂志》编委，全国防盲协会副主席，中国残疾人康复协会顾问，同时担任世界卫生组织专家咨询团顾问，美国视觉及眼科研究协会荣誉成员，以及《国外医学眼科学分册》主编等。1954年他积极与汤飞凡等合作研究，在世界上首次用鸡胚分离培养沙眼衣原体获得成功，荣获国际沙眼防治组织"国际沙眼金质奖章"、亚洲太平洋眼科学会"卓越工作奖"和国家自然科学基金二等奖。曾组织翻译《盖氏眼科学》，编写《眼科手术学》《眼科学》等。在北京同仁医院眼库成立后，他是逝世后志愿捐献眼球者中第一个把眼球献给盲人的眼科专家。

缪天荣（1914～2005年）　浙江瑞安人。我国视光学创建人。1937年毕业于浙江省立医药专科学校医科。曾任江苏医学院医师，成都中央、华西、齐鲁三所大学联合医院的医师，温州瓯海医院眼科主任。1953年后历任浙江医学院眼科副教授，温州医学院眼科教授、主任医师。1959年研制出《对数视力表》，1978年《对数视力表》获全国科学大会奖。1986年《对数视力表》在第25届国际眼科大会宣读，引起关注。1990年《标准对数视力表》被制订为国家标准（GB 11533—89），并在全国实施。1976年，在温州医学院创办眼科光学研究室，1978年招收该专业首批研究生，其中多人后来成为我国视光学骨干。他还是国产裂隙灯显微镜和检眼镜的研发者。

孙桂毓（1915～1980年）　山东掖县人。我国眼屈光学专家。1943年毕业于山东齐鲁大学医学院，曾在成都、上海、南京等地任眼科医师。1949年赴英在利物浦大学、伦敦大学眼科研究院从事研究，1951年归国。1952年起任山东医学院眼科主任、教授及附属医院副院长，中华医学会眼科学会山东分会主任委员，《中华眼科杂志》编委。著有《眼的屈光学概论》。

胡铮（1915～2003年）　云南昆明人。我国防盲专家。1944年毕业于华西协合大学医学院，医学博士。历任华西协合大学医学院眼科助教、讲师，北京协和医院眼科主任和眼科研究中心主任。曾任中华医学会眼科学会副主任委员、《中华眼科杂志》总编辑、全国防盲指导组副组长、卫生部医学科学委员会眼科专题委员会主任委员、国际防盲协会委员。曾参加编写《眼科学》《眼科全书》，担任副总编等。他对青光眼的诊断、治疗有研究。他所组织创建的北京市顺义区防盲基地，对我国防盲计划的制订、推动和开展起了积极作用。曾获"亚洲太平洋地区眼科学会的卓越贡献奖"、国际防盲协会"终生献身防盲事业奖"等。

孙信孚（1915～2017年） 江苏苏州人。我国眼底病内科学主要奠基人之一。1941年毕业于震旦大学医学院。毕业后先后在河北邢台公教眼科医院、北平中央医院、苏州博习医院和河南郑州公教医院等单位工作。1948年在广州岭南大学医学院附属孙逸仙纪念医院任讲师、副教授、眼科副主任。1956年，受卫生部调遣，到北京苏联红十字医院（现北京友谊医院）任眼科副主任。1958年，调往湖北医学院（现武汉大学医学院）任眼科教研室主任。1958～1976年，孙信孚多次带队深入鄂西山区开展防盲治盲工作，足迹遍布恩施和宜昌等偏远地区。1958年，出版译著《视网膜病》。1985年，出版《临床眼科肿瘤学》及高等院校教材《眼科学》（第3版）。曾担任中华医学会眼科学会委员、湖北省医学会眼科学分会主任委员。先后担任《中华眼科杂志》第五至第八届编委，《眼科研究》杂志首届编委。为我国率先开展荧光素眼底血管造影的眼科专家之一。

李凤鸣（1915～2019年） 女，四川成都人。我国现代眼科学先驱。1941年毕业于华西协合大学医学院，毕业后留校任职。1947年赴英国伦敦大学皇家眼科研究所留学，并获眼内科与外科专科学位。1950年初回国，历任北京医学院第一附属医院眼科副教授，北京医学院第三医院眼科教授、主任，北京大学眼科中心主任，兼任国家职业病诊断标准委员会委员，《中华眼科杂志》副主编，中华眼科学会副主委、主委、名誉主委，《美国医学会眼科杂志》中文版主编，美国伊利诺伊大学客座教授。曾从事眼科病理、胚胎研究。此后主要从事职业性眼病研究，对我国13个省市有关厂矿的化学、物理因素所致职业性眼病进行了流行病学、临床医学及毒理学研究，发表有关三硝基甲苯（TNT）中毒性白内障、放射性白内障、微波对眼部损伤、眼部化学烧伤、二硫化碳中毒等的发病机制及防治措施的学术论文，其研制的眼职业病诊断及防治标准被国家标准局审定为国家标准并颁布实施。著有《眼的胚胎学》《眼的先天畸形》，主编《眼科全书》。

蔡用舒（1916～2000年） 湖南益阳人。我国现代创伤眼科学先驱。1935年考入南京大学医学院，毕业后留校任眼科助教、讲师、代主任。1949年留学美国，曾任纽约哥伦比亚大学眼科博士后研究员，新泽西州萨默塞特医院住院医师，西弗吉尼亚州医院眼科主治医师。1956年回国，任第四军医大学眼科副教授、教授及副主任、主任。为首批享受国务院国家特殊津贴的人员。曾任陕西省医学会眼科分会副主任，《中华眼科杂志》编委，《眼科研究》《眼外伤职业眼病杂志》编委、顾问等。

曾对地震性眼底压挤伤进行了细致的观察和分型,撰写科学论文进行国际交流。他有关眼外伤的研究曾获军队科技进步奖一等奖。译有《眼科手术学》,主编《创伤眼科学》。

梁树今(1916~2008年) 女,河南商丘人。著名眼底病学家。早年就读于河南大学医学院,抗日战争期间转入贵阳医学院医疗系学习,1947年7月毕业后留校任眼科学助教兼住院医师。1944年赴成都,在华西、中央、齐鲁三所大学联合眼耳鼻喉科医院进修。1947年任浙江大学医学院眼科讲师兼主治医师。1951年应邀到河北医学院创建眼科,历任副教授、教授、眼科主任、眼科教研室和眼病研究室主任,并担任中华医学会眼科学会委员、河北省眼科学会主任委员。20世纪60年代后期在我国率先使用和推行荧光素眼底血管造影技术,随后与廖菊生教授等共同编写《眼底荧光血管造影释义》(上、下册)专著,并开设学习班,以提高我国眼底疾病的临床研究水平。她较早开展了羊膜在眼科手术中的应用研究,施行虹膜复位术,还创造性提出"挤压性眶尖综合征"这一新病名。1982年被卫生部聘为全国医药院校教材评审委员会委员。

李 辰(1916~2011年) 台湾嘉义人。著名眼角膜病专家。1940年毕业于台湾大学医学部。曾任台湾大学医学院眼科主任、副教授。1949年任大连医学院眼科主任、教授。1969年任遵义医学院副院长、教授、眼科主任。1979~1986年任暨南大学副校长。曾任中华医学会眼科学会常务理事。

罗文彬(1916~2011年) 四川岳池人。我国眼科泪道学专家。1943年毕业于华西协合大学医学院,获医学博士学位。曾任华西协合大学医学院讲师、附属眼耳鼻喉医院总住院医师。1949年以后,历任四川省人民医院主任医师、眼科主任。长期致力于眼疾的诊治,以及泪囊凹的研究。1949年开展泪囊鼻腔造孔术,1983年对眼球内异物的X线定位诊断方法进行改革。撰有《泪囊鼻腔造孔术》《眼部肺吸虫病20例报告》等论文。

杨德旺(1917~1999年) 江苏盐城人。眼免疫学专家。1941年从军医大学毕业后,曾在广西省立医院、湖南省立医院、重庆总医院和国防医学院上海总院任职。1949年后历任第二军医大学附属医院暨长海医院眼科主任、教授、主任医师。曾先后任中华医学会上海眼科学会副主任委员、主任委员,全国眼免疫学组组长,全军泪液学组组长和上海防盲办公室顾问。《中国实用眼科杂志》《人民军医》《泪液学杂志》编委。1952年在林文秉教授指导下创办了我国第一个眼科病理室,并当选为中华医学会眼科学会委员。参与编写专著19部,主编《临床治疗学》《眼科临床免疫学》。

徐广第（1917～2013年） 山东临沂人。我国近视力表创建人。1946年毕业于国防医学院大学部医科，历任第二军医大学眼科主治医师、讲师和军事医学科学院放射医学研究所研究员。曾从事航空视觉研究。20世纪60年代，为飞行员设计双眼合像法防止空虚近视。20世纪80年代提出用双眼合像法防治近视，被教育部聘为全国学生近视眼防治工作专家指导组成员和组长。1955年设计《标准近视力表》，该表于1957年发行并在全国通用。1987年编著《眼科屈光学》，曾参加《眼科全书》等有关眼科屈光学内容的编写工作。

吴燮灿（1918～2004年） 浙江桐庐人。1941年毕业于陆军军医学校（本科），毕业后留校工作。1946～1948年公费留学美国麻省眼耳鼻医院等。回国后在浙江省立医学院任眼科主任。1951起历任浙江医科大学附属第一医院和附属第二医院眼科教研组副主任、主任及副教授、教授（博士生导师）。1982年创建中华医学会眼科学会眼屈光学组，任首届组长（1982～1992年），对推动我国眼屈光学的发展起了很大作用。担任《中华眼科杂志》编委、浙江眼科学会主委等。编写《实用眼镜光学》《眼科临床检查法》《眼与全身病》等书，并于1965年及1995年两次承担《眼科全书》的编写工作。

夏德昭（1918～2021年） 辽宁昌图人。1941年毕业于满洲医科大学，1945年获博士学位。1949年前，主要从事沙眼和角膜疾病的防治研究；20世纪50年代后期，开始中西医结合治疗角膜葡萄膜和视网膜及视神经疾病领域的研究。1981年任中国医科大学附属第一医院眼科主任。1983年，同景崇德、董世范、朱鹏汉等出资创办《实用眼科杂志》（1995年卫生部批准更名为《中国实用眼科杂志》）。历任中华医学会眼科学会委员、常委，辽宁省医学会眼科学分会主委、名誉主委，中国医科大学附属第一医院眼科主任，《中华眼科杂志》《眼科研究》编委，《中国实用眼科杂志》主编、名誉主编。致力于角膜移植、中西医结合治疗等。

方谦逊（1919～2004年） 福建惠安人，出生于马来西亚。1940年在上海圣约翰大学读医预科。1941～1947年就读于华西协合大学医学院，1947年毕业获博士学位，后留校任眼科助教、讲师、副教授、教授等职。1954年起任眼科教研室主任20余年。为硕士生、博士生导师。曾任《中华眼科杂志》编委、《生物医学工程学》副主编、《中华眼底病杂志》顾问。获卫生部、化工部科技进步奖等。

徐志章（1919～2006年） 浙江宁波人。新疆眼科学科奠基人。曾任新疆医科大学教授，新疆医科大学第一附属医院眼科主任医师。1950年毕业于成都华西协合大学医学院，获美国纽约州立大学医学博士学位。毕业后任华西协合大学医学院眼科助教及住院医师，1953年晋升为主治医师。1956年被卫生部指名调入新疆医学院，创建眼科教研室和附属医院眼科。1958年，他率先在新疆开展角膜移植术、青光眼手术、白内障手术、视网膜脱离、眶内肿瘤摘除、泪囊鼻腔吻合术、眼内异物定位摘除术、斜视矫正术等。同时还经常指导自治区、军区、兵团及州、县医院开展眼科工作。20世纪70年代介绍引进脉络膜部分切除活检术，20世纪80年代在新疆首先开展白内障现代囊外摘除+人工晶状体植入显微手术和流控式玻璃体切割术、眼底荧光造影、激光小梁成形术、视网膜冷凝术等。曾任中华医学会新疆眼科学分会主任委员，《中华眼外伤职业眼病杂志》《新疆医学杂志》《新疆医科大学学报》编委，全国临床视觉电生理研究会理事，乌鲁木齐市眼科医院名誉院长。

王永龄（1919～2008年）　江苏无锡人。1943年毕业于南京中央大学医学院，留校任眼科住院医师。1948年留学美国，1955年回国，受聘于上海广慈医院，1957年调至上海仁济医院任眼科主任。20世纪50年代，在国内较早使用吸盘进行白内障囊内摘除手术。专长于屈光不正、斜视弱视及泪道疾病的诊治，采用三棱镜片及Lancaster红绿灯检查方法以提高斜视诊断及治愈率。对慢性泪囊炎的治疗，采用无损伤的置硅胶条，从而避免做常规的鼻腔吻合术，取得良好的疗效。在技术革新方面，1978年与上海医疗器械七厂合作研制BQ型玻璃体切割器，获得上海市科技成果奖三等奖。1979年首先设计导光电凝电极应用于网膜脱离手术中裂孔的定位电凝，这一成果之后在全国推广使用。历任中华医学会眼屈光学组副组长，中华医学会上海分会副主任委员。

劳远琇（1919～2013年）　女，湖南长沙人。1944年毕业于湘雅医学院，毕业后留校，历任眼科住院医师、住院总医师兼助教。1949年赴美留学，毕业于宾夕法尼亚大学研究生院。新中国成立后，在北京协和医院工作，历任眼科讲师、副教授、教授、博士生导师。曾多年兼任国家科委发明评定委员会委员、卫生部医学科学委员会眼科专题委员会委员，并任中华医学会眼科学会常委、北京眼科学会主任委员、《中华眼科杂志》《眼科研究》杂志编委、中华医学会资深会员，国际视野学会会员，并被编入《华夏妇女名人词典》。1954年在北京协和医院创建"神经视野学"专业组。她编著并修订的《临床视野学》在1978年全国卫生医药科学大会上获奖。撰写有关"神经视野学"方面的论文60余篇。1987年美国大学妇女协会会刊报道了她的工作。

杨　钧（1919～2014年）　河北青县人。1941年考入北京燕京大学，后考入北京协和医学院，1947年完成六年制医学本科学习，获医学学士学位。于1947年8月至1960年12月在北京大学第一医院眼科工作，1960年12月调入北京大学人民医院，任眼科主任和副教授。1969年12月，任甘肃省平凉地区第二人民医院眼科主任。1980年12

月调入中国中医科学院广安门医院眼科工作。曾任中华医学会眼科学会专家会员,《中华眼科杂志》《中国中医眼科杂志》副总编,《中华眼底病杂志》《眼科研究》《眼科新进展》《临床眼科杂志》等杂志编委。主编《现代眼科手册》《图像眼科学》《眼科学彩色图谱》等著作,参与编写《实用眼科学》第1版和第2版,获卫生部科学技术进步奖一等奖、全国优秀科技图书二等奖。

袁佳琴(1919~2014年) 女,辽宁铁岭人。天津医科大学眼科教授。1943年毕业于贵阳医学院。1969~1984年在宁夏支援少数民族地区眼科。1989年与新加坡眼科专家林少明合作,在天津医科大学创建世界人工晶体中国天津培训中心,该中心之后扩建并更名为天津医科大学眼科医院。1956年出版《工业眼科学》专著及多篇研究论文,开启了我国工业眼科学的先河。曾任《中华眼科杂志》《眼科研究》等期刊编委,撰写《眼裂隙灯显微学》《人工晶体植入术图谱》《21世纪眼科学前沿(中英文对照)》等7部眼科专著,参与《眼科全书》等11部著作的编纂工作。曾获"中美眼科学会金苹果奖""眼科学终身成就奖"等。

赫雨时(1920~1981年) 满族,辽宁沈阳人。1945年毕业于辽宁医学院。先在天津医学院眼科任教,后调至天津眼科医院任院长。为中华医学会眼科学会常委、《中华眼科杂志》编委、中华医学会天津分会眼科学会主任委员。对眼肌学有很深的造诣,天津眼科医院也成为我国开展眼肌工作最早的单位之一。在斜视治疗、弱视训练及手术治疗麻痹性斜视方面,取得了良好经验,为我国培养了一批眼肌方面的专业人才。早在1960年就出版了《临床眼肌学》一书,1983年改版为《斜视》,20世纪70年代初主编《眼科临床实践》一书。

张淑芳(1920~2005年) 女,北京人。1941~1946年就读于北京大学医学院医疗系,毕业后到北京同仁医院工作,历任眼科住院医师、主治医师、教授、眼科副主任。曾任中华医学会眼科学会委员、北京医学会眼科专业委员会主任委员。为北京同仁医院眼科青光眼专业奠基人。曾长期受聘于卫生部保健局,是有声誉的资深专家。1990年获中央保健局颁发的荣誉证书及奖状,并获得朝鲜金日成勋章。

吴振中(1920~2010年) 女,辽宁沈阳人。著名青光眼专家。曾任中南大学湘雅二医院眼科主任、教授、博士生导师,中华医学会眼科学会委员,湖南眼科学会主任委员,全国青光眼学组委员,《中华实验眼科杂志》编委。1997年获得中华眼科学会奖。为湘雅二院眼科教研室和专业组的组建、人才培养等立下了功勋。20世纪70年代,与眼科同道合作开展中医治疗青光眼的研究,开辟了中药治疗青光眼的新途径。自1980年起,在国内较早开展青光眼早期诊断,以及Nd:YAG激光虹膜切开治疗和对晚期青光眼的视神经保护作用研究。

俞自萍（1920～2018年）　女，浙江嵊州人。1948年毕业于英士大学医学院（现浙江医科大学）。1949～1958年任南京医学院附属医院眼科住院医师、主治医师，1959年任眼科副主任，1983年晋升为主任医师。研制"眼科模型眼"，1957年编绘我国第一套"色盲检查图"，至1997年共发行5版。主编《先天性及后天性色觉检查图》《颜色视觉与色盲》等专著，合著《现代色觉检查图》等专著。获卫生部科学技术进步奖二等奖，江苏省、南京市先进工作者，"三八红旗手"等荣誉。

蒋润金（1921～1988年）　女，浙江杭州人。1947年毕业于北平大学医学院，后留校任教，历任北京大学第一医院眼科助教、讲师。1969年到甘肃平凉地区人民医院任副主任医师。1980年调回北京任《中华眼科杂志》编审（教授）、编辑室主任及编委。在西北山区克服种种困难，为当地培养了一批眼科专业医师，为防盲治盲发挥了积极作用。曾参与编写《眼科手册》《实用眼科学》《眼科全书》等著作。

倪　逴（1921～2001年）　安徽阜阳人。我国杰出的眼病理学家。1950年毕业于中央大学医学院。自1952年起，先后在上海中山医院眼科和上海第一医学院附属眼耳鼻喉科医院从事眼科临床和眼病理研究，为复旦大学附属眼耳鼻喉科医院终身教授。1982～1983年在美国哈佛医学院眼病理室开展学术交流1年，多次应邀赴日本、美国讲学，注重眼病理与临床结合，提高诊疗水平，对眼肿瘤病理有较深入的研究。任《十万个为什么》医学编委，曾参与《肿瘤学》《实用外科病理学》等专著的编写；著有《眼的应用解剖学》《眼的病理解剖基础与临床》等专著。

周文炳（1921～2001年）　河南方城人。1948年毕业于河南大学医学院医疗系，1956年考取中山医学院眼科研究生，师从著名眼科专家陈耀真。1959年起，参与组建中山医学院眼科青光眼专业组。1978年任中华医学会眼科学会青光眼学组组长。1981年以后，先后组织了6次全国青光眼学术交流会及5次临床和科研工作经验交流会，组织我国专家制订我国原发性青光眼的早期诊断标准，提出了两类原发性青光眼的不同激发试验，推动了我国青光眼研究深入发展。主编《临床青光眼》《先天性青光眼》《青光眼研究进展》等专著，撰写《专科疾病知识丛书》眼科学部分，参与编写《眼科文献文题索引》、《眼科学》、《中国医学百科全书》眼科学部分、《眼科新编》、《眼科全书》青光眼与低眼压部分、《眼研究前沿》、《眼科显微手术学》及《眼科显微手术学》。1988年起被聘为《中华眼科杂志》编委及荣誉编委。

张敬娥（1921～2014年）　女，山东蓬莱人。1945年毕业于南京中央大学医学院。1946年起任华西协合大学医学院眼科助教、讲师，1955年任北京同仁医院眼科副主任，其后任北京市眼科研究所副所长。先后担任北京医学会眼科学分会副主任委员、卫生部医学科学委员会眼科专题委员会委员。20世纪50年代被评为北京市劳动模范。

陈家彝（1922～2007年）　1950年毕业于北京医科大学（现北京大学医学部），毕业后在北京大学第一医院眼科工作。1953年4月随卫生部第一批卫生工作队进藏，在拉萨市人民医院工作，1962年底返回北京。在西藏近10年的时间里，创造了眼科的多项第一：第一位援藏眼科医师，第一位发表西藏地区眼科学术论文的作者，第一位登上天安门城楼观礼的眼科医师（1956年）。

袁守隅（1922～2020年）　湖南人。1948年毕业于上海医学院医疗系，在上海红十字会第一医院任眼科医师、助教。1952年转至上海医学院眼耳鼻喉科医院（1955年改为上海第一医学院附属眼耳鼻喉科医院），任眼科主治医师及讲师、副教授、教授，1960年参加建立青光眼研究室。1972年至澳门镜湖医院工作，1984年调回上海第一医学院附属眼耳鼻喉科医院。他在澳门为镜湖医院开展眼科医疗和培训人员，为该院建立眼科打下基础。

廖菊生（1922～2022年）　福建人。1955年毕业于北京医学院，毕业后在河北医学院工作，建立河北医学院眼科病理室。20世纪60年代，他改装一台眼底照相机，在动物眼上完成了血管造影。20世纪80年代，他与梁树今教授合作编写《眼底荧光血管造影释义》，并且开办学习班，为全国培养了一大批荧光血管造影专业中青年医师。参与创立中华医学会眼科学会眼底病研究协作组。担任《中华眼底病杂志》副主编。

聂爱光（1922～2022年）　女，湖北应山人。眼底病专家。1948年毕业于湖南湘雅医学院，毕业后留院。曾任国家科委发明评选委员会特邀审查员，中华医学会眼底病学组委员，《眼科新进展》《临床眼科杂志》《中国中西医结合杂志》《中华现代眼耳鼻喉科杂志》等杂志编委、顾问，湖南省医学会眼科学专业委员会主任委员，湖南省防盲协会委员、顾问，中南大学湘雅二医院眼科教研室副主任。1983年被评为湖南省科协学会先进工作者，1993年开始享受国务院政府特殊津贴，2002年被评为中华医学会眼科学分会优秀工作者。参编《眼科治疗学》《玻切手术学》《眼科全书》等专著，主编《现代黄斑疾病诊断治疗学》。

杜念祖（1922～2022年）　广东顺德人。1941年就读于中山大学医学院，1946年毕业后开始从事眼科工作。开展治疗性角膜移植新领域；在眼整形手术中应用生物材料；在国内开创玻璃体切割手术；成立我国第一个眼科专业学组——角膜病专业学组，并担任组长。主编高等医学院校教材《眼科学》（1977年版及1980年版）和《眼科手术学》等教材。在1990年、1997年和2001年先后荣获国家科学技术进步奖二等奖、三等奖。

罗成仁（1923～2014年） 四川成都人。1950年毕业于华西协合大学医学院，获医学博士学位。先后担任四川大学华西医院（原华西医科大学）眼科学教授、博士研究生导师和博士后合作导师，华西医科大学眼科副主任、主任，卫生部临床学科"眼底病研究"重点建设项目、四川省教育委员会和华西医科大学"211工程"重点学科点眼科的学科带头人。历任成都市和四川省眼科学会主任委员。主持视网膜母细胞瘤的细胞和分子遗传学及其基因治疗研究、视网膜色素变性的基因定位和分子缺陷研究及糖尿病视网膜病变的糖代谢机制研究等工作。1983年创立眼底病研究协作组，并任组长。1985年创办《眼底病》杂志（1993年更名为《中华眼底病杂志》），并担任总编辑。

金秀英（1923～2023年） 女，北京人。1945年毕业于北平大学医学院医疗系。先后担任北京同仁医院角膜病专业组组长，北京市眼科研究所所长、微生物室主任等职。1979年担任眼科学硕士研究生导师，为我国消灭致盲性沙眼、正确诊治棘阿米巴角膜炎等感染性眼病做出重要贡献。带领微生物实验室建立的感染性眼病实验室系列诊断技术与方法在全国推广普及，并沿用至今。主编《眼表细胞学基础与临床》，参编《眼科全书》《现代临床病毒学》等专著。先后获得国家、卫生部及北京市级奖励23项，1993年被评为北京市有突出贡献科学技术专家，2003年将其国家科学技术进步奖二等奖奖金、新药技术成果转让奖金全部捐出，成立"金秀英眼科基金"，用于资助边远贫困地区眼科医师以提高其眼病诊治水平，2005年荣获中华医学会眼科学分会、中美眼科学会"金钥匙奖"。

宋 琛（1924～2009年） 女，辽宁海城人。1945年毕业于辽宁盛京医学院。历任北京大学人民医院外科医师、北京友谊医院眼科主任、解放军总医院眼科主任。曾任全军眼科专业组组长，中华医学会眼科学会委员，国家和军队医学科学技术进步奖及国家自然科学基金评委、《中华眼科杂志》等期刊的编委。曾主编《手术学眼科卷》等专著，发表论文百余篇。先后荣获国家技术发明奖、国家科学技术进步奖各1项，军队科技进步奖15项，亚太眼科学会杰出贡献奖，中美眼科学会金苹果奖及光华科技基金奖。

易玉珍（1924～2012年） 女，湖南长沙人。眼病理学家。1949年毕业于中正医学院，先后在省立长沙医院、湘雅医学院工作。1954年，到莫斯科第一医学院攻读（副）博士学位。1959年回国，在北京协和医院工作，后调至中山医学院眼科工作。曾担任中华医学会眼科学会病理学组副组长、国家眼科学实验室学术委员会委员、中山眼科中心眼科研究所眼病理室主任。研究方向：青光眼、视网膜母细胞瘤（RB）、角膜病等，在我国最早深入开展正常人和开角型青光眼小梁网组织化学及超微结构研究；建立RB细胞株，并对RB进行细胞学、免疫学、基因及中西医结合治疗等特色研究。相关研究曾获卫生部乙级科学技术成果奖（1983年）、广东省高教局和卫生厅科学技术进步奖三等奖（1983年、1987年）。编写《眼科全书》"白内障病理"章节、《外科病理学》"眼病理"章节等。

陆道炎（1925～1995年） 浙江宁波人。毕业于上海圣约翰大学医学院，曾任上海第二医学院眼科学教授、眼科教研室主任及新华医院眼科主任。国务院学位委员会颁布的第一批眼科博士生导师之一。1955年，陆道炎等设计制作了我国第一台眼底摄影机。1965年在新华医院开展白内障冷冻摘除术。1974年首次研制出我国第一代人工晶状体并成功植入人眼，之后又研制出后房J形人工晶状体。20世纪80年代中期，陆道炎率领的团队首次提出人工晶状体的设计采用非球面原理，极大地提高了视觉成像的质量。1979年在法国召开的世界白内障与人工晶状体会议上他被选为大会执行主席。1980年在美国洛杉矶全美第三届人工晶状体大会上做有关中国人工晶状体现状的报告。

张承芬（1925～2018年） 女，湖北武昌人。眼科学教授，主任医师，博士研究生导师。1951年毕业于上海医学院。1993年获中国协和医科大学"协和名医"称号。对于糖尿病眼底病变的诊断和治疗有深厚造诣。1981年"红宝石与氩离子激光治疗眼底病"获卫生部甲级科研成果奖，1986年"脉络膜血管瘤的临床诊断及激光治疗研究"获卫生部乙级科研成果奖，1990年"糖尿病性视网膜病变的临床研究"获国家科学技术进步奖三等奖，1991年"糖尿病视网膜病变亚临床生物学信息研究"获卫生部科研进步奖三等奖。1998年荣获中美眼科学会"金钥匙奖"。主编《激光眼科学》《眼底病学》，并于2000年获北京市科学技术进步奖一等奖。

胡天圣（1926～2014年） 湖南桃源人。1946～1950年就读于清华大学化学系，毕业后考入北京协和医学院，1955年毕业。1980～1982年在美国国立眼科研究所（NEI）从事白内障基础研究。历任北京协和医院眼科住院医师、主治医师、副教授及教授。曾任世界卫生组织防盲委员会顾问，《中华医学杂志》（英文版）编委，国际眼部炎症学会执委等职。重点研究领域为葡萄膜炎、白内障、青光眼。

唐由之（1926～2022年） 浙江杭州人。研究员，博士生导师，中国中医科学院名誉院长。1957年自北京医学院医疗系毕业后一直在中国中医研究院工作。

1975年成功为毛主席施行白内障针拨手术，之后还为柬埔寨、朝鲜、印尼等国家领导人进行眼病诊治，获朝鲜国家一级友谊勋章。创建中国中医研究院眼科医院（现中国中医科学院眼科医院）和眼科研究所，中华中医药学会眼科专业委员会及中国中西医结合学会眼科专业委员会，创办《中国中医眼科杂志》并担任主编。先后荣获"全国科技大会先进工作者""中青年有突出贡献专家""全国卫生文明先进工作者""国医楷模""首都国医名师""国医大师""五一劳动奖章"等荣誉称号，曾获得何梁何利基金科学技术进步奖、国家科学技术进步奖二等奖及省部级科研奖等。

粟惜兰（1928～2013年）　女，广西桂林人。1952年毕业于中山大学医学院，之后一直任职广东省人民医院眼科，曾任科主任、中华医学会眼科学会委员、广东眼科学会主任委员、全国防盲指导组委员。被评为全国防盲治盲先进工作者；曾获省级科技进步奖一次；1992年获广东省政府授予"有突出贡献专家"称号；1994年被收入《中国妇女500杰》。

张方华（1928～2017年）　上海崇明人。1953年从北京大学医疗系毕业后至北京大学医学院附属医院眼科工作，1959年研究生毕业后至北京同仁医院眼科工作。1964年建立北京同仁医院眼肌专业。在国内率先开展多项检查和治疗，如1966年首先对先天性眼球震颤实施了手术，为后学积累了宝贵经验。曾多次获得北京市科技奖。曾任中华医学会眼科学会斜视与小儿眼科学组（原眼肌学组）第一至第六届委员，担任《中国斜视与小儿眼科杂志》《中华眼科杂志》等期刊编委。

王光璐（1929～2016年）　湖北武汉人。1956年毕业于北京医学院，之后于北京同仁医院眼科工作，曾任眼科主任医师。北京同仁医院眼底病专业奠基人之一，促进了北京同仁医院眼底病专业的发展。在国内外发表论文百余篇，获北京市科技进步奖等奖项12项。

吴景天（1930～2008年）　辽宁沈阳人。1951年毕业于中国医科大学，中国医科大学第一附属医院眼科教授、主任医师、博士生导师，对眼底病、眼屈光不正及小儿斜视、弱视的诊治有较深的造诣。参编全国高等院校眼科学统编教材。曾任中华医学会眼科学会第四、第五届常委，辽宁省眼科学会名誉主任委员，《中国实用眼科杂志》副主编。

郭静秋（1930～2012年）　女。1957年8月毕业于北京医学院医疗系。1987年任日本顺天堂大学、帝京大学小儿眼科客座研究员。历任北京医学院第一附属医院眼科住院医师、主任医师、讲师、副教授、教授。曾任北京医科大学第一医院小儿眼科主任，北京医科大学儿童视觉研究中心主任，全国弱视斜视防治中心主任。主要从事眼科及小儿眼科的临床医疗、视觉发育及发育期常见眼病的诊查工作。曾任中华眼科学会斜视与小儿眼科学组组长，创办《中国斜视与小儿眼科杂志》并任主编，曾任《中华眼科杂志》《中国实用眼科杂志》《眼科》《眼科研究》等期刊编委。

沈克惠（1930～2021年） 1950年就读于大连医学院，1955年就职于中国医科大学附属第一医院眼科。20世纪60年代初响应国家号召，奔赴西北，到甘肃省人民医院眼科工作，1984年5月起担任甘肃省人民医院眼科主任。曾任中华医学会眼科学会第五、第六届全国委员及第六届防盲学组委员，甘肃医学会理事，甘肃省医学会眼科专业委员会主任委员、名誉主委。致力于甘肃省防盲治盲工作；1993年起邀请美国甘肃联合复明协会（GANSU INC）每年到甘肃、青海、新疆等地免费开展白内障复明手术。积极参与国际狮子会（Lion Club）白内障复明手术、奥比斯眼科飞机医院和健康快车白内障复明工作。2011年获中华医学会眼科学分会"西部地区眼科创业贡献奖"，甘肃省卫生厅"全省防盲治盲工作突出贡献奖"。

严　密（1931～2010年） 安徽人。我国神经眼科研究的开拓者之一，我国荧光素眼底血管造影和眼底病激光治疗先驱。1956年毕业于四川医学院医学系，毕业后留校从事眼科工作。1982～1983年在美国宾夕法尼亚大学Scheie眼科研究所、约翰斯·霍普金斯大学威尔玛眼科研究所做访问学者。曾任中华医学会眼科学会副主任委员、中华医学会眼科学会眼底病学组组长、中央保健委员会专家、卫生部眼科学实验室学术委员会委员、四川大学华西医院眼科主任、四川省眼科学会主任委员、《中华眼底病杂志》总编辑等。发表眼科专业论文50余篇。参与主持、主办第21次全国眼底病学术会议、第22届全国眼底病学习班。参与《中华眼底病杂志》前身《眼底病》的创刊工作，曾任《眼底病》杂志副主编和《中华眼底病杂志》总编辑。

徐锦堂（1931～2022年） 河北乐亭人。1955年毕业于大连医学院，获苏联莫斯科第二医学院研究部（副）博士学位。先后担任哈尔滨医科大学附属第一医院主治医师、讲师、副教授，暨南大学医学院教授、博士研究生导师、眼科教研室主任，中华医学会眼科学会角膜病学组组长，卫生部眼科学实验室学术委员会委员。曾任广东省眼科学会顾问，《眼科研究》杂志副主编，《中国眼耳鼻喉科杂志》《眼科》《眼科学报》《临床眼科》杂志编委；先后获得广东省高等教育局、卫生厅科技进步奖二等奖和三等奖4次，1991年和1996年获国家教育委员会科技进步奖一等奖和二等奖各1次，1997年获国家科技进步奖二等奖，1998年获国务院侨办科技进步奖一等奖，1998年获国家专利2项；1991年被评为广东省高校"七五"期间先进科技工作者，1998年被评为国务院侨办所属学校优秀教师。

　　王思慧（1932～2016年）　女，上海人。1954年毕业于上海第二医科大学，1983～1991年任天津眼科医院院长，1986年开始从事防盲及低视力工作，1987年在中国开创首家儿童低视力门诊，1991年获全国三项康复先进个人，中国低视力专业学科带头人，擅长治疗青光眼、低视力、疑难眼病。曾任国际低视力研究及康复协会理事（荷兰），中国残联低视力专家组成员，中华医学会儿科学分会委员，《中华眼科杂志》等眼科专业期刊编委，曾获天津市科技进步奖4项。

　　朱秀安（1932～2021年）　河南人。1958年毕业于北京医学院医疗系，毕业后留校，历任北京医学院第三附属医院眼科住院医师、主治医师、教授。曾任北京医科大学第三临床医学院眼科主任、眼科病理研究室主任，以及国家职业病诊断标准委员会委员、国家《劳动能力鉴定标准》制订专家组专家。北京大学眼科中心筹建人之一。主要从事职业性眼病及视网膜病理生理学研究。1981～1982年在我国最早报道微波白内障、电离辐射性白内障的临床研究；1986年首先报道我国核爆炸犬眼晶状体的调查。20世纪90年代参与了国产第一代准分子激光设备的研究工作。1996年参与《眼科全书》编写工作。

　　童　绎（1932～2022年）　安徽明光人。1955年毕业于浙江医学院，致力于我国神经眼科、眼遗传病研究。1990年在我国首先证实Leber遗传性视神经病变是一种线粒体DNA缺陷的遗传病。2004年与我国同行合作，进一步阐明Leber遗传性视神经病变发病调控机制，发现了一个导致线粒体失调的调控子，被世界线粒体研究数据库命名为"Leber病调控子"。多次组织并参加国内神经眼科学习班，为我国培养了一批神经眼科骨干人才。参加《眼科全书》《中华眼科学》神经眼科学相关章节的编写工作，并任《中华眼科学》（第3版）"神经眼科学"分卷主编。2016年获中华医学会眼科学分会神经眼科学组"终身成就奖"。

　　葛　琪（1933～2022年）　女，湖北武汉人。1950～1955年就读于北京大学医学院医疗系，毕业后入哈尔滨市第二医院任眼科医师，1963年在北京朝阳中医医院任眼科医师，1982年调至中华医学会《中华眼科杂志》编辑部工作。

　　嵇训传（1933～2021年）　上海人。1955年毕业于上海第一医学院附属眼耳鼻喉科医院专修班（医专），毕业后留校工作。历任复旦大学（原上海第一医学院、上海医科大学）附属眼耳鼻喉科医院眼科副主任、主任。1984～1992年担任眼耳鼻喉科医院院长，2002年被聘为眼耳鼻喉科医院眼科终身教授。曾任中华医学会眼科学会副主任委员、国际眼科咨询委员会委员、上海市医学会眼科专委会主任委员，《中华眼科杂志》副总编、《眼科全书》第二卷主编、《中国医学百科全书》眼科分卷学术委员，主编《眼科显微手术学》等专著，也是全国高等院校规划教材《眼科学》编委。

孙葆忱（1933～2022年）　山东烟台人。1964～1980年在北京市怀柔县医院眼科任主治医师，1980年在北京市眼科研究所工作，1983年任副研究员，1987年起任北京同仁医院眼科主任医师、博士研究生导师、眼科教授。1984～1985年作为访问学者在西澳大学及墨尔本大学从事防盲及低视力研究工作。在北京郊区开展了1万余人的盲及低视力流行病学调查工作。曾任国际防盲协会（IAPB）中国委员、全国防盲技术指导组办公室主任、全国及北京市低视力专家组组长、卫生部视光学研究中心顾问及中国金钥匙视障教育研究中心高级顾问等。1983年在同仁医院眼科开设低视力门诊。数次获北京市卫生局及北京市科学技术委员会科技成果奖。

李子良（1935～2012年）　上海人。1955年毕业于上海第一医学院附属眼耳鼻喉科医院专修班（医专），毕业后分配至山西大同市六一六厂职工医院，1957年调至徐州市第一人民医院任眼科主任医师、副院长。1978～2001年任徐州眼病防治研究所所长。1981年任徐州医学院眼科教授。1985～1987年至美国芝加哥伊利诺斯大学眼科进修并任副研究员。2001～2005年任北京大学眼科中心主任特别助理。在改革开放初期与申尊茂一起组织编写《眼科进展》《眼科争论》，介绍国外进展。1980年担任《眼科新进展》副总编。1979年担任中华医学会眼科学会全国委员会委员，1988～2004年任副主任委员。1988～2000年任《中华眼科杂志》副主编及《美国医学会眼科杂志》中文版副主编。担任《眼科全书》副主编。1995年任世界卫生组织防盲顾问。1996～2000年任国际眼科学会联盟顾问。获得国际防盲协会"防盲杰出贡献奖"及中美眼科学会"金苹果奖"。

第二节　眼科两院院士

1993年起我国实行遴选"院士制"，1999年以来先后有4位眼科专家当选为中国科学院或中国工程院院士。

李绍珍（1932～2001年）　女，广东台山人。眼科学首位中国工程院院士。1954年毕业于华南医学院本科，1962年于中山医学院（两者均为中山医科大学前身）眼科研究生毕业。受卫生部委托主持推广白内障手术、改进小切口超声乳化术工作；与国际合作建立防治点，率先研究患者手术前后生存质量。创立眼生化室，开展并指导白内障病因及眼免疫实验研究，发现人晶状体蛋白亚基变化及凋亡基因表达与白内障形成有关、人类葡萄膜炎与视网膜抗原自身免疫有关等。有关白内障防治及葡萄膜炎发病机理研究成果等获1997年及1999年国家科学技术进步奖三等奖。被授予全国优秀教师称号。1997年和1998年分别获中美及亚太眼科学会优秀服务及科研奖状（牌）。1999年当选眼科学首位中国工程院院士。

谢立信（1942年～） 山东莱州人。中国工程院院士。1965年毕业于山东医学院。现任山东省眼科研究所名誉所长，山东省眼科医院院长，青岛眼科医院院长，亚太角膜病学会名誉主席，中华医学会眼科学分会名誉主任委员。1987～1988年赴美国路易斯安那州立大学眼科从事角膜病研究。1991年创建山东省眼科研究所、青岛眼科医院、山东省眼科医院（济南）。我国角膜病专业和白内障超声乳化手术的领军者。获国家科学技术进步奖二等奖3项、山东省科学技术进步奖一等奖4项和山东省科学技术最高奖。主编、主译书籍30部。发表学术论文500余篇。先后获得中美眼科学会"金钥匙奖"、中华眼科杰出成就奖、美国眼科学会成就奖、亚太地区眼科学会"Arthur Lim奖"、何梁何利基金科学与技术进步奖，荣获"全国劳动模范"称号。2001年当选中国工程院院士。

范先群（1964年～） 安徽寿县人。中国工程院院士。1987年毕业于蚌埠医学院医疗系；1993年获上海第二医科大学眼科学专业医学硕士学位；1998年获上海第二医科大学整形外科学专业医学博士学位；2010年任上海交通大学医学院附属第九人民医院党委书记、临床医学院院长；2021年任上海交通大学医学院院长、党委副书记及上海交通大学副校长。长期致力于眼眶病和眼肿瘤的临床治疗与基础研究，创建眼眶外科内镜导航手术系统，研发功能化眼眶修复材料，构建适用于眼眶微环境的生物材料，建立了个性化眼眶修复新技术；阐明眼肿瘤发生机制，建立多靶点基因治疗方法，构建眼恶性肿瘤规范化诊疗方案，提高了患者的保眼率和生存率。获国家科学技术进步奖二等奖、教育部高等学校科技进步奖一等奖、上海市科技进步奖一等奖等。2021年当选中国工程院院士。

杨正林（1966年～） 四川邛崃人。中国科学院院士。人类疾病基因研究四川省重点实验室主任，四川省医学会检验专业委员会主任委员，四川省医学科学院（四川省人民医院）党委副书记、院长，电子科技大学医学院院长。在视网膜疾病致病机制、分子诊断和防治领域取得了多项创新成果。先后鉴定多个视网膜疾病新基因，系统阐明了视网膜新生血管形成、圆盘膜发育、感光细胞和视神经节细胞死亡等科学问题，揭示了视网膜病变发生的分子机制，形成分子诊断体系，广泛用于疾病诊断和防治。 在 *Science*、*New England Journal of Medicine*、*Nature Genetics*、*Nature Medicine*、*Journal of Clinical Investigation* 等期刊发表论文，连续7年（2014～2020年）入选中国高被引学者；获国家科学技术进步奖二等奖、谈家桢生命科学创新奖、吴阶平-保罗·杨森医学药学奖、国之名医·优秀风范奖等。担任中华医学会医学遗传学分会候任主委。2021年当选中国科学院院士。

（杨　钧　吴乐正　胡诞宁　陈又昭　林子晴）

参考文献

北京大学第三医院眼科，洪晶，2019. 沉痛悼念李凤鸣教授 [J]. 中华眼科杂志，55（6）：479，480.

北京同仁医院，1990. 沉痛悼念张晓楼教授 [J]. 实用眼科杂志，（11）：4.

毕华德，1950. 李清茂医师传略 [J]. 中华眼科杂志，1（1）：57.

崔洪昌，2001. 记中国现代眼科女先驱毛文书教授 [M]//吴乐正，陈又昭主编. 光明使者丛书第二集. 北京：昆仑出版社，1-5.

管怀进，2021. 深切缅怀我国杰出的眼科学及眼病理学家易玉珍教授 [J]. 眼科学报，36（8）：561-565.

洪锡安，1986. 纪念沈毅教授逝世20周年 [J]. 实用眼科杂志，（12）：706.

胡诞宁，1979. 周诚浒传略 [J]. 中华眼科杂志，15（4）：313.

惠延年，2000. 沉痛悼念《眼科研究》名誉总编辑蔡用舒教授 [J]. 眼科研究，（2）：96.

解放军总医院，2010. 沉痛悼念宋琛教授 [J]. 中华眼科杂志，（2）：185.

李春武，桑延智，仲明，等，1999. 中华医学会眼科学分会委员杨德旺教授逝世 [J]. 中华眼科杂志，（6）：25.

首都医科大学北京同仁眼科中心，2005. 沉痛悼念张淑芳教授 [J]. 中华眼科杂志，（7）：589.

四川大学，2014. 沉痛悼念罗成仁教授 [J]. 中华实验眼科杂志，32（8）：681.

四川大学华西医院，2010. 我国著名眼科专家、《中华眼底病杂志》总编辑严密教授逝世 [J]. 中华眼底病杂志，（1）：1.

天津医科大学眼科医院，2014. 沉痛悼念袁佳琴教授 [J]. 中华眼科杂志，50（11）：825.

同济医科大学，1989. 著名眼科学专家吉民生教授逝世 [J]. 同济医科大学学报，（2）：118.

邢怡桥，2017. 献身杏林树高风：追忆缅怀我国眼底病学科专业主要奠基人之一、武汉大学人民医院眼科中心孙信孚教授 [J]. 中华眼底病杂志，33（5）：443，444.

许迅，张皙，2015. "东方一只眼"赵东生：纪念上海交通大学附属第一人民医院眼科赵东生教授 [J]. 中华眼底病杂志，31（4）：319，320.

薛杰，1980. 高文翰传略 [J]. 中华眼科杂志，（1）：95.

杨钧，1979. 毕华德传略 [J]. 中华眼科杂志，15（3）：217.

于燕，2001. 记中国现代眼科奠基人之一陈耀真教授 //吴乐正，陈又昭主编，光明使者丛书第一集. 北京：昆仑出版社，1-4.

佚名，2005. 著名眼科专家缪天荣教授逝世 [J]. 温州医学院学报，35（3）：215.

张风，2016. 大音希声 大象无形：记眼底病临床学家王光璐教授 [J]. 中华眼底病杂志，32（1）：1，2.

《中华实验眼科杂志》编辑委员会，2018. 沉痛悼念张承芬教授 [J]. 中华实验眼科杂志，36（8）：657.

《中华眼科杂志》编辑委员会，2001. 沉痛悼念李绍珍院士 [J]. 中华眼科杂志，37（3）：80.

《中华眼科杂志》编辑委员会，2002. 沉痛悼念周文炳教授 [J]. 中华眼科杂志，（1）：10.

《中华眼科杂志》编辑委员会，2004.沉痛悼念胡铮教授 [J].中华眼科杂志，（1）：70.

《中华眼科杂志》编辑委员会，2005.沉痛悼念方谦逊教授 [J].中华眼科杂志，（2）：76.

《中华眼科杂志》编辑委员会，2005.沉痛悼念吴燮灿教授 [J].中华眼科杂志，41（2）：155.

《中华眼科杂志》编辑委员会.2008.沉痛悼念梁树今教授 [J].中华眼科杂志，44（7）：663.

中国中医科学院广安门医院，2014.沉痛悼念杨钧教授 [J].中华眼科杂志，50（9）：703.

中华医学会云南省分会眼科学分会，2001.魏劼沉教授在昆明逝世 [J].中华眼科杂志，（2）：72.

作者简介

杨　钧　见第三章作者简介。

吴乐正　见主编简介。

胡涎宁　见主编简介。

陈又昭　见第八章作者简介。

林子晴　见第四章作者简介。

第十章　眼科博物馆

第一节　中国眼科博物馆（筹）

一、中国眼科博物馆（筹）发展史

为了系统地保存和研究我国眼科学历史上的文物资料，抢救眼科学领域一些重要历史文化遗产，在中华医学会眼科学分会和南通大学附属医院的共同努力，以及江苏省文物局、南通市人民政府和南通市文化局的大力支持下，一座集文物收藏、研究、陈列展示、宣传教育等功能为一体的国家级眼科博物馆成立并对外开放。

（一）筹建初级阶段

1. 萌生想法　鉴于历史原因及其他各种因素，眼科学领域部分重要文史和学术资料等文物已经丢失，而现存的文物散于全国各地，无统一保存、收藏和研究场所。在与我国眼科学前辈的接触和交流中，笔者接受了筹建眼科博物馆的建议，得到吴乐正教授和陈又昭副教授，特别是中华医学会眼科学分会原主任委员赵家良等分会领导的大力支持，经中华医学会眼科学分会同意，与南通大学附属医院共同建立中国眼科博物馆（筹）。

2. 定址南通　南通市有"博物馆之乡"之称，是我国博物馆事业的发祥地。中国第一座博物馆——南通博物苑，由我国近代著名爱国实业家、教育家张謇先生于1905年创办。这里先后形成了由南通纺织博物馆、中国珠算博物馆、中国审计博物馆、南通城市博物馆、体育博物馆等组成的南通环濠河博物馆群。这些深厚的历史文化底蕴为中国眼科博物馆的建设和发展奠定了良好的基础。

南通大学附属医院创建于1911年，是江苏省属大学教学医院、三级甲等医院。1916年创建医院眼科，系江苏省医学高校重点学科、省临床重点专科，在我国眼科界拥有一定的影响力。

（二）审批阶段

2007年经中华医学会眼科学分会常委会考察后，中华医学会眼科学分会同意与南通大学附属医院合作，共同组建中国眼科博物馆，由南通大学附属医院提供场所和管理人员。2009年江苏省文物局同意南通大学附属医院在南通筹建眼科博物馆。

2009年3月28日，黎晓新、赵家良、管怀进等出席中国眼科博物馆筹备工作会议，对筹备工作进行谋划，酝酿和制订相关实施方案，并对南通大学启秀校区图书馆楼和附属医院综合楼进行了现场考察。博物馆一期在图书馆楼四楼，建筑面积约500平方米，主要进行文物的收集和初步展陈。博物馆二期位于医院综合楼内，建筑面积2000余平方米，有中国眼科学发展史、收藏文物和眼保健科普教育等三大展示区。

（三）场馆建设

2010年4月4日，中国眼科博物馆（筹）在南通大学附属医院正式揭牌，标志着筹建中的中国眼科博物馆正式落户南通大学附属医院。同时召开了中国眼科博物馆筹建成立研讨会，眼科专家和文博专家20余人出席会议。会议对中国眼科博物馆的定位、文物文献收集、资金来源和运行管理等方面事宜进行了讨论，并形成了一致性意见。

2011年初，考虑到中国眼科博物馆一期工程位于南通大学内，位置较远，管理不便，经多方协商决定将博物馆一期工程馆址设在南通大学附属医院17号楼眼科大楼的一楼。

（四）文物征集和收藏

博物馆通过各种途径宣传和发放宣传资料，向海内外各界公开征集文物史料，包括古代、近现代及当代的书籍图片、书信手稿、工具仪器、服装用品、著名人物的手迹、遗物和文献资料，以及各种标本等。征集采用捐赠、代为保管、借展、复制、收购等多种形式。博物馆不仅收藏与眼科发展历史相关的有形文物，还收藏与眼科发展历史相关的声音和图像等资料文物。

博物馆文物征集工作得到全国眼科医生和企业的大力支持。目前中国眼科博物馆（筹）已收藏各类各级物品4000余件，其中1949年之前的文物74件。2011年，经江苏省文物局专家鉴定，为毛主席定制、专用的白内障手术器械定为国家一级文物，清朝咸丰三年的《审视瑶函》、中华民国时期的验光镜片箱及镜片都定为国家三级文物。

（五）建立初期对外开放

中国眼科博物馆（筹）从萌生想法到初期对外开放经历了8年的漫长过程。中国眼科博物馆（筹）的建成是中国眼科发展的重大事件之一，它集文物收藏、陈列展示、研究和眼科科普教育等功能为一体，将是我国国家级眼科博物馆，首开医学界专业博物馆的先河。

2012年6月30日，赵家良、赵堪兴、葛坚和唐由之等一起为博物馆开馆剪彩。来自全国各地的近百位眼科专家齐聚一堂，共同见证了中国眼科历史上这一重要时刻。剪彩仪式后举行了2012年中国眼科文史论坛，赵堪兴教授宣读了成立第一届中国眼科博物馆（筹）学术委员会的决定和委员会的人员组成名单。论坛由葛坚教授主持，5位专家从不同的领域介绍了眼科学的发展历史。开馆当天，多位专家捐赠文物和捐款。

中国眼科博物馆（筹）馆址设在南通大学附属医院17号楼眼科大楼一楼，设有12个展区，分别为中国古代眼科展区、西方眼科学传入中国展区、近现代眼科学的建立展区、眼科诊断及治疗的器械和设备展区、中国的眼科学术团体展区、全国各地的眼科学会展区、名人堂展区、中国眼科杂志展区、王利华眼镜专题展区、白内障手术发展史专题展区、多功能展区和眼科教育与科普展区，这些展区的展品从不同历史时期、不同角度记录了眼科的发展进程。

1. 门厅　展示赵家良教授撰写的前言及罗美富先生（中华人民共和国审计署外事司原司长）为眼科博物馆题写的馆名（图10-1）。

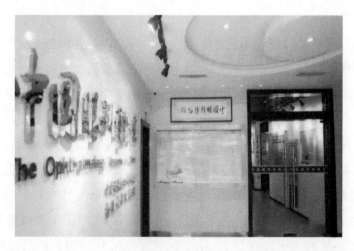

图10-1　博物馆门厅

2. **中国古代眼科展区**　展示中医眼科的发展史和陈列我国古代眼科发展相关的文物及史料。陈列有明末清初傅仁宇著《审视瑶函》（清朝咸丰三年即1853年，国家三级文物）、《银海精微》（清朝）、《验方类编》（清朝光绪十年即1884年）、洗眼杯（中华民国）及其他中医眼科专著（图10-2）。

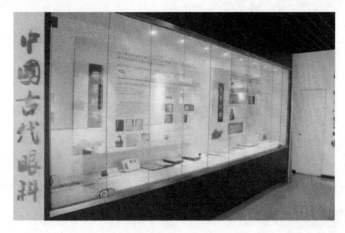

图10-2　中国古代眼科展区

3. **西方眼科学传入中国展区**　介绍西方眼科学传入中国的过程及当时西方传教士在中国建立的眼科诊所和医院，介绍当时这些医院收治的眼科患者的比例和眼疾的种类。从该区可以了解眼科学较其他西方医学学科更早传入中国。陈列有《西医略论》（1857年）、《眼科必携》（1876年）等。

4. **近现代眼科学的建立展区**　介绍中国人建立的眼科医学院校和医院。陈列了最早的中西医结合眼科学教材《眼科大全》（1914年）、《近世眼科学》（1916年）等（图10-3），还分批介绍了全国部分医院的眼科发展历史。

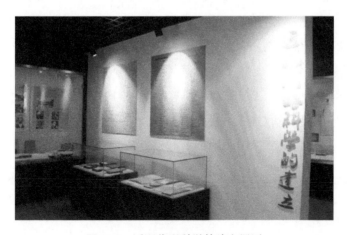

图10-3　近现代眼科学的建立展区

5. 眼科诊断及治疗的器械和设备展区　介绍了眼科检查和治疗设备的发展过程。陈列了裂隙灯（1911年，蔡司公司）、裂隙灯（1930～1940年，德国制造）、镜片箱（民国时期，国家三级文物）、最早的间接检眼镜等（图10-4）。

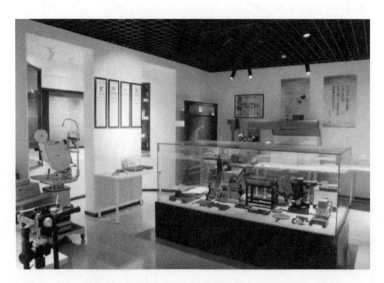

图10-4　眼科诊断及治疗的器械和设备展区

6. 中国的眼科学术团体展区　介绍中华医学会眼科学分会的发展历史和相关文物及各个学组的发展历史。陈列了《眼科名词录》（1940年中华眼科学会编著）、第一届全国眼科学术大会合影（1965年）、第一届全国眼科学术大会文件袋（1965年）、中美眼科学会赠送给中华眼科学会的权力锤（1988年）、第五届全国眼科学术大会徽章和代表证（1992年）等。

7. 全国各地的眼科学会展区　介绍各省眼科学会的发展史。陈列了各省眼科学会出版的专著和教材、眼科器械包及手术器械（20世纪60年代）、奖励证书（白内障超声乳化吸出器获浙江省科学技术进步奖二等奖，1986年）等（图10-5）。

8. 名人堂展区　介绍了为我国现代眼科学事业做出重大贡献的专家。陈列了著名眼科专家的专著、手稿，如《屈光学》（毕华德译，1952年）、《眼科手术学》（赵东生著，1953年）、病理报告单（林文秉签署，1967年）等（图10-6）。

9. 中国眼科杂志展区　介绍我国现有眼科杂志的发展历史。陈列了《中华医学杂志》眼科专号（1938年）、自1950年起全套的《中华眼科杂志》等（图10-7）。

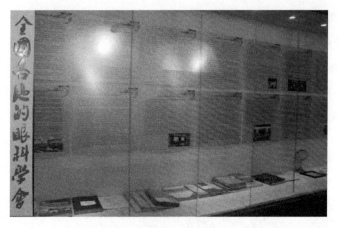

图 10-5 全国各地的眼科学会展区

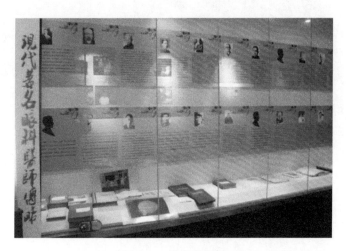

图 10-6 名人堂展区

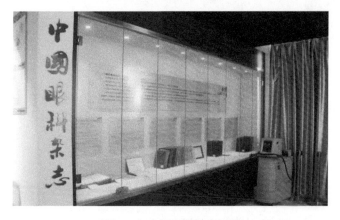

图 10-7 中国眼科杂志展区

10. 王利华眼镜专题展区　介绍眼镜的发展历史。陈列了单片眼镜、无腿额托折叠眼镜、直腿无托眼镜、下梁设计为鼻托软曲腿眼镜、硬曲腿眼镜、镜片（中华民国，三级文物）等。

11. 白内障手术发展史专题展区　介绍白内障手术的演变历史，陈列了从古老的手术方式到先进的手术方式整个演变过程的全套器械和设备（图10-8），以及唐由之教授为毛主席定制、专用的白内障手术器械一套（1975年，国家一级文物）（图10-9）等。此外，还陈列了四川省人工晶状体研究所研制的人工晶状体（第一至第五代）等。

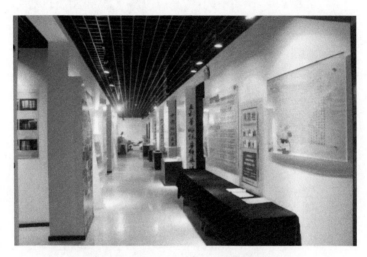

图10-8　白内障手术发展史专题展区

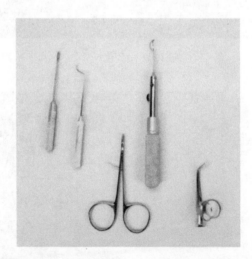

图10-9　为毛主席定制、专用的白内障手术器械

12. 多功能展区　通过多媒体展示我国眼科发展过程中的重大事件、重大人物的影像和声音资料，与文物相关的影像和声音资料，科普宣传和眼保健教育等。

13. 眼科教育与科普展区　介绍眼科的教育教学和科学知识，陈列了眼科学教材及教学挂图、幻灯机、幻灯片、眼药瓶等。

（六）为公众服务

中国眼科博物馆（筹）充分利用自身特点和优势开展眼保健知识和眼病治疗知识科普宣传工作。

1. 日常接待工作　博物馆每年接待参观者3000余人次，其中有国内外眼科及其他学科专家，以及南通大学的留学生、临床专业及眼耳鼻喉科等专业的医学生等。目前，中国眼科博物馆（筹）已成为医院的一张文化名片。

2. 科普教育工作　博物馆每年举办一系列防盲治盲科普教育活动，接待中小学生及其家长，通过讲解、专家讲座和互动等形式，传授眼病防治知识。眼科博物馆还走进校园进行"如何护眼、爱眼"的专题讲座。除了在博物馆内做好科普宣传，还使科普教育走出博物馆，如博物馆教授受邀在馆外进行眼保健操主题讲座等。

（七）开展学术研究

学术研究为博物馆的功能之一，也是博物馆水平的体现。为了加强科学研究工作，促进全馆学术活动的健康发展，快出成果，多出人才，提高中国眼科博物馆（筹）在国内外文博界的学术地位，中国眼科博物馆（筹）成立了由我国知名眼科专家和博物馆专家组成的学术委员会。

1. 举办眼科文史论坛　2012年6月30日，开馆典礼结束后举办了中国眼科文史论坛，来自全国包括台湾地区的70余位眼科界专家、教授参加了文史论坛。与会学者研讨了中国眼科发展历史，鉴赏文物的真伪和史料价值，探索文物的收集、管理和研究，谋划中国眼科博物馆（筹）的发展前景。

2014年4月19日，由中国眼科博物馆（筹）主办的国际眼科文史论坛在江苏省南通市举行，来自美国国立眼科研究所的Chi-Chao Chan教授，我国台北的陈德照、张朝凯医师及大陆的眼科专家，以及南通市文化广电和旅游局（市文物局、南通博物苑的代表30余人参加了会议。会议研讨了海峡两岸眼科交流历史和我国眼科的发展历史，在中国眼科博物馆（筹）的建设和文史研究等方面提出了许多建设性的意见。

2015年4月5日，由中国眼科博物馆（筹）主办的第三届国际眼科文史论坛在南通市举行，来自美国、日本和中国的著名眼科专家及对眼科历史感兴趣的其他学科专家共计30余人汇聚一堂，就国内外眼科相关的发展历史、中国眼科博物馆（筹）的意义、新馆的建设与发展进行了研讨。

2. 国内外学术交流 中国眼科博物馆（筹）每年参加中华医学会眼科学分会学术会议，并在会场设立展位宣传博物馆和征集文物，积极参加各类学术会议并做专题报告。

自开馆以来，有多位国际眼科专家到博物馆访问和交流。中国眼科博物馆（筹）的教授也应邀参加中日韩眼科学术会议、美国眼科历史论坛、亚太眼科大会等。

（八）新馆建设

中国眼科博物馆（筹）正式开馆标志着博物馆建设迈出了一大步。开馆以来，博物馆在中华医学会眼科学分会和南通大学附属医院的领导下，在南通市文化广电新闻出版局（现南通市文化广电和旅游局）和环濠河博物馆群理事会的帮助下积极开展工作，在公众服务、文物收藏、文物陈列展示和学术研究等方面取得了一些成绩，得到南通市博物馆同行及国内外专家的一致好评。

然而，博物馆展厅面积较小，无法进行更高规格的陈列展示，无法开展互动项目和使用一些科技手段来发挥博物馆的科普宣传功能。2020年，经过博物馆专家和眼科专家多次论证，最终确定建立新馆，并于2021年开始新馆的建设。新馆选址在市中心的濠河边一栋独立建筑内。该建筑坐落于江苏省南通市市中心（图10-10），位于古护城河——濠河边，毗邻南通博物苑、中国沈寿艺术馆、张謇纪念馆。建筑共有四层，建筑面积为3200余平方米。一楼是眼科博物馆和南通大学附属医院院史馆共用部分，设有博物馆前厅、办公室、资料室、会客室、会议室、文创产品展示区。三楼设有展览陈列区。四楼为仓库。

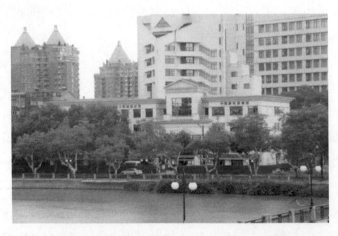

图10-10 中国眼科博物馆（筹）新馆西北面远观

中国眼科博物馆（筹）新馆的建立为眼科文物的收藏、眼科历史研究、国内外学术交流及眼病防治知识的科普提供了一个更加良好的平台。

（九）结语

中国眼科博物馆（筹）作为我国医学门类具有行业特色的专业博物馆，其意义十分深远。有计划地收集、整理、展出一系列珍贵的眼科文物，可以更好地展示眼科学的发展历程，开展眼科文史研究，教育激励和鞭策眼科后人，传承眼科事业，扩大和巩固眼科学的地位和影响。同时，可以进一步开展眼病防治科普宣传，普及眼科保健知识，惠及千万百姓。中国眼科博物馆（筹）将建设成为能代言中国眼科发展、令世界瞩目的眼科博物馆。

二、创建中国眼科博物馆的起缘

（一）与眼科前辈的交流

在20世纪50～60年代踏入眼科事业时，笔者有幸得到陈耀真教授和毛文书教授的教导；20世纪50年代末期，又有幸与我国现代眼科学前辈毕华德、周诚浒、林文秉、郭秉宽等教授建立友谊，有机会聆听他们对我国眼科发展的期望，其中包括如何发掘和保存我国眼科的历史，这不仅会鞭策、鼓舞当代眼科医生，更有益于未来。

毕华德、周诚浒、林文秉、郭秉宽、陈耀真都对我国眼科发展深怀感情，他们记述我国眼科史的著作和与我们的交谈都深深触动了笔者。我国历史悠久，而那些珍贵的资料很多随时间、随人而消失，因此将之保存并加以整理发掘，为后人留下永远的记录意义重大。

（二）与眼科同仁的交流

1994年，应当时南通医学院（现南通大学医学院）眼科管怀进副教授的邀请，笔者为该校主办的眼科继续教育班讲课，同时访问了南通医学院及其附属医院。在此期间，笔者与他交换了想法。南通东邻上海，居于江苏北部核心地区，有很好的文化环境，能否考虑结合地缘环境，开展眼科事业纪念馆类工作，收集和利用眼科前辈积聚的宝贵资料，这些不仅可以作为历史资料供后人学习，还可以扩展至更广泛的学术交流。当时这一想法得到了南通医学院附属医院眼科陈辉副教授、桑爱民副院长等的支持。

南通有众多博物馆，其中有一些与我国现代发展有重大关系，如南通纺织博物馆。我们设想在这里建立中国眼科博物馆，这样博物馆不仅有优越的展示环境，还可以组织学术交流，举办论坛、研讨会，以及出版刊物、培养人才。它将为南通医学院眼科同道提供更好的发展平台，与全国各地眼科界人士建立更广泛、有特色的联系，也可以实现老一辈学者的夙愿。在管怀进教授及其同事们的不断努力下，以及中华医学会眼科学分会几届主委赵家良、赵堪兴、黎晓新等的大力支持下，中国眼科博物馆（筹）于2010年正式开放，之后南通大学附属医院眼科建立了博物馆工作团队（办公室）。

第二节　山东眼科博物馆

我国医药学发展历史悠久，眼科作为医学专科也经历了漫长的发展过程。眼科工作者艰苦奋斗，不懈努力，取得了令人瞩目的成果，同时也随之产生了大量宝贵的文化和历史资料。为了响应2012年以来国家为发挥博物馆的重要价值、强调历史文化重要性的指示，山东第一医科大学附属眼科医院（山东省眼科医院）筹建山东眼科博物馆。

一、筹建与开馆

2015年开始筹建眼科博物馆，2018年6月20日位于医院主楼五楼的近视分馆举办开馆仪式。

山东眼科博物馆位于济南老商埠区的中心位置，周围有国家文物保护单位和文化博物馆，文化资源丰富（图10-11）。

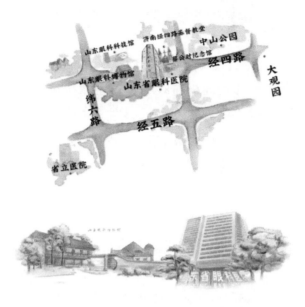

图 10-11 山东眼科博物馆地理位置

二、文物征集与收藏

山东眼科博物馆现已形成以主场馆为主体，院史分馆等10余个分馆为补充的架构模式，主馆内分设10个展区及眼科讲堂（图10-12）。

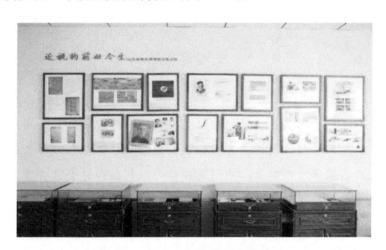

图 10-12 山东眼科博物馆之近视分馆

山东眼科博物馆主要藏品为眼科相关书籍、照片、邮票、仪器设备、眼镜等，藏品数量1万余件/套（2022年数据），为研究我国眼科发展史提供了重要的史料和实物依据。

三、践行博物馆社会教育功能

山东眼科博物馆推出的近视防控主题活动——"点亮明眸，呵护未来"获得社会各界的广泛关注。活动主要面向6～18岁的儿童和青少年，充分发挥眼科博物馆所具有的独特、不可替代的资源优势，依托馆藏文物举办形式多样的线上、线下研学教育、学习讲座等活动，使山东眼科博物馆以其资源优势和专业储备，在近视防控大背景下最大程度发挥社会教育功能。该活动还于2021年获评"全省博物馆优秀社会教育案例"。

四、开展学术研究

为了更好地宣传和发掘眼科文化，使现代眼科科技更好地从历史中汲取营养，山东眼科博物馆与中国民族卫生协会眼学科分会牵头成立了中国第一个眼科文史学组。

经过近2年的筹备，第一届全国眼科文史与学术大会于2021年顺利召开。会议期间，专家、学者共同探讨眼科历史文化，分享眼科前沿发展讯息。

（管怀进　顾宏卫　吴乐正　陈又昭　高　华　刘　彤

汪心海　史伟云　谢立信）

作者简介

管怀进　二级教授，主任医师，博士生导师。1987年毕业于中山医科大学眼科学专业，曾任南通大学附属医院眼科中心主任、眼科研究所所长、南通大学管子文化研究所所长、中国眼科博物馆（筹）馆长；先后担任中华医学会眼科学分会委员及白内障与人工晶状体学组委员、中国医师协会眼科医师分会常务委员、中国视力残疾康复专业委员会副主任委员、江苏省医学会眼科学分会主任委员、江苏省医师协会眼科医师分会会长、南通市眼科学会主任委员，《中华眼科杂志》《中华实验眼科杂志》《中华眼视光学与视觉科学杂志》等编委。先后主持国家自然科学基金面上项目6项，主编或参编眼科专著24部，以第一作者或通讯作者发表学术论文300余篇；2021年入选"世界百名白内障专家"；获国家级科研奖励1项，省级教学科研奖励20余项；先后获"中国眼科医师奖""全国五一劳动奖章""亚太防盲杰出成就奖"等荣誉称号。

顾宏卫 医学博士，讲师，主治医师。2009年至今在南通大学附属医院从事眼科工作（主要是眼表疾病的临床及基础研究）。任中国眼科博物馆（筹）秘书。

吴乐正 见主编简介。

陈又昭 见第八章作者简介。

高 华 见第四章作者简介。

刘 彤 见第四章作者简介。

汪心海 山东第一医科大学附属眼科医院（山东省眼科医院）院长助理，山东眼科博物馆副馆长，山东省青年医务工作者协会常委。主持省级科研项目2项，发表学术论文10余篇。

史伟云 山东第一医科大学附属眼科医院（山东省眼科医院）院长。俄罗斯自然科学院外籍院士，中华医学会眼科学分会角膜病学组组长，亚洲角膜学会理事，中国民族卫生协会眼学科分会主任委员，享受国务院特殊津贴。《中华眼科杂志》副总编辑。先后主持863/973项目、国家自然科学基金重点项目和面上项目等30余项。发表论文近400篇，其中SCI收录百余篇。出版角膜病相关专著3部，获国家发明专利授权30余项。获国家科技进步奖二等奖2项，山东省科技进步奖一等奖4项。获第十七届"吴杨奖"（2016年），中华眼科杰出成就奖（2016年），中美眼科学会"金钥匙奖"（2018年）。

谢立信 见第九章作者简介。

第十一章 国际眼科学术交流

第一节 国际眼科学术组织

一、国际眼科学会

国际眼科学会（International Council of Ophthalmology，ICO）起源于1857年，当时来自24个国家的150名眼科医生齐聚比利时布鲁塞尔参加第一届世界眼科大会。1927年，大会成员在荷兰席凡宁根正式建立国际眼科学会。之后每4年举行一次国际眼科大会，后又改为每2年举行一次，称为世界眼科大会（World Ophthalmology Congress，WOC）。世界眼科大会是举办时间最长的国际医学会议。

1933年，在西班牙马德里第14届国际眼科大会上成立国际眼科学会联盟（IFOS），1962年12月3日在印度德里通过联盟章程。2008年6月27日IFOS与ICO合并。

国际眼科学会的使命是与世界各国眼科学会合作，加强眼科教育，使更多人能享受到高品质的以人为本的眼科医疗，为全世界人民保护和恢复视力而奋斗。学会团结各国眼科专家共同学习、分享、激励、创新和超越，以解决公众需求，确保所有人的眼健康。

我国眼科学会现是国际眼科学会成员之一。国际眼科学会于2008年在我国香港举行联合大会，2022年与我国合作举行线上大会。

二、亚非眼科学会

亚非眼科学会（Afro-Asian Council of Ophthalmology，AACO）是一个由亚非国家的眼科学会组成的跨国组织。学会的目标是研究亚非地区的眼科疾病，分享对抗和消除眼科疾病的最佳方法。学会鼓励举办学术会议和大会，以加强亚非国家和全球各个国家之间的眼科科研和交流。学会也致力于通过在发展中国家消除技术难题，推动眼科方面的现代技术进步。

　　亚非眼科学会广泛推动白内障手术和激光疗法等现代科技的进步，以对抗白内障、青光眼、糖尿病视网膜病和视网膜脱离等主要致盲原因。除此以外，还组织了培训项目，以达到目标。

　　亚非眼科学会于1958年在埃及成立，是亚非国家促进眼科进展的跨国组织。许多亚非地区的国家在学会中都有代表，包括埃及、阿尔及利亚、摩洛哥、突尼斯、利比亚、叙利亚、黎巴嫩、沙特阿拉伯、尼日利亚、土耳其、印度、巴基斯坦、印度尼西亚、新加坡、中国等。

　　2000年AACO在中国广州举办第12届亚非眼科大会（图11-1），2014年再次与中华医学会眼科学分会合作在中国西安举行第17届亚非眼科大会（图11-2）。2018年我国吴乐正教授当选为亚非眼科学会主席。

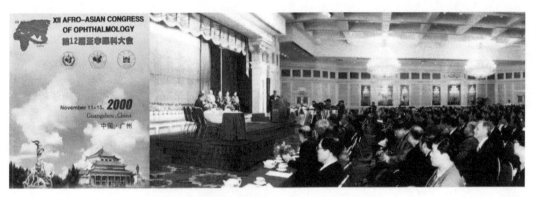

图11-1　第12届亚非眼科大会（广州）现场

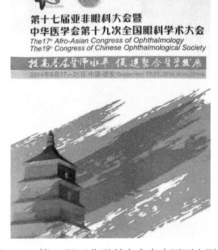

图11-2　第17届亚非眼科大会在中国西安召开

学会在过去60年里，在亚非国家（包括埃及、突尼斯、巴基斯坦、黎巴嫩、日本、印度、印度尼西亚、中国、土耳其、摩洛哥、尼日利亚等）举办了亚非眼科大会。

亚非眼科学会历任主席见表11-1。

表11-1　亚非眼科学会历任主席

姓名（国籍）	任期
Prof. Dr. Ebraheem Aboud（埃及）	1958～1988年
Prof. Dr. Nabil M. El-Guindy（埃及）	1988～2010年
Prof. Dr. Mohamed Hassaneen Emarah（埃及）	2010～2014年
Prof. Dr. Pran Nath Nagpal（印度）	2014～2018年
Prof. Dr. Lezheng Wu（吴乐正教授）（中国）	2018年至今

三、亚太眼科学会

亚太眼科学会（Asia-Pacific Academy of Ophthalmology，APAO）成立于1960年，最初是美国威廉·约翰·霍姆斯医生（Dr. William John Holmes）的创想。他呼吁亚太眼科的领导者们团结起来，面对共同的眼科问题。

1958年，在比利时布鲁塞尔举办的第19届国际眼科大会上，正式决定成立亚太眼科学会。经过筹备，1960年10月10日至13日，第1届APAO大会在菲律宾马尼拉举行。

第1届学会主席和大会主席是被誉为菲律宾现代眼科之父的Ocampo医生。学会成立的主要目的是促进亚太地区的眼科医生和眼科学会之间的紧密联系，共同携手防盲。学会主要通过眼科的服务、科研和教育，成为一个防盲复明的重要平台。除此之外，学会还通过组织大会和（或）其他会议，鼓励眼科交流和提高眼科保健的标准。

最初，APAO大会每4年举行一次，1972年开始改为每2年举行一次。从2006年在新加坡举行的第21届大会开始便改为每年举行一次。APAO还创办杂志，设立国际奖学金项目等。

除了国家级的眼科学会，APAO也吸纳了区域性的专科学会。目前，APAO已有25个会员组织，包括6个区域性专科学会和19个来自亚太地区不同国家和地区的国家眼科学会，如澳大利亚、新西兰、孟加拉国、柬埔寨、中国、印度、印度尼西亚、日本、韩国、马来西亚、蒙古国、尼泊尔、巴基斯坦、菲律宾、新加坡、斯里兰卡、泰国和越南等。

亚太眼科学会与我国眼科学会有较密切联系，已在我国上海、广州等地举行过大会，如第30届亚太眼科学会年会在广州举行。学会总部设在我国广州市中山大学中山眼科中心。

亚太眼科学会历任主席见表11-2。

表11-2　亚太眼科学会历任主席

姓名（国籍）	任期
Geminiao de Ocampo（菲律宾）	1960～1964年
H. D. Dastoor（印度）	1964～1968年
Ronald F. Lowe（澳大利亚）	1968～1972年
Akira Nakajima（日本）	1972～1976年
William J. Holmes（美国）	1976～1981年
Ramachandra Pararajasegaram（斯里兰卡）	1981～1985年
Arthur S. M. Lim（新加坡）	1985～1987年
R. K. Tamin Radjamin（印度尼西亚）	1987～1989年
Calvin Ring（新西兰）	1989～1991年
Saiichi Mishima（日本）	1991～1993年
Sang Wook Rhee（韩国）	1993～1995年
S. Selvarajah（马来西亚）	1995～1997年
Prachak Prachakvej（泰国）	1997～1999年
Mohammad Daud Khan（巴基斯坦）	1999～2001年
Ian J. Constable（澳大利亚）	2001～2003年
Roberto C. Tan（菲律宾）	2003～2005年
Yasuo Tano（日本）	2005～2009年
Frank J. Martin（澳大利亚）	2009～2013年
Rajvardhan Azad（印度）	2013～2015年
Dennis S. C. Lam（中国香港）	2015～2017年
Charles Mcghee（新西兰）	2017～2019年
王宁利（中国）	2019～2023年*

注：*因疫情延期。

第二节　我国的国际眼科交流活动

中华人民共和国成立后，我国与亚非国家友谊加深。我国眼科医生通过防盲治盲给广大亚非眼病患者送去光明。图11-3～图11-7记载了我国眼科医生们为当地患者诊疗的场景，彰显了我国与亚非人民的友谊[图片来自中华医学会眼科学分会第十九次全国眼科学术大会"亚非眼科情——亚非眼科医师交流纪实"照片集（2014年9月17日）]。

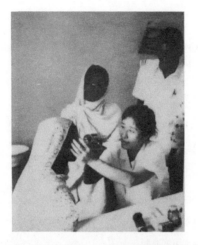

图11-3   1975年，西安交通大学第二附属医院王蔼青教授为苏丹患者检查

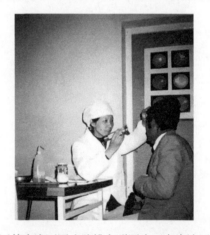

图11-4   1993年，中国赴摩洛哥医疗队姚亦群医生正在为该国老人做眼部术前检查

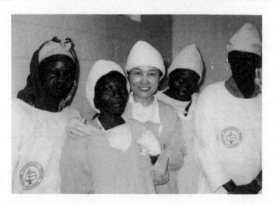

图11-5   1999年，西安交通大学第二附属医院冯朝晖教授在苏丹喀土穆友谊医院与手术室医护人员合影

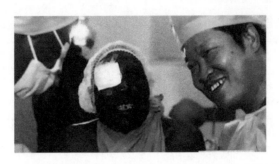

图 11-6　2010年，津巴布韦光明行，北京同仁医院医疗队朱思泉教授与术后患者留念

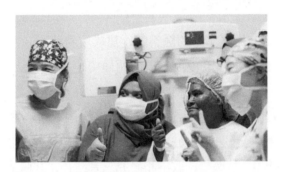

图 11-7　2020年，中山眼科中心医疗队在马尔代夫胡鲁马累医院与做完手术的患者合影

第三节　促进中国眼科发展的国际友人

一、对中国近代眼科有重要贡献的外国学者

（一）早期（1820～1911年）在我国传播西医眼科的外国学者

马礼逊［Robert Morrison（1782～1834年）］　英国传教士。1820年在澳门与李文斯顿（Leving stone，英船医）合作开设中国第一家西医诊所，兼治眼病。1827年又与郭雷枢合作在澳门开设西医眼科诊所。

郭雷枢［Thomas R. Colledge（1797～1879年）］　英国医师。1827年在澳门与马礼逊合开西医眼科诊所。

伯驾［Peter Parker（1804～1888年）］　美国眼科医师，传教士，外交官。美国耶鲁大学医学博士，在纽约眼耳科医院进修眼科，1835年在广州新豆栏街创立广州眼科医局，这是中国第一家西医医院，以眼科患者为主要医疗对象，开展眼科手术及一些外科小手术，并带教培养了华人眼科医师。1855年任美驻华公使。

嘉约翰［John Glasgow Kerr（1824～1901年）］　眼科医师，医学教育家，传教士。

1855年接管广州眼科医局，1856年该医局焚于战火。1859年重建医局，改名为博济医院。嘉约翰翻译编写了多部医学书籍，如我国第一部中文版西医眼科学专著——《西医眼科撮要》（1871年），建立了眼科病历制度。于1866年建立了博济医学堂，但1911年停办。博济医院在日后并入岭南大学。

哈珀[Andrew P. Happer（1818～1894年）]　传教士。1888年在广州建立了格致书院，此后改建为中国基督教学院，1926年改名岭南大学，并设立医学院。

（二）在北京协和医院眼科工作的外国专家

北京协和医学院是一所高水平的医学院，建成后聘请国际著名眼科医师任教，为我国培养了一代眼科学人才，如1949年以前两届中华眼科学会会长周诚浒、林文秉，1949年后多届中华眼科学会主委和副主委等。

霍华德[Harvey J. Howard（1880～1956年）]　美国眼科学家，毕业于宾州大学医学院，并于纽约眼耳科医院进修，曾在广州博济医院任职。曾任北京协和医院眼科首位主任（1918～1927年），将医疗、教学和研究三者结合，并聘请国际著名眼科专家任客座教授，培养了我国一代眼科专家。

皮拉特[Arnold Pillat（1891～1975年）]　奥地利眼科学家，北京协和医院第二任眼科主任（1928～1930年、1931～1933年），加强了医院眼科的科研力量，对华北地区因维生素A缺乏引起干眼及角膜软化症的患者进行了独创研究，并与林文秉一起建立了中国第一个眼科病理室。

萨尔曼[Ludwig J. K. von Sallmann（1892～1975年）]　奥地利眼科学家。北京协和医院第三任眼科主任（1930～1931年），在北京协和医院工作时间较短。1939年赴美任哥伦比亚大学眼科教授等。

克朗费尔德[Peter C. Kronfeld（1899～1980年）]　奥地利出生的美国眼科学家。北京协和医院第四任，也是最后一任外籍眼科主任（1933～1939年），1927年赴美国芝加哥大学任职。在北京协和医院工作时加强青光眼与视网膜脱离的研究，编写眼科病理生理学专著。

恩斯特·富克斯[Ernst Fuchs（1850～1930年）]（又称老富克斯或富克斯E）　维也纳大学眼科中心教授，眼科病理学家。通过精密的临床和病理学观察分析，发现了许多眼科新病种，有些就以他的姓名命名，如高度近视的黄斑Fuchs斑、Fuchs角膜内皮营养不良、Fuchs异色性虹膜炎、交感性眼炎病理变化的Dalen-Fuchs结节等。富克斯具有出色的教学能力，曾应邀至北京协和医学院讲学。他的专著《眼科学》（*Text Book of Ophthalmology*）被译成多国文字，是19世纪末至20世纪初的经典教本。

阿德尔伯特·富克斯［Adalbert Fuchs（1887～1973年）］（又称富克斯A）　著名奥地利眼科学家，是老富克斯教授之子，也曾到北京协和医院眼科讲学。

（三）其他对中国近代眼科做出贡献的国际眼科医师

北京同仁医院始建于1886年，当时是由美国基督教"卫理公会"的兰大夫、卫大夫在崇文门的孝顺胡同开办的名为"同仁医院"的眼科诊所。1899年美国眼科医师霍普金斯（Hopkins）代表其家族自愿捐资教会在北京建一所医院，即北京同仁医院前身。

河北省眼科医院（原邢台眼科医院）萌芽于1886年，由法国传教士包儒略（Jules Bruguière）诊治常见眼病。1904年建道济眼科诊所。1933年更名为顺德公教医院，由波兰眼科医师、神父宣蔚仁（Szuniewicz）主持。1946年更名为邢台眼科医院。

华西医院的前身存仁医院在1928年聘请美国眼耳鼻喉科医师毕德生来成都，并将存仁医院改为专门诊治眼耳鼻喉疾病的医院，在1947年改为华西协合大学附属医院。

绍兴市第二医院的前身为1910年由美国传教士高福林（F. W. Goddard）创办的教会医院福康医院，原为以眼科为主的西医诊所，1954年10月改为绍兴市第二医院。

宁波市第二医院的前身为1843年由美国基督教浸礼会传教士马高温（D. J. Macgowan）兴办的宁波华美医院，专收眼科患者，是我国最早建立的西医医院之一，迄今有175年的历史，现名为中国科学院大学宁波华美医院（宁波市第二医院）。

此外，还有一些早年来华的外国学者翻译出版了早期眼科专著或有关眼科的医书。

盈亨利［James Henry Ingram（1858～1934年）］　美国传教士。北京通州潞河医院创办人之一，后在北京协和医学院任教。1914年翻译出版首部屈光学书籍《屈光学全卷》，1934年又与毕华德共同翻译《屈光学》一书。

聂会东［James Boyd Neal（1855～1925年）］　美国传教士。曾任齐鲁大学医学院首任院长。翻译《眼科证治》（1895年）、《傅氏眼科》（1911年，即老富克斯的《眼科学》）。

合信［Benjamin Hobson（1816～1873年）］　英国传教士。1839年来华，翻译出版最早的西医书，有《全体新论》（原名为《解剖学和生理学大纲》，1850年）及《西医略论》（1857年），涉及眼科解剖及眼病证论。

二、对中国现代眼科有重要贡献的外国学者

本部分收录的是1949年以来对中国现代眼科有重要贡献的外国学者。

莫蒙尼［A. Edward Maumenee（1913～1998年）］　曾任国际著名眼科研究所——美国约翰斯·霍普金斯大学威尔玛眼科研究所所长（1955～1979年），美国眼科学

会主席，世界眼科大会主席，国际眼科理事会终身荣誉主席。中美建交后首先率领美国顶级眼科专家团访华（1980年），先后在北京、上海等地与我国眼科医师进行交流，建立联系。此后又邀请我国眼科界前辈陈耀真、郭秉宽等访美，1978年莫蒙尼（Maumenee）教授和斯坦福大学医学院眼科主任鲁申福（Rosenthal）教授向我国教育部提名，邀请我国吴乐正作为首批中美交换访问学者之一（1979~1981年），到访约翰斯·霍普金斯大学威尔玛眼科研究所及斯坦福大学医学院眼科。1980年莫蒙尼教授邀请胡诞宁到该所从事合作研究。

中岛章［Akira Nakajima（1923年至今）］ 曾任日本顺天堂大学眼科主任，日本眼科学会主席，国际眼科学会联盟终身名誉主席。在眼科多个领域都有杰出贡献。早在20世纪70年代便盛情邀请我国学者参加国际眼科学会，并在1983年率团参加在中国举行的中日眼科学术讨论会；此后又多次参加中华医学会全国眼科学术大会、亚太眼科学术会议等，并邀请我国多位眼科医师赴日本做访问学者，为我国的国际交流做出了贡献。为2004年中华医学会全国眼科学术大会首届国际金奖得主之一。

三岛济一［Saiichi Mishima（1927~2005年）］ 曾任日本东京大学医学院眼科主任，日本眼科学会主席，亚太眼科学会主席，国际眼科研究会副主席，世界医学会主任委员，白求恩医科大学名誉教授。一直关心和促进与中国眼科学界的交流，传播眼科药物学、接触镜生理学和显微外科手术等新进展，并经常邀请我国眼科专家出席在日本举行的重大国际会议。

派顿［David Paton（1930~2021年）］ 美国德州贝勒医学院眼科主任。大力推进国际防盲，特别为使发展中国家的盲人和眼病患者得到先进诊疗，在20世纪70年代建立了非政府非营利机构国际奥比斯（ORBIS International），任董事长。将受捐助的大型客机改建成奥比斯眼科飞机医院并飞抵世界各国，推荐眼科专家进行眼病诊疗，对当地眼科医师、护士进行示教培训与交流。1982年首架奥比斯眼科飞机医院开始工作，到21世纪初已有约40万名中国眼病患者得到其诊疗，约6万名患者接受手术治疗。得到培训的中国眼科医师与护士分别有约13 000名与9000名。第一代奥比斯眼科飞机医院飞机退役后，被捐赠给我国，保存在北京的中国航空博物馆。1987年他辞去奥比斯董事长一职，到纽约康奈尔大学从事学术研究，但仍关注奥比斯，并在2011年起继续为奥比斯建立新的项目。

林少明［Arthur S. M. Lim（1934~2014年）］ 首任新加坡国立大学眼科主任、国立眼科中心创建院长。亚太白内障及屈光手术学会终身荣誉主席，专长为白内障手术及人工晶状体植入。1985年开始来我国讲学，从1989年开始在我国各地建立以天津医学院为主的人工晶状体植入中心，并扩建为天津医科大学眼科医院。1997年创建厦门眼科中心。被聘为中山眼科中心、北京医科大学、厦门大学等客座教授或名誉教授。获1996年"中国政府友谊奖"、1997年国家科技委员会颁发的"国际科技合作奖",为2004年中华医学会全国眼科学术大会首届国际金奖得主之一。

箕田健生[Kensei Minoda(1934年至今)]　日本帝京大学附属医院副院长,眼科主任,是日本眼肿瘤研究组合创建人。著有《眼内肿瘤学》,一直关注与我国眼科学术交流,曾多次组织日本眼科医生访问团到我国出席国际眼科学术会议和联系亚洲其他国家眼科医生来我国交流,并接收我国医生前往该医院进修。

斯派维[Bruce E. Spivey(1934年至今)]　曾任国际眼科学会主席、美国眼科学会主席、美国太平洋医学中心总裁,在国际眼科界有重大贡献。一贯热情支持中国眼科学的发展,不仅多次出席我国全国眼科大会等学术交流,还组织美国眼科专家团访华,积极支持中国眼科融入国际组织,他关心培养中国年轻眼科医生,支持他们参加各种类型的国际学术交流。

曹安民[Mark O. M. Tso(1936年至今)]　著名眼科病理学家。美国威尔玛眼科研究所教授,世界眼科理事会副主席。20世纪80年代组织在美华裔眼科医师成立中美眼科学会,并在我国中华医学会全国眼科学术大会颁发"金苹果奖"与"金钥匙奖"。多次参加我国各种眼科会议,并邀请我国多名眼科医师做访问学者。1994~1999年任香港中文大学医学院眼科主任,1999年组织建立北京大学眼科中心,2005年创建中国防盲治盲扶贫光明工程。对我国的国际交流做出了贡献。受聘为北京大学名誉教授。获得2009年"中国政府友谊奖"。为2004年中华医学会眼科学术大会首届国际金奖得主之一。

赖恩[Stephen J. Ryans(1940~2013年)]　美国南加州大学副校长,Doheny眼科研究所所长,著名视网膜病专家。所著《视网膜》一书是该领域经典参考书。除多次参加中华医学会全国眼科学术大会外,还邀请我国多位眼科专家集体访问眼科研究所,促进了中美眼科合作。获2007年中华医学会全国眼科学术大会国际金奖。

陈之昭(1944年至今)　美国著名眼免疫病理学专家,眼科史学者,美国国立眼科研究所免疫病理研究室主任。在细胞因子测定早期诊断原发性玻璃体视网膜淋巴瘤并及时化疗方面取得了独创性成就;在葡萄膜炎病理及年龄相关性黄斑变性等病的病因与发病机制等方面亦有建树。曾多次回国参加全国眼科学术会议及应邀至各眼科中心做学术演讲;培养多位国内眼科访问学者;对我国眼科的国际交流做出了贡献。曾任中山眼科中心眼科研究所名誉所长,全球华人眼科协会理事,获中华眼科学会海外华人眼科杰出成就奖。

泰勒[Hugh R. Taylor(1947年至今)]　澳大利亚墨尔本大学眼科教授。国际眼科流行病学专家，是WHO防盲顾问，曾任国际眼科理事会主席。从1986年来多次参加中华医学会全国眼科学术大会，进行专题演讲及学术交流。获2018年中华医学会全国眼科学术大会国际金奖。

田野保雄［Yasuo Tano（1948～2009年）］　日本大阪大学眼科主任，曾任日本眼科学会及亚太地区眼科学会主席。多次在中华医学会全国眼科学术大会、视网膜病专题组及地方学术会议进行专题演讲及学术交流，促进与提高我国视网膜玻璃体手术。获2008年中华医学会全国眼科学术大会国际金奖。

佩杜拉［William V. Padula（1950年至今）］　美国视光学会低视力部创建主任，国际神经视光学康复协会创建主席，是美国盲人基金低视力服务部国家顾问。早在20世纪80年代，已在中国协助中山医科大学中山眼科中心建立低视力专科，2次赠送诊断用整套低视力镜箱，并组织美国视光学专家组团访华讲学。他为我国视光学界的发展和国际交流做出很多贡献。

琼斯［Jost B. Jonas（1958年至今）］　德国海德堡大学眼科主任。专长为青光眼、流行病学等领域，曾任欧洲眼与视觉研究学会秘书长及多个重要眼科期刊正副总编。从2004年起与北京同仁眼科中心合作，组织大规模的定点眼科流行病学调查和多项临床研究，与我国学者合作撰写多篇论文，是与我国眼科同道合作发表论文最多的国际学者。他务实勤恳和高效率的工作作风获得人们称颂，是2008年中华医学会全国眼科学术大会国际金奖得主。

埃尔温［Leon B. Ellwein（1964年至今）］　美国国立卫生研究所副所长，著名眼科流行病学、卫生经济学专家。从20世纪60年代起与中国医学科学院眼科研究中心、北京协和医院眼科、中山大学中山眼科中心等单位合作，在我国北京、广东等地进行多项眼病流行病学调查研究，为我国与国际眼科流行病学研究做出了重要贡献；多次参加中华医学会全国眼科学术大会，进行专题演讲及学术交流。获2005年中华医学会全国眼科学术大会国际金奖。

（胡诞宁　吴乐正　高　华　林子晴）

参 考 文 献

比·库·巴苏，1988. 巴苏日记［M］.北京：商务印书馆.

毕华德，1965. 眼科全书（第一卷）［M］.北京：人民卫生出版社.

陈有信，张梦雨，2013. 奉献协和 成就伟业：记北京协和医院眼科创始人Harvey J. Howard博士［J］. 协和医学杂志，4（2）：217-220.

吕军，曹英娟，2019. 聂会东文集［M］.济南：山东大学出版社.

Chan CC，Ardeljan D，2013. Ten chairpersons of the ophthalmology department at Peking union medical college[J]. Asia-Pacific Journal of Ophthalmology（Philadelphia，Pa），2（1）：3-8.

Chan CC，Liu MM，Tsai JC，2011. The first Western-style hospital in China[J]. Archives of Ophthalmology（Chicago，Ⅲ：1960），129（6）：791-797.

Fu L，2013. The protestant medical missions to China：Dr Thomas Richardson Colledge（1796-1879）and the founding of the Macao Ophthalmic Hospital[J]. Journal of Medical Biography，21（2）：118-123.

Müller A，McGhee C NJ，2003. Professor Ernst Fuchs（1851-1930）：a defining career in ophthalmology[J]. Archives of Ophthalmology，121（6）：888-891.

Orlowski WJ，Fryczkowski AW，Bieganowski L，1990. Father Waclaw Szuniewicz，M.D，an ophthalmologist of unusual courage and devotion[J]. Documenta Ophthalmologica，74（1）：49-56.

Ravin JG. Colledge T，2001. A pioneering British eye surgeon in China[J]. Archives of Ophthalmology，119：1530-1532.

Samuels L，1974. Adalbert Fuchs：1887-1973[J]. American Journal of Ophthalmology，77（5）：768-769.

Schwartz B，Haas JS，Alford D，et al，1980. In memoriam[J]. Survey of Ophthalmology，25（2）：114-118.

Vaughan DG，1981. Peking union medical college：a golden age in ophthalmology[J]. Trans-Pacific Coast Ophthalmology Association，62：1-15.

Yusufu M，Wang NL，2018. Pioneer of Chinese ophthalmology：130th anniversary of Beijing Tongren Hospital[J]. Asia-Pacific Journal of Ophthalmology（Philadelphia，Pa），7（5）：288-290.

作者简介

胡诞宁　见主编简介。

吴乐正　见主编简介。

高　华　见第四章作者简介。

林子晴　见第四章作者简介。

附　　录

医院眼科排行榜

一、中国医院专科声誉排行榜
（专科综合：眼科，2018～2022）

学科建设是医院发展的重中之重，是医院品牌、声誉、地位的基石，是医院增进绩效、合理分配、吸引人才的基础，也是医院加强管理、提高质量、发展业务的抓手。复旦大学医院管理研究所从2010年开始，每年推出上一年度的中国医院专科声誉排行榜和综合排行榜。

排行榜的评审专家来自中华医学会和中国医师协会，综合考虑学科建设、临床技术与医疗质量、科研水平等三方面因素，评选本专业领域内中国排名第一至第十的医院，表1～表5为2022年至2018年中国医院专科声誉排行榜。

表1　2022年中国医院专科声誉排行榜（专科综合：眼科）

眼科	医院名称	声誉标化值	科研标化值	综合得分
1	中山大学中山眼科中心	80.00	20.00	100.00
2	首都医科大学附属北京同仁医院	66.67	11.67	78.34*
3	复旦大学附属眼耳鼻喉科医院	60.00	15.00	75.00
4	浙江大学医学院附属第二医院	53.33	13.33	66.66*
5	温州医科大学附属眼视光医院（浙江省眼科医院）	46.67	16.67	63.34*
6	中国医学科学院北京协和医院	40.00	3.33	43.33
并6	上海交通大学医学院附属第九人民医院	33.33	10.00	43.33
8	上海市第一人民医院	26.67	8.33	35.00
9	天津市眼科医院	20.00	3.33	23.33
10	北京大学人民医院	13.33	3.33	16.66*

说明：*标注的数据存在四舍五入的计算原因。

表2 2021年中国医院专科声誉排行榜（专科综合：眼科）

眼科	医院名称	声誉标化值	科研标化值	综合得分
1	中山大学中山眼科中心	80.00	20.00	100.00
2	首都医科大学附属北京同仁医院	66.67	13.33	80.00
3	复旦大学附属眼耳鼻喉科医院	60.00	15.00	75.00
4	浙江大学医学院附属第二医院	53.33	11.67	65.00
5	温州医科大学附属眼视光医院（浙江省眼科医院）	46.67	16.67	63.34
6	中国医学科学院北京协和医院	40.00	3.33	43.33
7	上海交通大学医学院附属第九人民医院	33.33	8.33	41.66
8	天津市眼科医院	26.67	3.33	30.00
9	上海市第一人民医院	20.00	10.00	30.00
10	北京大学人民医院	13.33	3.33	16.66

表3 2020年中国医院专科声誉排行榜（专科综合：眼科）

眼科	医院名称	声誉标化值	科研标化值	综合得分
1	中山大学中山眼科中心	80.00	16.67	96.67
2	首都医科大学附属北京同仁医院	66.67	10.00	76.67
3	复旦大学附属眼耳鼻喉科医院	60.00	15.00	75.00
4	温州医科大学附属眼视光医院（浙江省眼科医院）	53.33	20.00	73.33
5	浙江大学医学院附属第二医院	46.67	11.67	58.34
6	中国医学科学院北京协和医院	40.00	5.00	45.00
7	上海市第一人民医院	33.33	8.33	41.67*
8	天津市眼科医院	26.67	3.33	30.00
9	上海交通大学医学院附属第九人民医院	13.33	13.33	26.67*
10	北京大学人民医院	20.00	3.33	23.33

说明：*标注的数据存在四舍五入的计算原因。

表4 2019年中国医院专科声誉排行榜（专科综合：眼科）

眼科	医院名称	声誉标化值	科研标化值	综合得分
1	中山大学中山眼科中心	80.00	20.00	100.00
2	首都医科大学附属北京同仁医院	66.67	8.33	75.00
并2	复旦大学附属眼耳鼻喉科医院	60.00	15.00	75.00

续表

眼科	医院名称	声誉标化值	科研标化值	综合得分
4	温州医科大学附属眼视光医院（浙江省眼科医院）	53.33	16.67	70.00
5	浙江大学医学院附属第二医院	46.67	13.33	60.00
6	中国医学科学院北京协和医院	40.00	3.33	43.33
7	天津市眼科医院	33.33	3.34*	36.67
并7	上海市第一人民医院	26.67	10.00	36.67
9	北京大学人民医院	20.00	3.33	23.33
10	上海交通大学医学院附属第九人民医院	6.67	11.66*	18.33
并10	山东省眼科研究所青岛眼科医院	13.33	5.00	18.33

说明：*标注的数据存在四舍五入的计算原因。

表5 2018年中国医院专科声誉排行榜（专科综合：眼科）

眼科	医院名称	声誉标化值	科研标化值	综合得分
1	中山大学中山眼科中心	80.00	20.00	100.00
2	首都医科大学附属北京同仁医院	66.67	11.66*	78.33
3	复旦大学附属眼耳鼻喉科医院	60.00	15.00	75.00
4	温州医科大学附属眼视光医院（浙江省眼科医院）	53.33	16.67	70.00
5	浙江大学医学院附属第二医院	46.67	8.33	55.00
6	天津市眼科医院	40.00	3.33	43.33
7	北京大学人民医院	33.33	3.34*	36.67
8	中国医学科学院北京协和医院	26.67	5.00	31.67
9	上海市第一人民医院	20.00	6.67	26.67
10	上海交通大学医学院附属第九人民医院	5.33	13.34*	18.67

说明：*标注的数据存在四舍五入的计算原因。

二、中国医院科技量值排行榜（眼科学，2018～2022）

科技量值（science and technology evaluation metrics，STEM）概念于2008年提出。在中国医学科学院指导下，中国医学科学院医学信息研究所以完善医学科技评价体系，助力医学科技创新发展为宗旨，创新性应用评价理论和方法，构建多元长效的分类评价体系。

中国医院科技量值沿用统一标准、统一来源、统一方法，从科技产出、学术影响和科技条件3个维度构建评价体系,评价结果分为两部分,一是综合科技量值,二是学科科技量值,涵盖心血管病学、呼吸病等29个临床医学二级学科及部分三级学科。

　*注:此排行榜列出100名,本书选登前10名(表6~表10)。

表6　2022年中国医院科技量值排行榜(眼科学)

排序	医院名称	科技产出	学术影响	科技条件	量值
1	中山大学中山眼科中心	62.52	21.93	15.55	100.0
2	温州医科大学附属眼视光医院	55.17	17.61	18.46	91.24
3	首都医科大学附属北京同仁医院	48.49	18.06	5.55	72.10
4	复旦大学附属眼耳鼻喉科医院	26.76	18.42	7.98	53.16
5	上海交通大学医学院附属第九人民医院	28.19	13.15	5.20	46.54
6	浙江大学医学院附属第二医院	19.92	18.75	5.60	44.27
7	上海市第一人民医院	18.29	8.05	8.47	34.81
8	北京大学第三医院	19.44	7.07	3.13	29.64
9	天津医科大学眼科医院	15.96	8.44	2.91	27.31
10	北京大学人民医院	15.83	7.97	2.56	26.36

表7　2021年中国医院科技量值排行榜(眼科学)

排序	医院名称	科技产出	学术影响	科技条件	量值
1	中山大学中山眼科中心	61.84	22.96	15.20	100.0
2	温州医科大学附属眼视光医院	63.79	17.08	17.18	98.05
3	首都医科大学附属北京同仁医院	44.53	18.05	6.33	68.91
4	复旦大学附属眼耳鼻喉科医院	25.00	12.81	7.28	45.09
5	浙江大学医学院附属第二医院	15.38	20.67	4.17	40.22
6	上海市第一人民医院	21.82	8.16	9.68	39.66
7	北京大学第三医院	24.19	6.07	2.45	32.71
8	上海交通大学医学院附属第九人民医院	12.97	12.56	3.16	28.69
9	北京大学人民医院	16.35	8.07	2.45	26.87
10	四川省人民医院	11.95	10.37	4.22	26.54

表8　2020年中国医院科技量值排行榜(眼科学)

排序	医院名称	科技产出	学术影响	科技条件	量值
1	中山大学中山眼科中心	64.20	21.04	14.76	100.0
2	温州医科大学附属眼视光医院	63.99	14.54	18.73	97.26
3	首都医科大学附属北京同仁医院	46.83	14.83	4.94	66.60
4	复旦大学附属眼耳鼻喉科医院	20.93	14.56	6.39	41.88

排序	医院名称	科技产出	学术影响	科技条件	量值
5	上海市第一人民医院	18.37	8.50	9.60	36.47
6	北京大学人民医院	21.73	7.86	3.46	33.05
7	浙江大学医学院附属第二医院	13.00	15.43	3.88	32.31
8	北京大学第三医院	22.16	5.26	3.59	31.01
9	上海交通大学医学院附属第九人民医院	15.60	9.52	2.99	28.11
10	四川省人民医院	12.55	9.96	3.93	26.44

表9　2019年中国医院科技量值排行榜（眼科学）

排序	医院名称	科技产出	学术影响	科技条件	量值
1	中山大学中山眼科中心	37.31	36.18	26.51	100.0
2	温州医科大学附属眼视光医院	47.48	18.46	26.34	92.28
3	首都医科大学附属北京同仁医院	41.41	16.14	10.60	68.15
4	复旦大学附属眼耳鼻喉科医院	20.83	13.04	11.88	45.75
5	上海市第一人民医院	16.03	9.09	16.43	41.55
6	浙江大学医学院附属第二医院	10.08	15.11	9.84	35.03
7	北京大学第三医院	19.02	4.85	10.22	34.09
8	上海交通大学医学院附属第九人民医院	13.23	11.34	7.78	32.35
9	山东省眼科研究所	12.54	11.59	7.34	31.47
10	重庆医科大学附属第一医院	7.55	13.17	8.13	28.85

表10　2018年中国医院科技量值排行榜（眼科学）

排序	医院名称	科技产出	学术影响	科技条件	量值
1	中山大学中山眼科中心	41.49	32.38	26.13	100.0
2	温州医科大学附属眼视光医院	44.90	25.59	24.65	95.14
3	首都医科大学附属北京同仁医院	37.76	10.60	11.27	59.63
4	复旦大学附属眼耳鼻喉科医院	22.72	11.79	11.98	46.49
5	上海市第一人民医院	13.61	9.56	17.46	40.63
6	四川省人民医院	7.86	16.16	6.89	30.91
7	重庆医科大学附属第一医院	8.81	13.02	8.43	30.26
8	上海交通大学医学院附属第九人民医院	9.70	10.94	8.58	29.22
9	北京大学第三医院	15.88	3.70	8.56	28.14
10	北京大学人民医院	11.71	5.35	8.95	26.01

中华医学会眼科学分会专家会员名单（2008～2023年）

姓名	批次	专业	单位
谢立信		角膜病	山东省眼科研究所
张士元		流行病	北京市眼科研究所
赵家良		流行病	北京协和医院
黎晓新		眼底病	北京大学人民医院
赵堪兴		小儿眼科	天津市眼科医院
王宁利		青光眼	北京同仁医院眼科中心
姚克		白内障	浙江大学医学院附属第二医院眼科中心
吴乐正		视觉生理	中山大学中山眼科中心
李美玉		青光眼	北京大学第一医院
严密		眼底病	四川大学华西医院
葛坚	第一批次	青光眼	中山大学中山眼科中心
褚仁远		眼视光	复旦大学附属眼耳鼻喉科医院
罗成仁		眼底病	四川大学华西医院
杨钧		中医眼科	中国中医科学院广安门医院
廖菊生		眼底病	河北医科大学附属第二医院
张承芬		眼底病	北京协和医院
何守志		白内障	解放军总医院
王文吉		眼底病	复旦大学附属眼耳鼻喉科医院
惠延年		眼底病	第四军医大学西京医院
郭希让		眼底病	河南省眼科研究所
张军军		眼底病	四川大学华西医院
瞿佳		眼视光	温州医科大学附属眼视光医院
孙兴怀		青光眼	复旦大学附属眼耳鼻喉科医院
杨培增		葡萄膜炎	重庆医科大学第一附属医院
阴正勤		视觉生理	第三军医大学西南医院
马志中		眼外伤	北京大学第三医院眼科中心
陈晓明		青光眼	四川大学华西医院
刘祖国	第二批次	角膜病	厦门大学附属厦门眼科中心
范先群		眼眶病	上海交通大学医学院附属第九人民医院
史伟云		角膜病	山东省眼科医院
许迅		眼底病	上海市第一人民医院
唐仕波		眼底病	爱尔眼科集团
吕帆		眼视光	温州医科大学附属眼视光医院
董晓光		眼底病	山东省眼科研究所

续表

姓名	批次	专业	单位
张卯年	第三批次	眼底病	解放军总医院
张劲松		白内障	中国医科大学第四附属医院
刘奕志		白内障	中山大学中山眼科中心
赵明威		眼底病	北京大学人民医院
魏文斌		眼底病	首都医科大学北京同仁医院
余敏斌		青光眼	中山大学中山眼科中心
王勤美		眼视光	温州医科大学附属眼视光医院
孙旭光		角膜病	北京市眼科研究所
吴玲玲		青光眼	北京大学第三医院
李文生		眼底病	厦门大学附属厦门眼科中心
唐罗生	第四批次	眼底病	中南大学湘雅二医院
王雨生		眼底病	第四军医大学西京医院
毕宏生		白内障	山东中医药大学附属医院
颜华		眼外伤	天津医科大学总医院
徐格致		眼底病	复旦大学附属眼耳鼻喉科医院
赵培泉		眼底病	上海交通大学医学院附属新华医院
夏晓波		青光眼	中南大学湘雅医院
王雁		眼视光	天津市眼科医院
李筱荣		眼底病	天津医科大学眼科医院
郭海科		白内障	河南省眼科研究所
刘晓玲		眼底病	温州医科大学附属眼视光医院
卢奕		白内障	复旦大学附属眼耳鼻喉科医院
孙晓东		眼底病	上海市第一人民医院
邢怡桥	第五批次	眼底病	湖北省人民医院
汤欣		白内障	天津市眼科医院
王薇		白内障	北京大学第三医院眼科中心
徐国彤		干细胞	同济大学医学院
王利华		小儿眼科	山东省立医院
魏世辉		神经眼科	解放军总医院
王一		眼外伤	陆军军医大学西南医院
黄一飞		角膜病	解放军总医院
袁志兰		青光眼	江苏省人民医院
沈丽君		眼底病	温州医科大学附属眼视光医院

续表

姓名	批次	专业	单位
陈有信	第六批次	眼底病	北京协和医院
李彬		眼病理	首都医科大学附属北京同仁医院
刘庆淮		眼底病	南京医科大学第一附属医院
王丽娅		角膜病	河南省眼科研究所
徐建江		角膜病	复旦大学附属眼耳鼻喉科医院
张明昌		角膜病	华中科技大学同济医学院附属协和医院
戴虹	第七批次	眼底病	北京医院
赵云娥		白内障	温州医科大学附属眼视光医院
原慧萍		青光眼	哈尔滨医科大学附属第二医院
叶剑	第八批次	白内障	陆军军医大学附属眼科医院
张铭志		白内障	汕头大学·香港中文大学联合汕头国际眼科中心
段宣初	第九批次	青光眼	爱尔眼科医院湖南总院
徐国兴		白内障	福建医科大学附属第一医院
龚岚		角膜病	复旦大学附属眼耳鼻喉科医院
黄振平		白内障	解放军东部战区总医院
李莹		角膜病	北京协和医院
叶娟	第十批次	眼整形	浙江大学医学院附属第二医院眼科中心
严宏		白内障	西安市人民医院
李朝辉		白内障	解放军总医院
宋宗明		眼外伤	河南省立眼科医院
陈伟蓉		白内障	中山大学中山眼科中心
周翔天		视光学	温州医科大学附属眼视光医院
管怀进	第十一批次	白内障	南通大学附属医院
马翔		眼底病	大连医科大学第一附属医院
苏冠方		眼底病	吉林大学第二医院
吴文灿		微创外科	温州医科大学附属眼视光医院
吴欣怡		角膜病	山东大学齐鲁医院
陈蔚	第十二批次	白内障	温州医科大学附属眼视光医院
邓应平		角膜病	四川大学华西医院
徐雯		白内障	浙江大学医学院附属第二医院眼科中心
张美芬		葡萄膜病	北京协和医院
赵晨		小儿眼科	复旦大学附属眼耳鼻喉科医院
郑广瑛		白内障	郑州大学第一附属医院

续表

姓名	批次	专业	单位
晋秀明		角膜病	浙江大学医学院附属第二医院眼科中心
孙丰源		眼眶病	天津医科大学眼科医院
陈浩	第十三批次	视光学	温州医科大学
张虹		青光眼	华中科技大学武汉同济医院
胡运韬		眼底病	清华大学附属北京清华长庚医院
申屠形超		白内障	浙江大学医学院附属第二医院眼科中心
江冰		青光眼	中南大学湘雅二医院
高华	第十四批次	角膜病	山东省眼科医院
李世迎		眼底病	厦门大学附属翔安医院
梁远波		青光眼	温州医科大学附属眼视光医院